سلسلة التربية الخاصة (٢)

اضطراب الانتباه المصحوب بالنشاط الزائد
لدى ذوي الاحتياجات الخاصة

(نقص الانتباه – النشاط الزائد – الاندفاعية)

(المفهوم والعلاج)

Attention Deficit Hyperactivity Disorders
ADHD

دكتور

محمد النوبي محمد علي

كلية التربية جامعة الأزهر -مصر

أستاذ التربية الخاصة المساعد

جامعة الشرق الأوسط للدراسات العليا -الأردن

E- Mail

Dr_nopy٢٠١٠@yahoo.com

دار وائل للنشر

الطبعة الأولى

٢٠٠٩

رقم الايداع لدى دائرة المكتبة الوطنية : (٢٠٠٨/١٢/٤٢٣٥)
علي ، محمد
اضطراب الانتباه المصحوب بالنشاط الزائد لدى ذوي الاحتياجات الخاصة/ محمد النوبي محمد علي. - عمان: دار وائل للنشر ٢٠٠٨
(٣٤٨) ص
ر.إ. : (٢٠٠٨/١٢/٤٢٣٥)
الواصفات: التعليم الخاص / طرق التعلم / المعوقون

* تم إعداد بيانات الفهرسة والتصنيف الأولية من قبل دائرة المكتبة الوطنية

****

رقم التصنيف العشري / ديوي : ٣٧١.٩
(ردمك) ISBN ٩٧٨-٩٩٥٧-١١-٧٨٦-٣

* اضطراب الانتباه المصحوب بالنشاط الزائد لدى ذوي الاحتياجات الخاصة
* الدكتور محمد النوبي محمد علي
* الطبعــة الأولى ٢٠٠٩

* جميع الحقوق محفوظة للناشر

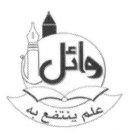

دار وائــل للنشر والتوزيع

* الأردن - عمان - شارع الجمعية العلمية الملكية - مبنى الجامعة الاردنية الاستثماري رقم (٢) الطابق الثاني
هـاتف : ٠٠٩٦٢-٦-٥٣٣٨٤١٠ - فاكس : ٠٠٩٦٢-٦-٥٣٣١٦٦١ - ص. ب (١٦١٥ - الجبيهة)
* الأردن - عمـان - وسـط البلد - مجمـع الفحيص التجـاري- هــاتف: ٠٠٩٦٢-٦-٤٦٢٧٦٢٧
www.darwael.com
E-Mail: Wael@Darwael.Com

بِسْمِ اللهِ الرَّحْمَنِ الرَّحِيمِ

﴿ رَبِّ أَوْزِعْنِي أَنْ أَشْكُرَ نِعْمَتَكَ الَّتِي أَنْعَمْتَ عَلَيَّ
وَعَلَى وَالِدَيَّ وَأَنْ أَعْمَلَ صَالِحاً تَرْضَاهُ وَأَدْخِلْنِي بِرَحْمَتِكَ فِي
عِبَادِكَ الصَّالِحِينَ ﴾

صدق الله العظيم

سورة النمل ، آية ١٩

إهـــداء

إلى أسـرتي

وأساتذتي

والى الباحثين

وطلاب التربية الخاصة

مقدمة الكتاب

الحمد لله رب العالمين، الحمد لله الذي هدانا لهذا وما كنا لنهتدي لولا أن هدانا الله، والصلاة والسلام على خاتم النبيين ومعلم الإنسانية الأول ورحمة الله للعالمين سيدنا محمد وعلى آله وصحبه أجمعين .

وبعــد ،،،

يعتبر اضطراب الانتباه المصحوب بالنشاط الزائد لدى الأطفال من أهم الاضطرابات التي تقف وراء العديد من المشكلات الأسرية والتعليمية لدى بعض الأطفال العاديين وذوي الاحتياجات الخاصة؛ نظرا للآثار الجانبية المصاحبة لهذا الاضطراب وخاصة الأكاديمية منها .

وتعد السيكودراما أحد الفاساليب العلاجية المستخدمة حديثا في خفض حده اضطراب الانتباه المصحوب بالنشاط الزائد لدى الأطفال وخاصة ذوي الإعاقة السمعية ، وذلك من خلال احتواءها على تحقيق الفهم والتواصل الفعال؛ إذ أنها تشبه البانتوميم والذي يتشابه في تركيبه مع التواصل الكلي الذي يتم لديهم ، ومن ثم يتم استخدام السيكودراما بفنياتها المناسبة مع عينة الدراسة لخفض حده اضطراب الانتباه المصحوب بالنشاط الزائد .

ويعد هذا الكتاب أسهاما إضافيا للمكتبة العربية في مجال التربية الخاصة نظرا لأنه متخصص في تقديم وعرض موضوع يتناول احد أهم الاضطرابات انتشارا لدى الأطفال العاديين وذوى الاحتياجات الخاصة في الحقبة الزمنية الراهنة .

فهو يتناول العديد من الموضوعات برؤية جديدة ومستحدثة في إطار أدبيات اضطراب الانتباه المصحوب بالنشاط الزائد ، ومن ثم يقدم نمطا شاملا لهذا الاضطراب والذي يتضح من خلاله محاور هامة تتأثر وتؤثر في المدخلات الراهنة على البيئة التعليمية والأسرية لذوى الاحتياجات الخاصة، وتبدأ فصول الكتاب باستعراض لمفاهيم وسمات ذوى اضطراب الانتباه المصحوب بالنشاط الزائد ، ويتناول كذلك العلاقة بين ذوى الإعاقة السمعية واضطراب الانتباه المصحوب بالنشاط الزائد من ناحية المفهوم والسمات والبرامج وذلك من خلال تقديم بعض الدراسات المرتبطة بهما ، ويستعرض الكتاب طبيعة الدمج الأسرى للأطفال ذوى الإعاقة السمعية من ذوى اضطراب الانتباه المصحوب بالنشاط الزائد من زاوية واقعهم والمأمول لهم ،ويلقى الضوء حول مدى ارتباط السيكودراما واضطراب الانتباه المصحوب بالنشاط الزائد لدى الأطفال ذوى الإعاقة السمعية بأبعاده نقص الانتباه والنشاط الزائد والاندفاعية، ويقدم برنامج علاجي باستخدام السيكودراما في علاج اضطراب الانتباه المصحوب بالنشاط الزائد لدى ذوى الإعاقة السمعية ، ويناقش فعالية البرنامج العلاجي ، ويختتم الكتاب بتقديم توصيات برنامج إرشادي مقترح لعلاج اضطراب الانتباه المصحوب بالنشاط الزائد لدى الأطفال ذوى الإعاقة السمعية.

وانطلاقا من قول معلم البشرية جمعاء سيدنا محمد صلى الله عليه وسلم " من لا يشكر الناس لا يشكر الله " (رواه الأمام احمد في مسند أبي داؤد).

والشكر حبا وتقديرا للغائب الحاضر العالم الجليل أستاذي الدكتور / محمد شعلان أستاذ الطب النفسي المتفرغ بجامعة الأزهر والذي شرفت بالتدريب على يديه بمستشفى " شعلان " بمحافظة الشرقية ، وكذلك شكري العميق للدكتور / فتحي عبد العزيز مدير مستشفى " شعلان " للطب النفسي نظرا للمساندة الرائعة التي وجدها الباحث من سيادته.

كما أتقدم بالشكر والعرفان للدكتور / آدم بلاتنر Adam, Blatner   - تلميذ "مورينو " Moreno- والأستاذ بجامعة " تكساس " الأمريكية ورائد من رواد السيكودراما؛ نظرا لتعاونه الصادق مع الباحث ، وكذلك تحكيمه للبرنامج السيكودرامي.

وأخيرا الكتاب الذي بين أيديكم هو عمل علمي متواضع فإن كنت قد أحسنت فمن عند الله سبحانه وتعالى ، وإن كان غير ذلك فمن نفسي، والله أسأل أن يعلمنا ما ينفعنا وينفعنا بما علمنا.

والله الموفق،،،

المؤلف

الفهــرس

الفصل الأول

اضطراب الانتباه المصحوب بالنشاط الزائد
(المفهوم والسمات)

مقدمــة :

يشغل اضطراب الانتباه المصحوب بالنشـاط الزائـد Attention Deficit Hyperactivity Disorders اهتماما كبيرا لدي علماء النفس والمتخصصين في العمل النفسي لكونـه يتعـرض لمظـاهر السـلوك المضـطرب وكذلك لارتباطه من ناحية أخرى بصعوبات التعلم ؛إذ أن نسبة شيوع اضطراب الانتباه المصحوب بالنشاط الزائد قد بلغ ١٠% من الأطفال في المجتمع الأمريكي ، ويشير "كندول" (٢٠٠٠) Kendall إلى أهمية تعلـيم هؤلاء الأطفال مهارات معرفية وسلوكية تساعدهم على الانتباه من خلال مساعدتهم على إدراك التنظـيم والترتيب في إطار المنحنى السلوكي(١٩٩٤: Marit & Aina ؛ عادل عبد الله، السيد فرحات :٢٠٠٢).

وقـد أشـار " تاسـكر وشـيمت " (٢٠٠٨) Schmidt, L. Tasker, S.; إلى أهميـة عمليـة الانتبـاه في إحداث تنمية اجتماعية وتغذية عاطفية لدى الأطفال ، ونوه إلى تعـاظم دور الانتبـاه المشـترك مـا بـين الأم والطفل فى السنوات الأولى من حياته .

ومن ثم قد يعد الانتباه من أهم العمليات العقلية التي تؤدي دورا مؤثرا في النمو المعـرفي لـدي الفرد إذ يساعده علي الآتيان بالسلوكيات الإيجابية والمرغوب فيها ....الأمـر الـذي يحقـق لـه التوافـق مـع المحيط الذي يعيش فيه .

مفهوم الانتباه :

يراد بالانتباه في اللغة: الاسـتيقاظ وهـي ضـد خامـل علـي وزن فعـل : مثـل : نبـه الرجـل ويعـرف في موسوعة علم النفس (١٩٨٦) بأنة قدره الفرد في التركيز علي المظـاهر الدقيقـة التـي توجـد في البيئـة أي اختبار الكائن الحي لمثيرات معينة دون غير التحول إلى غيرها من المثيرات(محمد الـرازي: ١٩٨٢؛ Banker: ١٩٨٦). ويوصف في معجم علم النفس والتربية : بأنه تابع للإدراك ، وتصفه الموسوعة البريطانيـة (١٩٨٤) بأنه عملية تركيز للوعي

علي بعض المثيرات أو التركيز علي مثير واحد من تلك المثيرات المقدمة للفرد (Benton & Benton : ١٩٨٤).

ويعرف في معجم علم النفس التحليلي النفسي بأنه تلقي الإحساس بمنبه أو مثير وذلك علي مستوي الحواس أو الإدراك الذهبي (فرج طه وآخرون:١٩٨٥). ويعرف بأنه عبارة عن ثورة تركيزية للشعور علي عمليات حسية معينة مرجعها للمثيرات الخارجية الموجودة في المجال السلوكي للفرد أو المثيرات الصادرة من داخله (أنور الشرقاوي: ١٩٩٨). ويوصف بأنة عملية استبقاء الكائن العضوي لبعض المثيرات التي يستغلها سطحه الحاسي ومن ثم تخزينها في الذاكرة لفترة قليلة حتى حددت عملية الأساس (فؤاد أبو حطب، أمال صادق: ١٩٩٦).

ويلقب بأنه التركيز الواعي للشعور علي اللاشعور علي منبه واحد فقط وتجاهل المنبهات الأخرى المتواجدة معه ومن ثم يطلق علي ذلك الانتباه المركز أو الانتقائي أو انه توزيع الانتباه علي منبهين أو أكثر ويطلق علي ذلك الانتباه الموزع (السيد علي : ١٩٩٩).

ويوصف بأنة : تأهب معرفي لاختبار الفرد لعدد من المثيرات أو لمثير واحد من المثيرات الخارجية التي تستجيب لها دون غيرها (أماني زويد: ٢٠٠٢).

ويعرف الانتباه بكونه قدرة الفرد علي حصر وتركيز حواسه في مثير داخلي (فكرة إحساس / صورة خيالية) أو في مثير خارجي (شي /شخص /موقف) أو هو بأورة شعور الفرد في مثير ما(نبيل حافظ: ١٩٩٨) . ويشير الباحث: إلى أن الانتباه يتطلب نوعية تركيزية محددة لمنبه أو أكثر ، وذلك من خلال تعدد المثيرات سواء الداخلية أو الخارجية المرسلة اليه .

مراحل الانتباه:

ينقسم الانتباه لمرحلتين هما :-

أولا: مرحلة الأساس أو الكشف : وهي ترادف عملية الإحساس لدي الفرد في المواقف السلوكية المختلفة.

ثانيا : مرحلة التعرف : وتشير للقدرة علي التعرف علي نوعية المثيرات السمعية والبصرية في مواقف الانتباه الانتقائي أو الموزع وذلك خلال فترة زمنية محددة (أنور الشرقاوي:١٩٨٤).

العوامل المؤثرة في الانتباه:

إن عملية حدوث تشتت في الانتباه أو انتقاء المثيرات يتحدد بعدة عوامل منها:-

أولا : عوامل خارجية :وتتمثل في :

١-الحركة : إذ أن الأشياء المتحركة تجذب انتباه الفرد.

٢-شدة المنبه : إذ أن عملية الانتباه تتوقف علي شدة المنبه كالألوان الزاهية أو لضوضاء أو الروائح النفاذة.

٣-الحداثة : أي أن المنبهات الجديدة تجذب انتباه الفرد أكثر من المنبهات المألوفة لدية والقديمة .

٤- إعادة العرض: أي تكرار المنبه أكثر من مرة وقد يؤدي ذلك التكرار إلى إثارة الانتباه .

٥-التباين والتضاد: أي الاختلاف للمنبه وسط مجموعة متشابهة من المنبهات الأخرى كوجود امرأة وسط مجموعة رجال.

٦-حجم المنبه: إذ أن المنبه الأكبر حجما يعد أكثر جذبا للانتباه من المنبه الأصغر

٧-تغيير المنبه: إذ أن المنبه المتغير يعد أكثر جذبا للانتباه من نظيرة الثابت.

٨-الاعتياد أو التنبيهات الشرطية :وهي تلك التي تكون الاستجابة لها من خلال خبرات تثير الانتباه علي الرغم من كونها محاطة بالضوضاء .

ثانيا : عوامل داخلية : وتتمثل في :

١- **الدوافع الهامة** : مثل دوافع الإنسان وحاجاته ورغباته .

٢- **الاستشارة الداخلية ومستوي الحفز**: إذ يرتبط الحفز ارتباطا موجبا بالانتباه.

٣- **الميول المكتسبة** : ويشار بها لاهتمامات الفرد وميوله الشخصي لبعض الموضوعات في البيئة المحيطة به أو للأحداث التي تقع حوله.

٤- **الراحة والتعب** : إذ يؤثر نفاد العلاقة الجسمية والعصبية وضعف القدرة علي تركيز الانتباه انهماك الجسم أو الإفراط في استعمال إحدى الحواس.

٥- **الحاجات العضوية** :ويقصد بها الحاجات الفسيولوجية كاضطرابات الأجهزة الجسمية اضطراب الجهاز التنفسي أو الهضمي .

٦- **الحاجات النفسية** :مثل الاضطرابات النفسية كالقلق والانفعالات.

ثالثا: عوامل بينية :Intermediate Factor

١- **نوعية المنبه** :أي طبيعته من حيث كونه منبه بصري أو سمعي أو شمسي وكذلك كيفيته من حيث كونه في صورة إنسان أو حيوان أو جهاز.

٢- **نوعية الموضوع** : ويقصد به طبيعة موضوع المنبه إذ أن قاريْ الجريدة مثلا يميل إلى الانتباه للنصف الأعلى من صفحة الجريدة عن النصف الأسفل(أماني زويد:١٩٩٦).

أهميه عملية الانتباه في التربية :

يعد الانتباه العملية الأولى في اكتساب الخبرات التربوية حيث يساعده علي تركيز حواس الطالب فيما يقدم له أثناء الدرس من معلومات ويجعله يعمل ذهنه في دلالتها ومعانيها والروابط المنطقية والواقعية بينها وبالتالي يساعد في استيعابها والإلمام بها ، ومن ثم فهو المدخل الرئيسي للاستفادة من شرح المعلم وما تقدمه الوسيلة التعليمية المصاحبة

فضلا عن التعليمات التي تقدم للطلاب داخل قاعة الدرس وخارجة بالإضافة إلى دور الانتباه الهام في أداء المهام الدراسية والامتحانات والاختبارات بكافة أشكالها .

المتطلبات التربوية للانتباه:

يتطلب الانتباه بعض الصفات لكي يكون مثمرا ومدخلا للمعرفة أو التعامل مع مثيرات البيئة ، ولذا يتضح ذلك لدي " كيرك وكالفنت" (١٩٨٨) فيما يلي:

١- انتقاء المثير :إذ أنه عادة لا ننتبه لكل المثيرات سواء الداخلية أو في البيئة الخارجية ، وإنما فقط لتلك التي تلفت نظرنا وتثير حواسنا.

٢- مدي استمرارية الانتباه :إذ يتعين علي الفرد أن ينتبه وقتا كافيا للمثير الذي يجذب اهتمامه حتى يستوعب ويلم بعناصر المفهوم علية .

٣- نقل الانتباه ومرونته :إذ أن الشخص السوي هو الذي يستطيع أن ينقل انتباهه بمرونة وسلاسة بين المثيرات المختلفة ومن ثم يدل ذلك علي مرونة التفكير وعدم الجحود مع إمكانية الإضافة والتعديل والابتكار.

٤- الانتباه إلى تسلسل المثيرات المعروضة :إذ أن الشخص لا ينتبه عاده لمثيرات مفردة و إنما غالبا لعدة مثيرات متتابعة فالطالب أثناء شرح الدرس ينتبه لتسلسل الكلمات التي تخرج من فم المعلم وللعروض المكتوبة علي السبورة حيث يستدعي ذلك استمرار الانتباه لكافة العناصر والمكونات أو المشاهد المتتالية .

الإطار النفسي والتربوي لتحسين الانتباه:

إذ يقصد به بالوسائل النفسية والتربوية التي يتعين إتباعها لعلاج صعوبات الانتباه مثل:

١- التعامل مع الطالب كفرد : له خصائصه الجسمية وقدراته العقلية وسماته الشخصية وظروفك الخاصة والتدريس له بناء علي ذلك.

٢- أن تناسب المواد المطلوب تعلمها قدرات الطالب : تلك التي تم قياسها وميوله الدراسية التي تم التعرف عليها وسماته الشخصية التي تمت دراستها وظروف البيئة التي تم استكشافها.

٣- التشجيع والتحفيز المستمر : وذلك عند أداء الطالب للمهام العلاجية والمكافأة بعد حسن قيامة بها.

٤- تدريب الطالب : وذلك علي مراقبة سلوكه وتقويم أدائه ذاتيا وتشجيعه علي تعديل حتى تتبع الرغبة في التعبير من نفسه فيتفاعل علاجيا مع المتفاعل.

٥- المعالجة الطبية: إذا اقتضى ذلك تشخيص حالة الطالب (نبيل حافظ :١٩٩٨).

خصائص الانتباه:

يتسم الانتباه بعدة خصائص تتضح فيما يلي:

١- الانتباه عملية أدراكية مبكرة : إذ يهتم الإحساس بالمثيرات الخام بينما يهتم الإدراك بأعطاء هذه المثيرات تفسيرات ومعاني ، أما الانتباه فانه يقع في منزلة بين الإحساس والإدراك ولذا يطلق علي الانتباه بأنة عملية أدراكية مبكرة .

٢- الإصغاء: ويعد الخطوة الأولى في عملية تكوين وتنظيم المعلومات حيث انه استكشاف للبيئة المحيطة ويتطلب ذلك من السوء للإصغاء لبعض الأحاديث أو الأفعال وتركيز الانتباه عليها.

٣- التموج: ويشير إلى كون المثير مصدر البيئة رغم استمرار وجوده ، وقد يتلاشي تأثيره إذا ظهر مثير وخبا ثم يعود المثير الرئيسي للظهور مرة أخرى بانتهاء وجود المثير الدخيل .

٤-التعقب: ويراد به الانتباه المتصل أي يمر المتقطع لمنبه ما أو التركيز علي تسلسل موجه للفكر عبر فترة زمنية والمستوي المعقد فيه في القدرة علي التفكير في فكرتين أو أكثر أو نمطين من المنبهات أو أكثر في وقت واحد وعلي نحو متتابع دون الخلط بينهما أو فقدان احدهما.

٥-التذبذب: وهو يشير إلى أن مستوي شدة المثير مصدر المثير بتذبذب فمثلا نلاحظ تذبذب انتباه الفرد بين الشدة والضعف أثناء متابعته لتعليم سينمائي تبعا لاختلاف قوة أحداث الفيلم.

٦-التركيز :ويتمثل التركيز في اتجاه الفرد بفاعلية وإيجابية أو اهتمام أي تنبيهات حسية معينة أو إرشادات معينة وإهمال إرشادات أخرى يكون ذلك دائما قصديا وبؤريا ومركز علي منبه واحد من المنبهات التي تقع في مجال أدراك الفرد أو منتشرا بحيث يستطيع الفرد الاحتفاظ بمشاهدة مبعثرة عبر كل شي يحدث حوله آو أن يتخذ الشخص موقفا وسطا.

٧-الاختيار والانتقاء :إذ أن الفرد لا يستطيع أن ينتبه لجميع المنبهات المتباينة دفعه واحدة ولكنة ينقي ويختار منها ما يناسب حاجاته وحالته النفسية اذو أن الانتباه هو اختيار لأحد أو لبعض المنبهات الحسية من بين المنبهات الأخرى سواء كانت في البيئة الخارجية أو الداخلية .

٨-عملية الإحاطة: وهي تتسم بالأساس الحسي- والتي قد تكون سمعية أو بصرية وتتمثل في تحركات العينين معا عبر المكان أو الصور التي تواجهها أو في إنصات الأذن لكل ما يصل إليها من أصوات ومحاولة جمع شتاتها أي أن الإحاطة تعد عملية فسح للعناصر التي توجد بهذا المكان وكذلك للأصوات التي تصدر إليه (السيد علي، فائقة بدر: ١٩٩٩) .

تصنيف الانتباه :

تم تصنيف الانتباه تبعا للتالي:

أولا: من حيث موقع المثيرات:

إذ يشير "فنجستن وكارفر" (١٩٧٨) &Feingestein Carver إلى أن الانتباه ينقسم من حيث موقع المثيرات إلى :

١-الانتباه إلى الذات : ويقصد به تركيز الانتباه علي مثيرات داخلية صادرة من أحشاء الفرد وعضلاته ومفاصلة وخواطر ذهنه وأفكاره .

٢-الانتباه إلى البيئة : ويراد به تركيز الانتباه علي مثيرات في البيئة الخارجية بعيدا عن ذات الفرد مثل المثيرات الاجتماعية والمثيرات الحسية المختلفة سواء كانت سمعية أو شمسية أو بصرية أو تذوقية أو لمسيه.

ثانيا : من حيث طبيعة المنبهات:

إذ ينقسم الانتباه إلى:

١- الانتباه الإرادي : ويحدث ذلك النوع من الانتباه وعندما يتم توجيه الانتباه إلى شيء محدد ويتطلب ذلك مجهودا ذهنيا من الفرد مع وجود واقع قوي لدية يدفعه لاستمرار بذل الجهد الذهني.

٢- الانتباه اللاإرادي: ويحدث ذلك النوع من الانتباه عندما تفرض بعض المنبهات الداخلية أو الخارجية ذاتها علي الشخص كسماع صوت انفجار عال ولا يتطلب هذا النوع مجهودا ذهنيا لان المنبه يفرض نفسه علي الفرد ويرغمه علي اختبار والتركيز علية دون سواء من المنبهات الأخرى.

٣- الانتباه الاعتيادي (التلقائي): ويراد به التركيز المعتاد والتلقائي لوعي الفرد على مثير ما أو عدة مثيرات وهذا النوع لا يتطلب جهدا من الفرد لأنه لا ينتبه إلى الأشياء التي

اعتاد من قبل علي الاهتمام بها وتتفق مع ميوله واهتماماته (السيد علي ، فائقة بدر:١٩٩٩).

ثالثا: من حيث عدد المثيرات:

وينقسم الانتباه من حيث عدد المثيرات إلى صنفين كما يلي:

١-الانتباه لمثير واحد: ويراد به انتقاء الفرد لمثير واحد وتركيز الانتباه عليـة مثـل انتقـاء مثيـر بصري لـه مواصفات محدودة وإهمال المثيرات الأخرى التي تقع معه في المجال البصري للفرد.

٢- الانتباه لا كثر من مثير: ويتطلب ذلك النوع سعه أتباهيه عالية حيث يقوم بتركيـز انتباهـه علـي أكـثر من مثير في المجال البصري أو السمعي أو كليهما معا مثل السائق الـذي يقـوم بسـيارته ويسـتمع لبرنامج معين في الراديو وهذا النوع يتطلب جهدا عقليا حتى يستطيع الفرد الاحتفاظ بتنبـه هـذه المثيرات(Peter D. .et al: ١٩٨٩; Carver, C. S. & Fenigstein,A..:١٩٧٨).

رابعا : تصنيف الطب النفسي:

وقد وضعت جمعيـة الطب النفسيـ الأمريكيـة DSM III (١٩٨٠) نمطين مـن أنمـاط اضطراب الانتباه هما:

١-اضطراب الانتباه المصحوب النشاط الحركي الزائد .

٢-اضطراب الانتباه غير المصحوب بالنشاط الحركي الزائد.

ثم جاء الإصدار الرابع لجمعية الطب النفسي الأمريكية DSM IV (١٩٩٤) وتضمن تصنيف هـذا الانتباه فيما يلي:

١-نمط نقص الانتباه (عجز الانتباه)

٢-نمط النشاط الزائد والاندفاعية.

٣- النمط المشترك (نقص الانتباه والنشاط الزائد).

وتشير محكات DSM IV إلى أن الأعراض لابد وان تكون في موقعين أو أكثر وان تظهر كذلك تلك الأعراض في كل من المواقف المنزلية والمدرسية شرط أن تظهر كل الأعراض علي الأقل لمدة ستة أشهر.

مفهوم اضطراب الانتباه المصحوب بالنشاط الزائد : ADHD

يعرف اضطراب الانتباه بأنة اضطراب في السلوك المعرفي وخاصة الاندفاعية، ومن ثم يطلق علية عدم القدرة علي التركيز أو انتقاء المثيرات وتزداد هذه الأعراض شدة في المواقف التي تتطلب التحكم الذاتي (Bohline :١٩٨٥؛ Pettijhn , Banker:١٩٨٦).ويعزى اضطراب الانتباه لمشكلات سلوكية ومرجعة لقصور في مدي ونوعية التحصيل الأكاديمي وكذلك ضعف القدرة علي التعامل مع الأقران (ابتسام سطيحه :١٩٩٧).

ويعرف في الموسوعة الفلسفية بالشذوذ في القدرة علي التوجيه الأولى للذهن إذ يشمل ذلك الشكل التلقائي والإرادي للانتباه(Hnds:١٩٨٨). ويعرف بأنه اضطراب يؤثر في الأفراد الذين يجدون نقصا في الانتباه مع نشاط زائد (جابر عبد الحميد وعلاء الدين كفافي : ١٩٨٨) .

ويعرف بأنه اضطراب سلوكي يظهر في ضعف قدرة الفرد علي التركيز لوجود مثير خارجي يثير اهتمامه لفترة ثواني قليلة مع عدم بقاء الفرد ثابت في مكانة أي انه كثير الحركة بصورة ملفتة للنظر مع سرعة الاستجابة (أماني زويد :٢٠٠٢).

ويمكن وضع تعريفات اضطراب الانتباه في فئتين : **الأولى** : تصف اضطراب الانتباه بكونه يصيب الشخصية من ناحية التفكير أو السلوك أو ضعف القدرة علي التركيز أي أنها اضطرابات سلوكية . ولذا يشير زكريا الشربيني(١٩٩٤) بأنه يتصف بضعف القدرة علي

التركيز وانجذاب الطفل لأي مثير خارجي ملهيا عن المثير السابق في فترة لا تتجاوز ثواني مع سرعة الغضب والضحك بعمق والانجذاب لأي شئ يستهويه .

وكذلك يصفه " هارت وآخرون " (١٩٩٥) .Hart ,L ,et al بأنه مقدار ما يظهر لدي الطفل من اندفاعية السلوك والاستجابة له وكذلك نقص مقدار الانتباه عند أداء المهام مع عدم بقائه ثابت في مكانه.

والثانية : تصفه بأنه ناتج عن العجز في المخ عند أدائه لوظائفه أي أنها ظرف مرضي ، ولهذا يشير لطفي عبد الباسط (١٩٩٧) إلى كونه عجز تعليمي وأحد المصطلحات المرادفة لعجز المخ عن أدائه لوظائفه عن الحد الأدنى .

ويعرف الباحث اضطراب الانتباه المصحوب بالنشاط الحركي الزائد لدى الأطفال ذوى الإعاقة السمعية بكونه اضطراب عقلي يظهر في صورة سلوكيات ممارسة بطريقة منتظمة وتشخيصات تنطبق على الأطفال ذوى الإعاقة السمعية ؛ إذ يتضح من خلالها غياب أو فقد كلى للتركيز في موضوعات معينة تتطلب ضرورة التركيز بحيث يتسم هؤلاء الأطفال بحالة من التشتت ولذا لا يستطيعون اكتساب مهارة أو تعلم شيء ما دون الانتباه أولا، بالإضافة لاتسامه بالنشاط الحركي الزائد والاندفاعية ومن ثم تتمثل أعراضه في : نقص الانتباه والنشاط الحركي الزائد -الاندفاعية .

بداية ظهور اضطراب الانتباه :

تمثل اضطراب نقص الانتباه المصحوب بالنشاط الحركي الزائد حالة سائدة لدي الأطفال بصفة خاصة والمراهقين بصفة عامة لدرجة اجتذبت اهتمام المتخصصين ويرجع تاريخ وصف هذا الاضطراب إلى ما يزيد علي مائة عام منذ نشوب الحرب العالمية الأولى لوحظ معاناة الراشدون من النتائج التابعة لالتهاب الدماغ أجهزوا أعراضا لمرض "باركنسون " ؛ إذ اظهر الأطفال الذين يعانون من نفس الاضطرابات عرضا سلوكيا للنشاط الحركي الزائدة ولزواجه وان هناك ارتباطا بين المرض المخي وحالات الشذوذ المرضية

السلوكية . ويبدأ ظهور هذا الاضطراب في سن ثلاث سنوات ويتمثل الطفل للعلاج عندما يلتحق الطفل بالمدرسة الابتدائية ويصل الاضطراب قمته في الظهور في سن فيما بين الثامنة والعاشرة وقد تختفي أعراض مع البلوغ.ويشير الإصدار الرابع للدليل التشخيصي للاضطرابات العقلية DSM IV (١٩٩٤)إلى أن أعراض الانتباه تظهر من خلال ملاحظة المدرسين والآباء لهؤلاء الأطفال مضطربي الانتباه (حسن مصطفي : ٢٠٠١؛ محمود حموده: ١٩٩١؛ Gerald Davison:١٩٩٤).

ومن ثم فقد ربط " لانبرج وآخرين "(٢٠٠٨) **Langberg, J. et al.** بين إمكانية الانتقال من المدرسة الأولية إلى المتوسطة إلا بعد أن يكون هناك تغيرات ممثلة في خفض حدة اضطراب الانتباه المصحوب بالنشاط الزائد لدى المراهقين.

معدل الانتشار:

يعد اضطراب الانتباه المصحوب بالنشاط الحركي الزائد بأنواعه الإكلينيكية من الاضطرابات الشائعة بين الأطفال إذ يتراوح معدل انتشاره ما بين ٤-٢٠% من أطفال المدارس الابتدائية وذلك في سن ٦-١٢ سنة ، وذكر تقرير عن وكالة الصحة العقلية الأمريكية أن نسبة هذا الاضطراب تصل إلى ١٠% تقريبا من أطفال العالم كما أن معدل انتشاره بين الأطفال في عمر المدرسة يتراوح ما بين ٤-٦% ٠ كما أوضح الدليل التشخيصي الإحصائي الرابع للاضطرابات العقلية DSM IV أن هذا الاضطراب أكثر شيوعا بين الأولاد عنه بين البنات بنسب تتراوح من (٤-١) إلى (٩-١) .

وقد تصل النسبة إلى ٤٠% من تلاميذ التعليم الأساسي بل من صعوبات التعلم نتيجة عدم القدرة علي تركيز الانتباه والنشاط الحركي الزائد والنزق (الاندفاعية) وما يتبعها من قصور في التحصيل الدراسي والرغبة والحماس في إنجاز الواجبات المدرسية ،ونسبة تتراوح ما بين ٣-١٠% من التلاميذ الذين هم يعانون من إعاقة قصور القدرة علي التركيز

والانتباه السوي غالبا ما يصاحبها الحركة والنشاط الزائد والنزق (محمود حموده :١٩٩١؛ عثمان فراج :١٩٩٨؛ السيد علي ، فائقة بدر :١٩٩٩)٠

وغالبا ما تبدأ تلك أعراض هذا الاضطراب في مراحل مبكرة من حياة الطفل حيث يسير الطفل في مراحل تطور نموه وتطور قدراته بنفس السرعة التي ينمو بها الطفل السليم، والمعروف أن نمو القدرة علي التركيز والانتباه يسير في مراحل ثلاث يكتشف القصور فيها عند التحاق الطفل بالمدرسة حيث تتطلب الأنشطة التعليمية والتحصيل الدراسي .

وتتضح مراحل ذلك الاضطراب الثلاث فيما يلي :

المرحلة الأولى :

ويتمثل ظهورها في ملاحظة وتركيز نظرا لانتباه الطفل في أواخر الشهر الأول من عمرة علي شئ مثير واحد في البيئة المحيطة لمدة طويلة وقد يكون هذا الشيء الذي يجذب انتباهه : مصدر ضوء قريب إلى لعبة أو ملابس أمه أو شيء معلق علي الحائط ويطلق علماء النفس علي تلك الفترة مرحلة التركيز الخاص Overly Exclusive .

المرحلة الثانية:

وينتقل النظر وانتباه وتركيز الطفل بالتبادل وبسرعة من شيء أو مثير إلى أخر أو من لعبة لأخرى دون أن يتوقف انتباهه طويلا علي شيء واحد لفترة طويلة، فإذا ما توقف نحو القدرة علي التركيز علي هذه المرحلة بمعني عدم انتقاله إلى المرحلة الثانية فان ذلك يعد مؤشرا أوليا علي إعاقة عدم القدرة علي التركيز والنشاط الحركي الزائد وتسمي تلك المرحلة مرحلة التركيز الشامل أو العام Overly Inclusive.

المرحلة الثالثة:

ويصل الطفل في نضجه خلال تلك المرحلة إلى مرحلة القدرة باختباره أي التنقل من الاهتمام وتركيز انتباهه من شيء أو مثير إلى آخر إذ يصبح قادرا علي توجيه اهتمامه وتركيزه إلى المثير الذي يتطلب شدة الانتباه (عثمان فراج:١٩٩٨).

المداخل النظرية المفسرة لاضطراب الانتباه:

١- نظرية التحليل النفسي:

وهي منوطة بتكوين شخصية الفرد والتي يحددها الذات بناء علي تفسيره للمواقف التي يجد نفسه فيها، إذ أن السلوك المشكل في تلك النظرية هو عبارة عن مخزون الطاقة النفسية والدوافع البدائية التي تبحث عن المتعة من خلال الميكانيزمات التي يتحكم فيها العقل (حمدي شاكر : ١٩٩١) .

ويشير الباحث : إلى كون أن التحليل النفسي يرجع نشأة سلوك الطفل علي الوالدين الذين قد يوجهان سلوكه إلى شيْء بناء وطاقة موجهه بإيجابية ، ومن ثم تحويل كثير من مشاعر الإحباط التي تعتريه إلى تنفيس وتفريغ في شيْ إيجابي إذ أن ألانا قد تكون لدية قاصرة ويتسم ذلك بتلقيه أسلوب خاطئ في التربية أو خبرة مؤلمة ولذا فهناك أهميه للجهاز النفسي وتوازنه لدي الطفل.

٢- النظرية البيولوجية:-

وترجع النظرية البيولوجية اضطراب الانتباه إلى عوامل وراثية أو بيولوجية نتيجة حدوث خلل في وظائف المخ أو تغييرات أو تسمم في الحمل إذ ينتج عن ذلك عدم اتزان كيميائي حيوي واضطراب في النشاط ووظائف الجهاز العصبي المركزي ومن ثم فان تلك النظرية تستخدم في علاجها العقاقير والجراحة والتمارين لخلايا المخ ، ولهذا تراعي تلك النظرية دور كل من العوامل الوراثية والبيئية والنفسية إذ قد تلعب تلك العوامل دور العامل المهيأ أو الكائن في ظل وجود اضطراب الانتباه لدي الطفل في نشأة سلوكه إذ أن النشاط الفسيولوجي العصبي للطفل قد يتأثر بالعوامل الوراثية وخبرات الطفل(أماني زويد:٢٠٠٢).

ومن ثم يشير الباحث : أن الخلل البيولوجي لدى الطفل يقود اتجاهاته السلوكية بل ويمليها عليه فيتجه الطفل تلقائياً نحو الآتيان بسلوكيات غير مرغوبة كمرجع للتغيرات

الكيميائية الحادثة في المخ ومن ثم تؤدى لإحداث زيادة في النشاط الكهربائي للمخ ومـن ثـم تنطلق سلوكيات ذلك الطفل لا إرادياً .

٣- النظرية السلوكية :

إذ أن اضطراب السلوك ناتج عن ظروف البيئة كمرجع للخبرات السيئة والتي ينـتج عنهـا حالـة من الإثارة الانفعالية ويتعلم الطفل الكثير من الاستجابات عـن طريـق الملاحظة والنمـوذج المحتـذي بـه والذي يختلط به الطفل أو تلك النماذج التي تتلقى التعزيز والإثابة وأنواع السلوك المرغوب وغير المرغوب ، ولذا فان هذا السلوك المضطرب يعد خطا مـن الاستجابة الخاطئة المرتبطة بمثيرات منفـرة يستخدمها الطفل في تجنب مواقف أخرى غير مرغوب فيها (زينب شقير:١٩٩٩).

ويتضح للباحث : أن الطفل ابن بيئته وان سلوكياته عبارة عن ردود أفعال للمثيرات والخبرات البيئية التي تعرض لها ومن ثم تظهر استجاباته إما في صورة سلوكيات مضطربة أو في مـن خـلال سـلوكيات مرغوبة .

٤- النظرية الاجتماعية :

وتلك النظرية تعنى بسلوك الفرد في بيئته ومجاله الاجتماعي ونوعية تفاعله في بيئته والمتغيرات المحيطة به إذ أن ميل الطفل إلى الحركة والعدوان في الفصل المدرسي يتم النظر إليه بصورة متصلة لمعرفـة سلوك المحيطين به من أصحابه وزملائه ووالديه ومعلميه ونظام المدرسـة ورغباتـه وإمكانياتـه العصبية والنفسية ، إذ يتم النظر إلى الوسط المحيط بالطفل وليس للسلوك المشكل لدية وذلك للوصول إلى تفاعـل مرضي بين الطفل وبيئته ، واستنادا لذلك فان المشكلات السلوكية منها اضطراب الانتباه التـي يعـاني منهـا الطفل مرجعها إلى الظروف البيئية المحيطة به والي العوامل الاجتماعية والنفسية غير المواتية والتي مر بهـا خـلال عمليـة التنشـئة الاجتماعيـة سـواء كـان في البيت أو المدرسـة (حمـدي شـاكر: ١٩٩١؛ عـلا عبـد الباقي:١٩٩٩).

ويتضح للباحث : أن الطفل يكتسب سلوكياته من خلال التعلم الاجتماعي من المحيطين بـه في إطار مجاله التفاعلي بدء من المحيط الأسرى أولا (الوالدين – الأخوة – الأقارب – الجيران) ثم من المحيط المدرسي (الزملاء في المدرسة – المعلمين – إدارة المدرسة) ، ولذا يعتمد علـى التقليـد والمحاكاة للسلوكيات التي يشاهدها ، وأيضا الضغوط التي يتعرض لها في هذا المجال المعاش والتفاعلي بالنسبة له .

أشكال اضطرابات الانتباه:

١- زيادة الانتباه Hyper-exiaa

إذ يلاحظ في الفرد الانتباه الشديد لمثير معين بكل تفاصيله وفرط التشتت بالأفكار ويشاهد ذلك في الهوس.

٢- نقص أو قلة الانتباه Attention Deficit / Inattention

إذ يلاحظ في الفرد ضعف ونقص الانتباه أو انعدامه ويشاهد في ذلك الضعـف العقلي والفصام والاكتئاب.

٣- تحول الانتباه (التشتت) Distractibility

ويلاحظ من تشتت الانتباه وسرعة تحوله من مثير لأخر غـير متعلـق بالموضـوع الأصـلي ويطلـق علي ذلك : السرحان وهو عدم القدرة علي الاستيعاب في مدة كافية .

٤- السهـب : Proscenia

وهو فقدان القدرة علي تثبيت الانتباه لمثير معين بذاته حتى ولو وقت قصير علي الرغم مـن أهمية ذلك المثير.

٥- الانشغال : Preoccupation

ويقصد به أن يتجه الانتباه إلى المثيرات الداخلية دون الخارجية على حسابها ويشاهد في الاكتئاب (حامد زهران:١٩٩٧).

العوامل المؤدية لاضطراب الانتباه المصحوب بالنشاط الزائد:

يرجع منشأ اضطراب الانتباه إلى عوامل :وراثية بيولوجية واجتماعية وسيكولوجية، ونستعرض ذلك في التالي:

أولا العوامل الوراثية :

إذ تلعب التعامل الوراثية التي يطلق عليها الاستعداد الجيني Genetic Predisposition دورا هاما في إصابة الأطفال بهذا الاضطراب وذلك بطريقة مباشرة عبر نقل الجنبات أو بطريقة غير مباشرة من خلال نقل هذه المورثات لعيوب تكوينية تؤدي لتلف أنسجة المخ ومن ثم يؤدي ذلك لضعف النمو كمرجع لاضطراب المراكز العصبية الخاصة بالانتباه في المخ،ومن ثم نجد أن حوالي ٥٠% من الأطفال المصابين باضطراب الانتباه يوجد في أسرهم من يعاني من هذا الاضطراب أيضا، وان نسبته ١٠% من آباء الأطفال ذوي النشاط الحركي الزائد كانوا أيضا لديهم نفس الأعراض مما أدى إلى الاعتقاد بوجود انتقال جيني وراثي لزيادة النشاط الحركي ، وقد أظهرت الدراسات الحديثة أن ٥٠% تقريباً من الأطفال المصابين باضطراب الانتباه المصحوب بالنشاط الحركي الزائد يوجد في أسرهم من يعانى من هذا الاضطراب ، كما نجد أن معدل انتشاره يزيد لدى التوائم وخاصة المتشابهة عنه لدى التوائم غير المتشابهة (Willcutt et al. : ٢٠٠٠) .

ثانيا العوامل البيولوجية :

إذ ترجع تلك العوامل البيولوجية إلى التالي:

١-خلل وظائف المخ :

إذ أن انتباه الفرد لمنبه معين تنقسم إلى عدد من عمليات الانتباه الأولية وهي : التعرف علي مصدر التنبيه وتوجيه الإحساس للمنبه وتركيز الانتباه علية وكل عملية من تلك العمليات الانتباهية لها مركز عصبي بالمخ مسئول عنها، ولذا فان التعرف علي مصدر التنبيه مركزة العصبي في الفصوص الخلفية للمخ بينما توجيه الانتباه للمنبه مركزة العصبي وسط المخ والتركيز علي المنبه ومركز والعصبي والفص الجبهي الأيمن ، ويخبران نظام التنشيط الشبكي للمخ بعمل علي تنمية القدرة الانتباهية وتوجيه الانتباه نحو المنبه الرئيسي وانتقائه من بين المنبهات الداخلية ، وقد أثبتت الدراسات التشريعية والفسيولوجية العصبية للأفراد والمصابين باضطراب الانتباه المصحوب بالنشاط الحركي الزائد وجود انخفاض للتمثيل الغذائي لجلوكوز المخ في المادة البيضاء الموجودة في الفص الصدغي ،ويتضح ذلك من صور Scan Pet لدي الراشدين من ذوي اضطراب الانتباه المصحوب بالنشاط الحركي الزائد والذي بدأ لديهم في مرحلة الطفولة ، وكذلك فان استخدام الرنين المغناطيسي MRI لتحديد جوانب الضعف التشريعية قد وجدت دلائل علي نمو شاذ في الفص الجبهي وانقلاب في اللاتناسق في راس النواة الزيلية أو عدم التناسق بين نصفي كرة المخ الأيمن والأيسر لدي الأطفال المصابين باضطراب الانتباه المصحوب بالنشاط الحركي الزائد، أما الدراسات الإليكترونية الفسيولوجية Electro Physiologic والخاصة بذوي اضطراب الانتباه المصحوب بالنشاط الحركي الزائد قد وجدت جوانب شذوذ في الكثافة المنخفضة لموجات آلفا ، أو غياب موجات آلفا جيدة التنظيم أو مقادير صغيرة من موجات" بيتا" ، قد بدأ إدخال التحليل لرسم المخ الكهربي.E. E. G علي الكمبيوتر و أطلق علية التحليل الكمي لرسم المخ الكهربي QEEG إذ وجدت زيادة في نشاط الموجة البطيئة "ثيتا" مع فقدان نشاط الموجة السريعة "بيتا" خلال المهام التي تتطلب التركيز ؛إذ أن هذا النشاط منخفض الموجة أكثر انتشارا في السقف الجبهي Frontal Leads مما أدى إلى تقديم الدعم للدراسات التمثيلية وذلك لدي الأطفال ذوي اضطراب الانتباه المصحوب بالنشاط الحركي الزائد(حسن مصطفي :٢٠٠١).

٢- ضعف النمو العقلي:

إذ يؤثر النمو العقلي علي الكفاءة الانتباهية لدي الأطفال فكلما زاد نمـو الطفل زادت كفاءتـه الانتباهية وتحسنت أما إذا كان هناك صعوبات في نموه العقلي فان ذلك يؤدي إلى ضعف المراكـز العصبية بالمخ المسئولة عن الانتباه، وقد ينشأ نقص الانتباه نتيجة كمرجـع لـنقص ذكـاء الطفـل حيـث يـؤثر النمـو العقلي والمعرفي للطفل علي مستوي الانتباه لديه .

٣-الخلل الكيميائي في الناقلات العصبية :

وتوصف الناقلات العصبية بأنها عبارة عن قواعد كيميائية تعمل علي نقل الإرشـادات العصـبية بين المراكز العصبية المختلفة بالمخ بـاختلاف التـوازن الكيميائي لهـذه النـاقلات العصـبية يؤدي لاضطراب ميكـانيزم الانتباه ولـذا فـان العـلاج الكيميائي الـذي يستخدمه الأطبـاء مثل :الـدوبامين "Dopamine" وال"نوابينفرين " Nor Epinephrine يعمل علي إعادة التوازن الكيميائي لهذه الناقلات العصبية ومن ثـم علاج اضطراب الانتباه ولذا يطلق على ذلك اختلال التوازن الكيميائي للناقلات العصبية .

٤-نظام التنظيم الشبكي لوظائف المخ :

إذ أن شبكة المخ عبارة عن قواعد كيميائية تمتد من جزع المخ حتـى المخيخ وهـي تعمل علـي تنمية القدرة الانتباهية لدي الفرد ،وتوجيه الانتباه نحو المنبه الرئيسي وانتقائه بين المنبهات الداخلية ،كـما تعمل علي رفع مستوي الحذر من المخاطر وعندما يحتل نظام التنشيط الشبكي للمخ يؤدي ذلك لاختلاف وظائفه (السيد علي، فائقة بدر:١٩٩٩؛١٩٨٤ : .Tucker , D. & Williamson, P).

ثالثا: العوامل البيئية :

يبدأ اثر العوامل البيئية منذ لحظة الإخصاب حيث يتضح ذلك فيما يلي:

١- **مرحلة الحمل:**إذ قد تتعرض الأم في أثناء الحمل لبعض الأشياء التي تؤثر علـي الجنـين كالتعرض لقدر كبير من الأشعة أو تناول المخدرات أو الكحوليات أو بعض العقاقير

الطبية خاصة في الأشهر الثلاثة الأولى للحمل إن إصابة الأم ببعض الأمراض المعدية كالحصبة الألمانية أو الحديدي أو السعال الديكي أو الزهري ولذا يؤدي ذلك لإصابة الجنين بتلف في المخ ومن ثم تلف المراكز العصبية المسئولة عن العمليات الانتباهيه.

٢-**مرحلة الولادة:** إذ آن هناك بعض العوامل التي تحدث أثناء عملية الولادة من شأنها أن تسبب إصابة مخ الجنين آو حدوث تلف في خلاياه واهم تلك العوامل :

١-**ضغط الجفت :** وذلك علي رأس الجنين أثناء عملية الولادة المتعسرة .

٢-**التفاف الحبل السري :** أثناء عملية الولادة وعدم وصول الأكسجين لمخ الجنين .

٣-**إصابة مخ الجنين أو جمجمته :** وذلك أثناء عملية الولادة.

٤-**الأمراض المعدية:**إذ أن تعرض الطفل لأية عدوي ميكروبية أو فيروسية : كالحمى الشوكية أو الالتهاب السحائي أو الحصبة الألمانية أو الحمى القرمزية يؤدي إلى إصابة المراكز العصبية في المخ والمسئولة عن الانتباه خاصة الفص الجبهي وكذلك الفصوص الخلفية للمخ.

٥-**الحوادث:** إذ أن إصابة مخ الجنين بعد الولادة وفي سنوات الطفولة المبكرة بارتجاج في المخ نتيجة حادث أو ارتطام الرأس بأشياء جبلية أو وقوع الطفل علي رأسه من أماكن مرتفعة تؤدي لإصابة بعض المراكز العصبية في المخ وخاصة تلك المسئول عن الانتباه والتركيز.

٦-**التسمم بالتوكسينات:**إذ آن التو كسينات عديدة تؤدي لخلل الأداء الوظيفي للمخ وتؤدي في نهاية الأمر باضطراب الانتباه ومن أمثلة ذلك : التسمم بمادة الرصاص: وهي تلك التي تدخل في طلاء لعب الأطفال الخشبية وطلاء أقلام الرصاص وغيرها، مستويات مصل الزنك المنخفضة لدي الأطفال: إذ أن مستويات الزنك الشعرية تعد عاملا منبئا باستجابة لمثير.

٧-نظام التغذية: إذ أن تناول الطفل لكميات كبيرة من الأطعمة الجاهزة أو الخضراوات والفاكهة الملونة المبيدان الحشرية وكذلك الصبغات والمواد الحافظة المضافة للمواد الغذائية المجهزة ،وتبادل الطفل لكميات كبيرة من الحلوى والمواد السكر والإضافات الغذائية الصناعية كمحسنات الطعام الصناعية والشكولاته من شانه أن يؤدى لزيادة النشاط نقص الانتباه لدى الأطفال(حسن مصطفي:٢٠٠١).

رابعا: العوامل الاجتماعية :

١- سوء المعاملة الوالدية :

إذ أن أساليب المعاملة الو الدية الخاطئة والتي تتسم بالرفض الصريح أو المقنع أو الحماية الزائدة أو الإهمال أو العقاب البدني أو النفسي والحرمان العاطفي من الوالدين من شأنه إذ يصيب الأطفال باضطراب الانتباه .

٢- عدم الاستقرار داخل الأسرة:

إذ أن الأسرة غير مستقرة من الناحية الاقتصادية والاجتماعية والنفسية وكذلك عدم التوافق الزواجي وسوء الانسجام الأسرى، أو إدمان أحد الوالدين أو سفر أحدهما أو وفاته ، ويترتب عنة ميول الطفل للإثارة وعدم التركيز.

٣- خبرة دخول المدرسة:

إذ انه قد تكون البيئة المدرسية الجديدة معقدة بالنسبة للطفل مقارنة بالبيئة الأسرية المنزلية بل قد تمثل عبئا جديدا علي الطفل ،وتسهم الخبرات المدرسية بشكل فعال في نشأة هذه الاضطرابات من ناحية اضطراب علاقة الطفل بمدرسية الأمر الذي يؤدي لضعف ثقته بنفسه وشعوره بالخوف والفشل وتكراره(محمود حموده : ١٩٩١ ,٢٠٥ ؛ أحمد عبد الرحمن :١٩٨٦،٣١ ؛ Howard & Orlansky :١٩٩٢,٢١٦ ؛ السيد علي ، فائقة بدر :١٩٩١؛ عادل غنايم :٢٠٠١).

خامسا: العوامل النفسية :

إذ توجد ببعض السمات النفسية التي تسهم في نشأة اضطراب الانتباه لدي الأطفال وبصفة خاصة في المرحلة الابتدائية ومرجع ذلك لبعض الصراعات النفسية التي يعاني منها هؤلاء الأطفال إذ أن الدوافع والنزاعات غير المرغوب فيها تعبر عن نفسها من خلال الانحرافات السلوكية في صورة سلوك غير مرغوب فيه وذلك مرجعة لحالة الصراع النفسي التي يعاني منها ذلك الطفل (عبد السلام عبد الغفار ، يوسف الشيخ : ١٩٨٥).

طرق التدخل العلاجي لاضطراب الانتباه المصحوب بالنشاط الزائد :

أولا: العلاج الطبي:

أ- علاج خلل التوازن الكيميائي للموصلات العصبية :

ويعتمد ذلك علي إعادة التوازن الهرموني لخلايا المخ بتنشيط إفراز الخلايا العصبية لأحد الموصلات العصبية Neurotransmitter وهو معروف باسم نوربنيفرين Nor Epinephrine ويؤدي نقصه إلى قصور أو توقف في نقل الإشارات العصبية (أو خلل في حركة الدوائر العصبية) سواء من البيئة الخارجية عن طريق الحواس إلى المخ أو من خلال المخ إلى أعضاء الجسم، وتعمل العقاقير الطبية تنشيط إفراز الموصلات العصبية ومن ثم إعادة الحيوية إلى الدوائر العصبية وتنشيط استجابتها للمنبهات العصبية.

ب-علاج القصور الوظيفي للآذن الداخلية Cerebral Vestibule :

إذ أن خلل الآذن الداخلية والدائرة العصبية الموصلة بينها وبين المخيخ والمراكز العصبية علي لحاء المخ هو تنظيم معروف باسم Cerebral Vestibule (C. V.) والذي لا تقتصر وظيفته علي الإحساس بالسمع فقط بل له علاقة وثيقة بتوازن الجسم بالحركات الدقيقة لمقلة العين وقدرتها علي التركيز علي المرئيات سواء كانت هذه الحركة إرادية أو منعكسة Relaxes ويتم ذلك عن طريق:-

١-فحص وقياس قوة السمع: Ideological Testing :

وذلك لمعرفة مدي وجود أو غياب نواحي قصور في الآذن الوسطي عن طريق قيام الضغط فيها والأداء الوظيفي لمكوناتها الداخلية (العظميات الثلاث) ودرجة مرونة سلامة طبلة الآذن، وقدرة الفرد علي التمييز بين درجات شدة الصوت والانتقال من نغمة أو مقال إلى آخر باستخدام Audiometer .

٢-الفحص العصبي: Neurological Testing :

ويتكون من عدد من الفحوص والاختبارات المقننة لقياس سلامة الآذن الداخلية والوصلة العصبية بينها وبين المخيخ (٧٠-٢) وغير ذلك من وظائف الجهاز العصبي المركزي .

٣-اختبارات فسيولوجية عصبية (Electron Stigma graphic (E NG :

والذي يقوم بفحص حركة مقلة العين وذلك تحت ظروف ومثيرات معينة والذي يتحكم فيها المخيخ وتنظيم الآذن الداخلية Vestibule System وذلك لقياس مدي سلامة الآذن الداخلية وهذا التنظيم .

٤- فحص سلامة نظم التوازن والتآزر العصبي Post Autography :

وذلك للكشف عن حالات الدوخة وخلل الاتزان والدوار والذي نتيجته قد تكون راجعة لأصابه في الأذن الوسطي أو الداخلية أو في الوصلة العصبية وغيرها.

٥- فحوص بصرية Opt kinetic- Testes :

إذ أن الأذن الداخلية تتحكم في قدرة العين علي الحركة المتابعة وحركة المرئيات أو تثبيت النظر لفحص أحد المرئيات الدقيقة وبالتالي أي خلل في الأذن الداخلية يؤدي إلى اضطراب في حركة مقلة العين وعدم القدرة علي متابعة وفحص المرئيات ، ولذا يتطلب هذا الأمر أحيانا استخدام اختبار رسوم أو تشكيلات بالكمبيوتر Gestalt – Good enough Blender لاستكمال فحص الخلل في الأذن الداخلية والوصلة العصبية بينهما وبين المخيخ.

ثانيا: دور التغذية (العلاج بالتغذية) :

إذ انتشرت بعض المنتجات التجارية لمواد غذائية تدعي أنها تعالج إعاقة ADHD وفيما يلي نصائح يجب إتباعها مع الطفل مضطرب الانتباه خاصة بالتغذية :

١-الإقلال مع تعاطي الحلويات والمواد السكرية .

٢-أهمية التغذية السليمة المتكاملة والتي تؤدي لتحقيق النمو الطبيعي للطفل.

ثالثا : العلاج النفسي :

إن أساليب العلاج النفسي قد حققت أهدافها في علاج حالات نقص اضطراب الانتباه المصحوب بالنشاط الحركي الزائد مثل طرق العلاج النفسي الحديثة :كالمناهج السلوكية: Therapy Behavior وتعديل السلوك والعلاج المعرفي والذي طوره Aaron Beck أو العلاج بالاسترخاءTherapy Relaxation ، والتي تعطي نتائج باهرة النجاح في علاج أعراض هذا الاضطراب إذ أن تدريبات تعديلات السلوك تساعد علي اكتساب ثقة الطفل بنفسه وتحسين نظرته لذاته وارتفاع مستوي تقدير الذات Self- Esteem لديه وبناء مفهوم إيجابي للذات (عثمان فراج :١٩٩٨). ويشتمل العلاج النفسي على التالي :

أ- العلاج السلوكي :

ويعد العلاج السلوكي من الأساليب العلاجية الناجحة والفعالة في علاج اضطراب الانتباه المصحوب بالنشاط الحركي الزائد لدي الأطفال إذ يقوم هذا الأسلوب علي نظرية التعلم حيث يقوم المعالج بتحديد السلوكيات غير المرغوبة لدي الطفل وتعديلها بسلوكيات أخرى مرغوبة وذلك من خلال تدريب الطفل عليها في مواقف تعليمية مع استخدام التعزيز الإيجابي بمكافأة الطفل بعد قيامة بالسلوك الصحيح وذلك ماديا كإعطائه بعض النقود أو قطعة حلوي أو معنويا بتقبيل الطفل أو مداعبته برقه أو حتى بعبارات شكر (السيد علي، فائقة بدر:١٩٩٩).

ب- العلاج التربوي:

إن الأطفال ذوي اضطراب الانتباه المصحوب بالنشاط الحركي الزائد بعض لتري بعضهم صعوبات تعلم تلازم هذا الاضطراب الذي يشتت انتباههم ويضعف قدراتهم متابعة التعليمات وعدم قدرة علي الإنصات فضلا علي اتسامه بالاندفاعية ولذا فهم في حاجة إلى استراتيجيات تربوية تعتمد علي: جذب الانتباه والتفاعل الإيجابي من المعلم مع المتعلم، وفحص العلاقة الاجتماعية مع أقرانه ، وفحص تقدير الذات لدي هؤلاء الأطفال .

الشروط الواجب توافرها في العلاج التربوي:

١-حسن اختبار المعلم الذي سيقوم بالتدريس لهؤلاء الأطفال ذوي اضطراب الانتباه .

٢-تدريب المعلم علي كيفية التدريس لهم.

٣-وضع خطة علاجية شاملة يشترك فيها كل أعضاء التربية مع قيام كل عضو بدورة المنوط به في الخطة العلاجية.

٤-تكوين فريق عمل بالمدرسة للاشتراك في الخطة العلاجية مثل المدير الأخصائي النفسي- والاجتماعي والزائرة الصحية أو الممرضة والمعلم.

٥-أيجاد حلقة اتصال وتعاون بين المدرسة والمنزل وذلك أثناء تنفيذ الخطة العلاجية للطفل ذي اضطراب الانتباه.

٦-إبلاغ اسر هؤلاء الأطفال تطبيق اضطراب الانتباه المصحوب بالنشاط الحركي الزائد والذي يعاني منه أطفالهم .

جـ -العلاج الأسرى:

إذ تنتشر- الاضطرابات السلوكية بين الأطفال المصابين باضطراب الانتباه كالاندفاع والعناد والعدوانية ونوبات الغضب الشديد وغيرها من أشكال السلوك غير

المقبول اجتماعيا ولذا تسهم تلك الاضطرابات السلوكية في اضطراب علاقة الطفل المحيطة به مما يجعله غير قادر علي التكيف الاجتماعي مع البيئة الاجتماعية المحيطة به، ولذا فان دور العلاج الأسرى الأساسي هو تعديل البيئة المنزلية لذلك الطفل بهدف ملائمة العلاج لهذا النوع من الاضطرابات ويتم ذلك بتدريب الوالدين علي كيفية تعديل السلوك المشكل لدي طفلهم في بيئته الطبيعية بالمنزل (Kelly , D. P.& Edward , G. P. : ١٩٩٢ ؛ السيد علي، فائقة بدر:١٩٩٩).

أعراض اضطراب الانتباه لدي الأطفال في عمر المدرسة:

١- الانتباه القصير المدى:

إن الطفل الذي يعاني من اضطراب الانتباه لا يستطيع تركيز انتباهه علي أي منبه أكثر من بضعة ثوان متتالية ثم ينقطع انتباهه عن هذا المنبه، ولذا ينتقل هذا الطفل بسرعة شديدة بين المنبهات المختلفة ، ولذا يتم تشبيهه بكونه مثل الطلقات النارية .

٢- سهولة تشتت الانتباه:

إذ يتشتت انتباه ذلك الطفل بسهولة حيث انه يصعب علية تركيز انتباهه علي منبه معين وتجاهل ما يحدث حوله في البيئة المحيطة به ولذا فهو يحول انتباهه دائما تجاه الحركة التي تقع في مجال إدراكه لكي يكتشف ما حوله.

٣- ضعف القدرة علي التفكير :

إذ أن تشتت انتباه الطفل بسهوله يؤدي لمعاناته من ضعف القدرة علي الإنصات ولذا فان المعلومات التي يكتسبها تكون مهمته وغير واضحة وغير مترابطة مما يؤدي إلى ضعف قدراته علي التفكير.

٤- عدم قدرة الطفل علي إنهاء العمل الذي يقوم به:

ونظرا لان الطفل المصاب باضطراب الانتباه يتشتت انتباهه بسهولة بين المنبهات الداخلية العارضة بعيدا عن المنبه الرئيسي ويتسم بان لدية قدرة ضعيفة علي التفكير ولذا فانه يستغرق وقتا طويلا في عملية التفكير وهذا بدورة يؤدي إلى تأخر استجابته ولذا فأنة لا يستطيع إنهاء العمل الذي يقوم به بدون تدخل ومساعدة من الآخرين

٥- ضعف القدرة علي الإنصات:

إذ أن ذلك الطفل لديه ضعف في القدرة علي الإنصات ولذا فأنة يبدو وكأنه لا يسمع ومن ثم لا يستطيع فهم المعلومات التي يسمعها كاملة ولكن ويترتب علي ذلك أن تكون معلوماته مشوشة وغير واضحة ولذا يؤدي ذلك إلى ضعف قدره علي التفكير.

٦- تأخر الاستجابة:

إذ أن العمليات العقلية التي تقوم بمعالجة المعلومات بطيئة صورا لدي هذا الطفل ولذا لا تسعفه قدراته العقلية علي استدعاء المعلومات سابقة التخزين والتي يحتاجها من الذاكرة بعيدة المدى ولذا يستغرق وقتا طويلا في عملية التفكير وهذا بدوره يؤدي لتأخر استجابته.

٧-لوم الآخرين:

إذ أن ذلك الطفل لا يعترف بأخطائه لكي يتعلم منها ويتجنبها و إنما يبرئ نفسه دائما ويلقي باللوم علي الآخرين .

٨- السلوك الاجتماعي:

ونجد أن ذلك الطفل لا يتمسك بانتقالية والنظم المعمول بها، ولذا فانه لا يهتم بالسلوك الاجتماعي المقبول الذي يرتضيه الآخرون بل يقوم ببعض السلوكيات الشاذة التي تؤدي لاشمئزازهم منه .

٩- ضعف القدرة علي التحدث :

إذ أن ذلك الطفل عند الحديث عن واقعة مما أو سرد قصة نجده لا يستطيع تقديم معلومات يتحدث عنها بصورة منطقية وتسلسل بالإضافة لأنه لا يستطيع وصف الأشياء وينسي الأسماء.

١٠- التعليقات الشفهية :

إن الطفل الذي يعاني من اضطراب الانتباه نجدة يقوم بالتعليقات الشفهية علي الكلام الذي يسمعه إذ انه يردد بعض مقاطعة أو يحول الكلام الأسئلة باستخدام نفس الكلام بصيغة استفهامية.

١١- أحلام اليقظة :

إلا انه عند النظر في عيون ذلك الطفل نجد انه يبدو وكأنه يعيش في عالم آخر حيث يستغرق في أحلام اليقظة بالنظرات البيئة المحيطة به ويبدو وكأنه يحلم أو كمين في النجوم.

١٢-التردد:

كما أن ذلك الطفل كثير التردد عند اتخاذ أي قرار حتى ولو كان بسيطا ويزداد هذا التردد في القرارات التي بها اختبار حيث يشك في اختياره ويستهلك وقتا طويلا في إنجاز هذا العمل في الزمن المحدد لذلك.

١٣-عدم القناعة :

ويتسم ذلك الطفل بشدة الطمع حيث لا يقتنع بنصيبه أو ما يخصه ولذا فأنة يريد أن يأخذ كل الأشياء التي يراها مع أقران .

١٤-التصديق المستمر:

إذ أن ذلك الطفل يصدق كل ما يقال له ولا يستطيع التفريق بين الحديث الجاد والمزاج والحقيقة والخيال ولذا فان استجاباته دائما تتسم بالشدة والانفعال خاصة عند اكتشافه أن ما يقال غير حقيقي.

١٥-عدم الثبات الانفعالي:

كما أن ذلك الطفل غير ناضج انفعاليا ولذا فانه متغلب الانفعالات فنجدة معتدل المزاج وفجأة ينفجر في ثورة من الغضب يصاحبها بقاء حار بدموع غزيرة ويقوم بتحطيم الأشياء التي تقع في متناول يده .

١٦-الاندفاع:

والاندفاع سمة أساسية لدي ذلك الطفل فنجدة كثير المقاطعة للآخرين كما انه يجيب بدون تفكير عن الأسئلة قبل استكماله ويريد أن تجاب مطالبة في الحال ،ويرفض انتظار دورة في اللعب أو غيرة مع أطفال آخرين بالإضافة لانتقاله سريعا من نشاط أو عمل لأخر قبل أن ينهه ، وكذا يقوم ببعض الأفعال التي تعارض حياته للخطر كالقفز من أماكن مرتفعة أو الجري في شارع مزدحم بالسيارات.

١٧-النشاط الحركي الزائد:

ويعتبر النشاط الحركي الزائد من أنواع الإعاقة التي تسبب للأسرة مشكلة في تعليم الأبناء وبصفة خاصة في المراحل الأولية للتعليم إذ يؤثر هذا النشاط الزائد على تواصل الطفل مع أقران، إذ يتسم الطفل بكثرة حركته البدنية بدون سبب أو هدف إلى انه يترك مقعدة ويتجول في المكان الذي يوجد به ذهابا وإيابا بدون سبب بالإضافة لكونه كثير الحركة والتململ أثناء جلوسه في مقعدة ودائما يتلوي بيديه ورجليه كما يحدث ضوضاء تزعج الآخرين مثل ضرب جوانب منضدته برجليه أو يلقي بكتبه علي الأرض(السيد علي ، فائقة بدر :١٩٩٩;, Fenigstein, A .P. & Carver ;؛ جيهان يوسف :٢٠٠٢أ) .

الاضطرابات المصاحبة لاضطراب الانتباه المصحوب بالنشاط الزائد:

إذ أن هناك بعض الاضطرابات المصاحبة لاضطراب الانتباه وتتضح من خلال التالي :

أولا: عدم القدرة علي التوافق الاجتماعي :

إذ أن الطفل الذي يعاني من اضطراب الانتباه المصحوب بالنشاط الزائد يكون مندفعا وعدوانيا وعنيدا ويرفض أتباع القواعد التي تحكم التعامل مع الآخرين وتلك المتبعة في نشاط معين مع اتسام سلوكه بالتدخل في أنشطة الآخرين وأحاديثهم وكذلك القيام بالسلوكيات غير المرغوبة التي تؤدي الغير دون أن يضع في اعتباره مشاعرهم ولذا يشعر المحيطون به بالاستياء منه سواء في المنزل أو في المدرسة وغيرها ومن ثم يسوء توافق الطفل الاجتماعي لمرجعية لرفض المحيطين به له نتيجة لسلوكه (حسـن مصطفي:٢٠٠١).

ثانيا: الاضطرابات الانفعالية :

إذ أن اضطراب الانتباه المصحوب بالنشاط الزائد يتلازم كثيرا لدي الأطفال بالاضطرابات الانفعاليـة خاصة:القلق والاكتئاب، كما أن السلوكيات غـير المقبولـة التـي يقـوم بهـا هـؤلاء الأطفـال خاصـة النشـاط الحركي الزائد والاندفاعية واللذان يؤديان إلى رفضهم اجتماعيا من الأقران ويؤدي هـذا الـرفض الاجتماعـي إلى عزلتهم وشعورهم بالوحدة النفسية (Nussbaum et al. : ١٩٨٨ ; Biederman et al.: ١٩٩١) .

ثالثا: الاضطرابات السلوكية :

وتنتشر الاضطرابات السلوكية بين الأطفال الذين يعانون مـن اضطراب الانتبـاه خاصـة السـلوك العدواني حيث يؤدي هذا السلوك المشكل لديهم إلى اضطراب علاقاتهم الاجتماعية بـالآخرين ولـذا فـأنهم يعجزون عن التكيف مع البيئة المحيطة بهم .

رابعا:اضطرابات النوم:

وتزداد اضطرابات النوم بين الأطفال المصابين باضطراب الانتباه مما يجعلهم يشعرون دائمـا بالإرهـاق والذي يؤثر علي الكفاءة الانتباهية ولذا يتسم هؤلاء الأطفال بأنهم كثيرو الحركة والتغلب أثناء النوم ولـذا تم تشبيه فراشهم بجلبة المصارعة .

خامسا :التأخر الدراسي:

إن التأخر الدراسي يرتبط بالضعف المعرفي واضطرابات الانتباه وذلك للتالي:

١-**ضعف القدرة علي الفهم** : وذلك للمعلومات التي يستقبلها الطفل سواء كانت شفهية أو مكتوبة .

٢-**الاستجابة الخاطئة** : إذ يعاني الطفل المضطرب انتباهيا من ضعف القدرة علي التركيز واستدعاء المعلومات الضرورية لفهم المقروء أو المسائل الرياضية .

٣-**كثرة النسيان** : وهي سمة من سمات ضعف الانتباه.

٤-**الكتابة الرديئة** : إذ أن كتابة الطفل ذي اضطراب الانتباه تكون مليئة الأخطاء اللغوية.

٥-**ضعف القدرة علي التفكير:** إذ أن تفكير الطفل غير المترابط يجعله يستغرق في موضوعات هامشية بعيدة عن العمل الذي يراد التركيز فيه .

٦-**شروط الذهن:** فذلك الطفل يتشتت انتباهه بسهولة بين المنبهات الداخلية البعيدة عن المنبه الرئيسي في العملية التعليمية ولذا لا يستطيع الفهم ولا كمال العمل الذي يقوم به.

٧-**تجنب الموقف التعليمي**: وذلك بالابتعاد عنة إذ انه يحتاج إلى جهد عقلي وتركيز انتباه ولذا تكثر شكواه من :الصداع أو آلم البطن ويخرج من الفصل ويتباطأ في الرجوع للفصل .

سادسا صعوبات التعلم:

إذ تنتشر صعوبات التعلم بين الأطفال الذين يعانون من اضطراب الانتباه المصحوب بالنشاط الزائد. إذا معظم تلك الصعوبات التعليمية ترجع إلى عدم قدرتهم علي القراءة الشاملة للمادة المقروءة ويقفزون من جملة إلى جملة ومن فقرة إلى أخرى تاركين بعض السطور والفقرات بدون قراءة ولذا فأنهم غير قادرين علي تقديم الاستجابة الصحيحة في صورة منطقية مسلسلة (السيد علي ، فائقة بدر :١٩٩٩; Ball et al.: ١٩٩٧).

أنماط اضطراب الانتباه المصحوب بالنشاط الزائد :

أولا: نقص الانتباه: Attention Deficit Or Inattention

ويشار به لسهولة تشتت الانتباه Distract وضعفه إذ أن الصعوبة التي يواجهها الطفل في التركيز علي نشاط معين يقوم به ونجاح المثيرات الخارجية في جذب انتباهه بعيدا عن هذا النشاط والافتقاد إلى المثابرة علي إكمال العمل المكلف به، كما أن سرعة القابلين لتشتت الانتباه لديه هي سمة سلوكية مميزة يتسم بها الطفل غير القادر علي منع نفسه من الاستجابة للمثيرات غير اللازمة ولذا فانه تعجز عن توجيه انتباهه للمثيرات الهامة اللازمة لعملية التوافق والتعلم. كذلك فان الأطفال نقص الانتباه تواجههم صعوبة كبيرة وتركيز الانتباه والاحتفاظ به لفترة طويلة عند ممارستهم لآية أنشطة وبصفة خاصة تلك الأنشطة التي تتكرر كثيرا أو تلك التي تتطلب تحدي إذ أنهم يجدون صعوبة في غربلة المثيرات وعدم القدرة علي الانتباه والتركيز لدي هؤلاء الأطفال يجعلهم يتسموا غالبا بالسلبية ولا يجدون متعة في عملية التعلم مع عدم وجود الحماس اللازم للمشاركة في النشاط المدرسي سواء داخل الفصل الدراسي أو خارجة ولذا فهم سريعو الشرود ومشغولون دائما بأمور غير الدروس ، والتي ينتبهون إليها من المثيرات المتشتتة (أماني زويد:٢٠٠٢؛ عبد العزيز الشخص ،عبد الغفار الدماطي : ١٩٩٢؛عادل غنايم: ٢٠٠١؛ سعيد دبيس،السيد السمادوني : ١٩٩٨).

ويتمثل تأخر نقص الانتباه وصورها من خلال التالي :

١-عدم الانتباه:

قد يرجع نقص انتباه الطفل إلى عدم قدرته علي الانتباه للمثير المعروض أمامه، ربما لأنه لا يثير اهتمامه أو سبب عزوفة عنه أو لصعوبة فهم دلالته مما يثير التوتر لدية فيضيق به زرعا ويبتعد عنه.

٢- القابلية للتشتت:

أي عدم قدرة ذلك الطفل علي تركيز انتباهه مدة كافية في المثير المعروض أمامه ومرجع ذلك لأسباب أما عضوية أو نفسية كشعوره بالضيق أو الملل أو العجز عن فهم المثير أو فشلة تحقيق التأهب العقلي أو التهيؤ الذهني المطلوب فشلة في اصطفاء وتنقية المثيرات الهامة ومداومة التركيز عليها، استبعاد ما عداها أثناء قيامه بالا حاطه بمختلف جوانب الموقف المثير الذي يجذب انتباهه.

٣- تثبيت الانتباه:

ويقصد به ثبات انتباه ذلك الطفل علي مثير معين أو عدم تمتعه بالمرونة الكافية لنقل انتباهه بين المثيرات المختلفة بسبب جحودة أو تعبه أو إجهاده وبالتالي لا يلم عناصر الدرس المتتالية بصورة جيدة ويشعر بالعجز عن فهمة(نبيل حافظ:١٩٩٨).

أساليب علاج نقص الانتباه:

وتتضح تلك الأساليب فيما يلي:

١- التدريب علي تركيز الانتباه:

ويتضمن ذلك توجيه انتباه الطفل نحو المثيرات المهمة ذات الصلة بموضوع الدرس (للطالب مثلا) وترك باقي المثيرات الهامشية من خلال :

أ- لفت نظر الطفل للمثيرات المهمة لكي يركز عليها ويعزف عن غيرها يحتلونها أو وضع خطوط تحتها.

ب- تبسيط المثيرات المقدمة وتقليل عددها وإزالة تعقيداتها حتى يستطيع الطفل الانتباه إليها واستيعابها.

جـ- استخدام المثيرات والخبرات الجديدة وغير المألوفة حتى يتم لفت انتباهه لان التعود علي المثيرات يجعلها لا تثير اهتمامه.

د- الاستعانة بالخبرات السابقة لذلك الطفل والانطلاق منها لتقديم خبرات تربوية جديدة يرتبط بها ويفهمها.

٢-زيادة مدة الانتباه:

ويتم ذلك بطريقة تدريجية من خلال التالي :

أ-تحديد ما يجب القيام به وتحقيقه: وذلك في صورة هدف إجرائي يسهل تحديده وتقويمه وقياسه.

ب- يستخدم المعلم أو الوالدين ساعة توقيت Stop Watch لقياس مدي الانتباه لدي الطفل.

جـ-توفير فترات راحة بين مهام التدريب علي زيادة الانتباه لضمان التمرين الموزع والذي يكون أفضل من التدريب المتصل غالبا.

د-العمل علي تعزيز ومكافأة الزيادة في الانتباه بالتشجيع.

٣- زيادة المرونة في نقل الانتباه:

ويتضمن ذلك :

أ- إعطاء وقت كاف لانتقال انتباه الطفل من مثير لآخر أي بعد استيعابه للمفهوم الدال علية ثم يقدم له مفهوم أخر بمثير أخر.

ب- التقليل التدريجي من مدة انتقال الانتباه من مثير لأخر بعد أن يتم تدريب الطالب علي ذلك.

٤- تحسين تسلسل عملية الانتباه:

ويقصد به أن يركز الطالب حواسه وذهنه في مثيرات متتابعة عبر زمن تقديم الخبرة أو الخبرات التعليمية بحيث يصل في النهاية إلى إلمام متكامل وفهم شامل لها ويتم ذلك من خلال التالي:

أ- زيادة عدد الفقرات التعليمية التي ينتبه إليها الطفل أو الطالب تدريجيا.

ب- وضع عناصر المهمة العلاجية مثل : النشابة /التضاد/التجاور في المكان والزمان فيسهل الربط السريع بينهما والانتباه إليها كمجموعاته

جـ- التكرار والتدريب حتى يستطيع الطفل السيطرة علي المهمة التعليمية (نبيل حافظ:١٩٩٨).

سمات نقص الانتباه:

تتضمن تلك السمات ما يلي:صعوبة تركيز الانتباه لفترة طويلة ،والفشل الدراسي الناجم عن صعوبة الاستماع والتركيز ،تشوش الأفكار ،صعوبة تشغيل الذاكرة ، وصعوبة حل المشكلات ،وصعوبة التعلم، وصعوبة التحكم في نظم الرموز المجردة ، وانخفاض اكتساب المهارات الرياضية الأساسية في المرحلة الابتدائية ،الأداء الضعيف في الاختبارات الإدراكية التي تتطلب التركيز ،وصعوبات مدرسية تعليمية وسلوكية ،واضطرابات الثقة النمائية، والفشل في الانتهاء في إنجازات المهارات ،وضعف الباعث الإدراكي الجسمي، واضطراب الذاكرة والتفكير ،وصعوبة القراءة ،واضطراب الكلام ،ونقص في التنظيم المعرفي للمعلومات ،وصعوبة التركيز والانتباه لشرح المعلم ، غير قادر علي متابعة التحصيل، عدم القدرة علي تكملة الأعمال التي بدأها(زينب شقير : ١٩٩٩) .

ويعرض الإصدار الرابع لجمعية الطب النفسي الأمريكية DSM-IV (١٩٩٤) لعدد من المحكات يتم في ضوئها تشخيص هذا الاضطراب وذلك على النحو التالي:

أولاً : يشترط أن ينطبق على الفرد أحد البندين التاليين إما البند الخاص بقصور الانتباه فقط والذي يتضمن تسعة أعراض، أو البند الخاص بالنشاط الزائد/الاندفاعية فقط والذي يتضمن هو الآخر تسعة أعراض أيضاً. بحيث يكفي أن ينطبق أحدهما فقط على الفرد كي نعتبره حالة مرضية. ويشترط أن ينطبق على الفرد ستة أعراض على الأقل من أي منهما، وأن يستمر ذلك لديه لمدة لا تقل عن ستة أشهر على الأقل، وأن تكون بشكل لا يتفق ولا يتسق مع مستواه النمائي مما يؤدي إلى سوء تكيفه وهذه الأعراض هي:

أ - البند الأول: قصور الانتباه

١ – يجد الطفل صعوبة في الانتباه للتفاصيل كشكل المنبه ومكوناته، أو يرتكب العديد من الأخطاء الساذجة في واجباته المدرسية أو العمل أو الأنشطة الأخرى التي يمارسها.

٢ – يجد صعوبة في تركيز انتباهه لمدة زمنية طويلة للمهام التي يقوم بها أو لأنشطة اللعب التي يشترك فيها.

٣ – يبدو وكأنه لا يسمعنا عندما نتحدث إليه بشكل مباشر حيث يجد صعوبة في عملية الإنصات.

٤ – لا يتبع التعليمات التي يتم توجيهها إليه ويفشل في إنهاء الأعمال التي يكلف بها سواء في المنزل أو المدرسة أو العمل (على ألا يكون ذلك بسبب التحدي من جانبه أو عدم فهمه للتعليمات).

٥ – غالبا ما يجد صعوبة في ترتيب وتنظيم المهام والأنشطة التي تعرض عليه.

٦ – يتجنب الاشتراك في المهام التي تتطلب مجهوداً عقلياً كالواجبات المنزلية أو الأعمال المدرسية، أو يكره الاشتراك فيها، أو يتردد في ذلك.

٧ – غالباً ما يفقد أشياء تعد ضرورية للقيام بالمهام والأنشطة المطلوبة كاللعب أو الأدوات المدرسية أو الأقلام أو الكتب أو الأدوات المختلفة.

٨ – يتشتت انتباهه بسهولة للمنبهات الدخيلة حتى لو كانت قوة تنبيهها ضعيفة.

٩ – غالباً ما يكون كثير النسيان في الأنشطة والأعمال اليومية المتكررة والمعتادة مما يجعله في حاجة إلى متابعة مستمرة.

ثانياً : قد تحدث بعض أعراض النشاط الزائد أو الاندفاعية أو نقص الانتباه قبل بلوغ الفرد السابعة من عمره وقد تسبب خللاً أو قصوراً ذا دلالة إكلينيكية في أدائه الوظيفي في موقفين أو أكثر سواء في المنزل أو المدرسة أو العمل مع وجود أدلة واضحة وقاطعة تؤكد حدوثه في الجانب الاجتماعي أو الأكاديمي أو المهني ولكن يشترط ألا ترجع تلك الأعراض إلى اضطراب نمائي عام (منتشر ـ)، أو الفصام أو أي اضطراب ذهاني آخر، أو أي اضطراب عقلي آخر كأن يكون اضطراباً وجدانياً أو اضطراب القلق أو اضطراب تفككي أو تفسخي أو اضطراب الشخصية.

ويرى كندول (٢٠٠٠) Kendall أن هناك استعداداً بيولوجياً للاضطراب يتمثل في وجود خلل في القشرة المخية الأمامية المحيطة بالفصوص الأمامية للمخ المسئولة عن الاستجابة للمثيرات الحسية والتي تعمل على كف الاستجابة الحركية للمثيرات أو تأجيلها، ويؤدي الخلل في القشرة المخية الأمامية إلى الاندفاعية والتي تعكس عدم القدرة على الكف أو المنع، بينما يؤدي الخلل في الفصوص الأمامية من المخ وخاصة الفص الأمامي الأيمن إلى حدوث النشاط الحركي المفرط. ومع ذلك فإن هناك أسباباً بيئية واجتماعية تزيد من حدة الاضطراب وتتمثل في عدم قدرة الطفل على تعلم المهارات المعرفية والسلوكية، وعدم وجود بيئة تعليمية مناسبة، وعدم وجود استراتيجيات معرفية لتشكيل الانتباه.

كما يرى "جولدشتين وجولدشتين" (١٩٩٨)Goldstein & Goldstein أن تعليم الأطفال المهارات اللازمة لتركيز الانتباه، وضبط النفس، والحد من النشاط الحركي المفرط. وهذا بطبيعة الحال يدعم ما كان سائداً منذ عقد الثمانينيات من أن مثل هؤلاء الأطفال لا يحتاجون فقط إلى مجرد بعض حبات من الدواء بل يحتاجون في الوقت ذاته إلى تعلم مهارات معينة من خلال تعديل بيئاتهم وتوفير الفرص المناسبة لتعلم تلك المهارات في مواقف فعلية (عادل عبد الله : ٢٠٠٢أ؛ عادل عبد الله : ٢٠٠٢ب). ويشير "موندي وآخرون "(١٩٩٨)

Mundy et al. إلى أنه يمكننا من خلال استخدام الصور والأشكال والمثيرات البصرية بشكل عام أن نسهم في تحسين الانتباه لدى هؤلاء الأطفال مما يدفعهم بعد ذلك إلى تعلم المهارات اللازمة للحد من نشاطهم الحركي المفرط وذلك بنفس الأسلوب أيضاً.

وتتفق" هوجونين " (١٩٩٧) Huguenin مع هذا الرأي حيث ترى أن استخدام مهام متنوعة للتمييز البصري يؤدي إلى حدوث نتائج إيجابية في هذا الصدد وهو ما يمكن أن يساعد في عملية دمجهم مع أقرانهم العاديين، وقد يتضمن الأمر أيضاً تدريب الوالدين (أو أحدهما) وإرشادهما، وتقديم برامج مخططة لهما لاستئناف تدريب أطفالهم عليها في المنزل مع تدريب هؤلاء الأطفال على بعض المهام المعرفية .

ويؤكد عادل عبد الله (٢٠٠٢- ب) على أهمية اشتراك الأسرة أو الوالدين أو حتى أحدهما في مثل هذه البرامج يعد بمثابة الأساس القاعدي الذي تنطلق منه الخدمات المختلفة التي يتم تقديمها لمثل هؤلاء الأطفال إذ أن ذلك من شأنه أن يساعدهم في اكتساب مهارات عديدة وتنميتها وذلك بشكل أفضل وأيسر. ويرجع الاهتمام بإرشاد الأم في هذا المجال إلى أنها هي الأكثر احتكاكاً بالطفل والأكثر تلبية لاحتياجاته نظراً لانشغال الأب في الغالب بأمور أخرى خارج المنزل في سبيل توفير المتطلبات الأسرية.

ويشير باركلي (١٩٩٠) Barkley إلى أن العديد من المشكلات بين الشخصية التي ترتبط بفرط النشاط تأتي من عدم الطاعة من جانب الطفل وعدم قدرته على ضبط النفس، ومن ثم فإن تدريب الوالدين أو أحدهما على ذلك يعمل على الحد من عدم الطاعة والعناد من جانب الطفل، ويساعده بالتالي على تعلم ضبط النفس إذ أنهما يجب أن يكافأ الطفل على سلوكه الملائم، وأن يشكلا استجاباته المرغوبة، وأن يعملا على الحد من سلوكياته غير المناسبة، كما يجب أن يتعلما تجاهل السلوكيات غير المرغوبة، وأن يدعما السلوكيات الإيجابية من جانب الطفل وهو الأمر الذي يعمل على تنمية قدرة الطفل على الاستفادة مما تعلمه وتدرب عليه وبالتالي الحد من أعراض الاضطراب لديه وهو الأمر الذي توفره جداول

النشاط المصورة. ومن ثم فإن ذلك يساعده إلى درجة كبيرة في الاندماج مع الآخرين ويلعب دوراً هاماً في عملية دمجه مع الأطفال العاديين بالمدارس.

النشاط الزائد: Hyperactivity or Hyper kinetic or over activity

يعتبر النشاط الحركي الزائد من أنواع الإعاقات التي تسبب للأسرة مشكلة في تعليم أطفالهم وبصفة خاصة في المراحل الأولية ويرمز لها بالاستشارة الزائدة Over Arousal إذ يتميز الأطفال ذوي النشاط الحركي الزائد بعدم الاستقرار والحركة الزائدة وعدم الهدوء والراحة كما يسهل استثارتهم انفعاليا فقد يقدمون بحركات عصبية مربكة وغير منظمة ،كما يتسمون بصعوبة البقاء جالسين لفترة ،وينشغلون في عمل أشياء مزعجة : كالسقوط عن الكرسي، وقرع الإصبع (جيهان يوسف : ٢٠٠٢ ؛ Fowler , M.: ١٩٩١). ويتميز الأطفال ذوي النشاط الحركي الزائد بالحركة الزائدة عن الحد وعدم الاستقرار والهدوء في مكان واحد لفترة طويلة نسبيا ،فقد ينتقلون من مكان إلى آخر بصورة مزعجة ومستمرة وكثيرا ما يخرجون من مقاعدهم داخل الفصل الدراسي الآمر الذي يؤدي إلى سهولة استثارة هؤلاء الأطفال انفعاليا وعدم تقبلهم اجتماعيا من معلميهم وأقرانهم علي حد سواء(عادل غنايم : ٢٠٠١) .

سمات الأطفال ذوى النشاط الزائد:

وتبدو أعراض في كثرة الحركة ،وصعوبة القدرة علي الثبات ،والخروج من المقعد والتجول في الفصل أو المدرسة أو المنزل بدون سبب واضح، وعدم التناسق الحركي،غير مبال مع عدم الارتقاء بالسلوك المناسب بنموه الزمني ،ونشاط زائد للحركات الكبرى ويهتز باستمرار ،والتأرجح علي الكرسي ،وعدم الاستقرار في مكانه ،وإحداث ضوضاء في المكان الذي يتواجد فيه، ليتململ بيديه وقدميه في جلسات الرقص،والقفز في مكان تواجده (إبراهيم كاظم : ١٩٨٠؛ زينب شقير: ١٩٨٠؛ باركلي: ١٩٩٩ Carlson, C.L. et al..: ١٩٩٧;).

ب - البند الثاني: النشاط الزائد/ الاندفاعية

١- النشاط الزائد:

١- غالباً ما يتململ أثناء جلوسه ويكثر من حركة يديه ورجليه ويخبط بهما أو يتلوى في مقعده.

٢- في الغالب يترك مقعده في الفصل أو في المواقف الأخرى التي نتوقع منه خلالها أن يظل جالساً في مقعده فيظل يمشي ذهاباً وإياباً دون سبب أو هدف.

٣- يجرى في المكان بإفراط أو يتسلق الأشجار أو الأماكن المرتفعة وذلك في المواقف التي لا يعد ذلك مناسباً (أما بالنسبة للمراهقين فقد يتحدد ذلك بمشاعر ذاتية تتمثل في الاستياء).

٤- غالبا ما يجد صعوبة في اللعب بشكل هادئ أو الاستغراق بهدوء في أنشطة وقت الفراغ.

٥- تكون حركته في الغالب مستمرة ونشيطة فلا يكل ولا يتوقف أو يتحرك وكأن هناك موتوراً يحركه.

٦- غالباً ما يتحدث بإفراط .

علاج النشاط الزائد:

إن النشاط الحركي الزائد يؤثر في التحصيل الدراسي كعملية معقدة ومركبة ويرتبط كذلك أداء العمليات العقلية ومن طرق علاج النشاط الحركي الزائد ما يلي كما أشار جميل منصور (١٩٨٤) فيما يلي:

١-تعديل السلوك غير المرغوب (النشاط الحركي الزائد) وإحلال سلوك مرغوب (النشاط الحركي المتزن)، ويتم ذلك عن طريق عقاب الأول والاستجابة السلبية تعزيز الثاني والاستجابة الإيجابية له.

٢-تقديم النموذج السلوكي المتزن للطفل .

٣-الهدوء والثبات الانفعالي مع الطفل وعدم الثورة في وجهه من قبل المعالج أو الوالدين أو المعلم.

٤- العلاج الطبي بالعقاقير إذ اقتضى الأمر.

٥- تجزئة المهام التربوية والدراسية عملا بمبدأ الممارسة الموزعة .

٦- استشارة الطبيب في نوعية الغذاء الذي يستطيع الطفل تناوله .

٧- اللجوء إلى التوجيه البسيط وعدم إلقاء أوامر ومحاضرات علية .

٨- إتاحة الفرصة أمام الطفل لتوزيع انفعالات وطاقاته في لعب أو أنشطة وهادفة (نبيل حافظ :١٩٩٨).

ب- الاندفاعية :

إذ أن الأطفال المندفعون يميلون للاستجابة للأشياء دون تفكير مسبق ،فلا يعرفون تبعات تجعلهم عند قيامهم بالأداء ،كما يجدون صعوبة في انتظار دورهم ولا يفكرون في البدائل المطروحة قبل أن يختارون قرارهم الذي يتسم بالعجلة والتسرع(Goldstein ,S. et al. : ١٩٩٥,٦٠) . كما أن الأطفال الاندفاعيين لا يستجيبون للحوافز بنفس طريقة الأطفال المترويين أو العاديين ،وكذلك فان حدوث تدعيم سلبي لهم يجعلهم لا يستجيبون للمطالب إلا عند إزالة المثير المنفر لهم (Hacnlein & Caul: ١٩٨٧ ;Goldstein et al. ١٩٩٥) .

ولذا فان خفض تلك المظاهر السلبية لدي الأطفال المندفعون يحضر في عملية الضبط والتدريب علي السلوك الإيجابي واستبداله بها أكثر من استخدام أساليب العقاب المختلفة والمحتلة في التعزيز السلبي(سعيد دبس ، السيد السمادوني :١٩٩٨). ويشار للاندفاعية: بسرعة الاستجابة أو سرعة رد الطفل إذ أن أي موقف يتعرض له الطفل داخل الفصل مثلا كسؤال أو من خلال لعبة مع زملائه في فناء المدرسة نجد انه لا ينتظر دوره في اللعب (Hart , I. et al ١٩٩٤ :.) .وكذلك لا يفكر في البدائل المطروحة أمامه إذ انه غالبا يريد

الحصول علي أول شيء يراه كقطعة شكولاته مثلا أو اقرب لعبة أمامه ولذا فانه لا يتوقف للتفكير قبل الاستجابة للمثير الذي أمامه ومن ثم أن يقع في أخطاء كثيرة (ضياء منير: ١٩٨٧).

ومن ثم نجد أن الطفل المندفع لا يتوقف عن التفكير قبل الاستجابة للمثير الذي أمامه لذلك يقع في أخطاء كثيرة علي النقيض من الطفل العادي الذي يؤجل الاستجابة ويتأهل البدائل المتاحة أمامه ويفكر فيها جيدا أو بتروي حينما لا يعرف الإجابة الصحيحة لذلك غالبا ما تكون أجابته صوابا (عادل غنايم:٢٠٠١).

سمات الاندفاعية :

وتبدو تلك السمات في صعوبة ضبط السلوك مقدم التأني في الاستماع للمعلم حتى ينتهي من السؤال ومن ثم يخطئ الطفل في الإجابة ،والسلوك المندفع وما ينتج عنة من سوء التوافق الشخصي- والاجتماعي ،وعدم إتباع التعليمات ،والاندفاع في الحركة ،صعب الترويض معانة ،لا يمكن ضبطه أو التحكم في سلوكه ،وينتقل من عمل لأخر دون الانتهاء من الأول، وعدم الاستقرار ،غير مطيع اجتماعيا ،لا يحترم الآخرين ولا ينصت إليهم ،كثير التدخل في شئون الآخرين دون أن يطلب منه ذلك ، يصعب علية انتظار دوره في اللعب أو المواقف الاجتماعية ، إلية الاستجابة قبل التفكير ،نقص التنظيم ،التغير المفاجئ في النشاط، ومن سمات الاندفاعية التالي :

١– يجيب عن الأسئلة بدون تفكير حتى قبل أن يتم استكمال السؤال الموجه إليه.

٢– يجد صعوبة في الانتظار حتى يأتي دوره سواء في اللعب أو غيره.

٣– يقاطع الآخرين ويتطفل عليهم ويفرض نفسه عليهم فيتدخل في محادثاتهم أو العابهم.

علاج الاندفاعية :

إن الاندفاعية تربط سلبا بالتحصيل الدراسي إذ أن التلاميذ الأكثر اندفاعا والأقل ترويا نجد أن مستواهم التحصيلي قد يكون غالبا متدنيا وفيما يلي عرض للبرامج العلاجية المستخدمة :-

أ- لقد لجأ بعض الباحثين إلى ما يسمى بفنية التعليمات الذاتية و تشمل الخطوات التالية:

١-أن يقوم المعلم (المعالج) بإنجاز مهمة تعليمية ما وهو بفكر صوت عال أمام الطالب المندفع والأخير يراقبه .

٢-يقوم الطالب بإنجاز نفس المهمة وذلك بتوجيه من تعليمات المعلم (المعالج)توجيه خارجي/ داخلي.

٣-يقوم الطالب بإنجاز المهمة بينما يعلم نفسه بصوت عال (التوجيه الذاتي العلني).

٤-يقوم الطالب بإنجاز مهمته هامسا لنفسه بالتعليمات (التوجيه الذاتي الهامس).

٥-يقوم الطالب بالمهمة وهو يلقي علي نفسه بالتعليمات (توجيه ذاتي غير معلن).

ب- وأيضا لجأ بعض الباحثين إلى تدريب الطالب المندفع علي فنيات حل المشكلة وخطواتها فيما يلي:

١ -الشعور بالمشكلة دراية أو عملية.

٢- جمع المعلومات والبيانات من الكتب والدراسات والحياد عنها .

٣- تحليل المشكلة ببيان أبعادها وعناصرها ومظاهرها وعواملها .

٤-اقتراح الحلول المختلفة للمشكلة وتجريبها ومتابعتها.

٥-تقويم الحلول المقترحة وتعديلها إذا لزم الأمر(زينب شقير :١٩٩٩؛ نبيل حافظ : ١٩٩٨؛ , Carlson ٥٥٨ ,١٩٩٧ .: CL S؛ Jensen P et al. :١٩٩٧).

ويشير الباحث إلى ارتباط الأعراض الثلاثة لاضطراب الانتباه المصحوب بالنشاط الزائد ببعضها البعض من حيث كونها زملة أعراض تتم في تتابع على مستوى السلوك في البيئة الأسرية والمدرسية ويمكن مشاهدتها وملاحظتها بسهولة من قبل الوالدين والمعلم ، وهناك رأى يـرجح أن يكون نقص الانتباه في رأس السلوكيات التي تنتاب هؤلاء الأطفال ثم يتبعها النشاط الحركي الزائد فالاندفاعية ، في حـين يمـيل رأي آخر إلى كون أن تلك السلوكيات والتي تعبر في مجملها عن ذلك الاضطراب يـتم آتياتها مـن قبـل هـؤلاء الأطفال تبعا للموقف الذين يتفاعلون خلاله مع الآخرين بحيث يدل هذا الموقف على تلك الأعراض دفعة واحدة.

الفصل الثاني

الإعاقة السمعية وذوى اضطراب الانتباه المصحوب بالنشاط الزائد

(المفهوم – السمات – البرامج)

مقدمــة :

قدم الله – سبحانه وتعالي -السمع علي البصر في أكثر من آية بالقرآن الكريم للدلالة علي : أهمية حاسة السمع للإنسان وكذلك لأن ذلك : أبلغ أعجازاً في مقام انتفاع الإنسان كما في قوله **تعالي : " وَاللّهُ أَخْرَجَكُم مِّن بُطُونِ أُمَّهَاتِكُمْ لاَ تَعْلَمُونَ شَيْئاً وَجَعَلَ لَكُمُ الْسَّمْعَ وَالأَبْصَارَ وَالأَفْئِدَةَ لَعَلَّكُمْ تَشْكُرُونَ" [سورة النحل ، آية ٧٨] ، وفي قوله تعالي : "وَلاَ تَقْفُ مَا لَيْسَ لَكَ بِهِ عِلْمٌ إِنَّ السَّمْعَ وَالْبَصَرَ وَالْفُؤَادَ كُلُّ أُولـئِكَ كَانَ عَنْهُ مَسْؤُولاً " [سورة الإسراء ، آية ٣٦] .**

وتمثل حاسة السمع القناة الرئيسية التي تنتقل من خلالها الخبرات الحياتية المسموعة ، كما أنها بمثابة الحاسة الرئيسية التي يعتمد عليها الفرد في تفاعلاته مع الآخرين أو مع ذاته في مختلف مناحي الحياة اليومية المختلفة ؛ وحدوث الإعاقة السمعية من شأنه أن يحرم ذلك الفرد من الاستجابة للمثيرات الكلامية للآخرين ؛ نظرا لكونها المدخل الأساسي لمعظم المثيرات والخبرات الخارجية، ومن خلالها قد يستطيع الفرد التعايش مع الآخرين ؛ وكذلك من شأنه أن يحدث خللا في التفاعل التواصلي للفرد نتيجة لحرمان الفرد من الاستجابة للمثيرات الكلامية للآخرين، الآمر الذي قد يؤثر سلبا علي شخصيته ومن ثم قد تعتريه الاضطرابات كمرجع لعوامل شتى .

مفهوم ذوي الإعاقة السمعية :

يصفهم " جولدنسون " (١٩٨٤) Goldenson بأولئك الذين لديهم غياب أو فقد كلى لحاسة السمع ، والتي قد تكون وراثية ناتجة عن عيوب في الجينات أو مكتسبة كمرجع للمرض أو الإصابة في أي مرحلة من مراحل الحياة بما في ذلك مرحلة ما قبل الميلاد .

ويعرفوا بأنهم الذين فقدوا القدرة على السمع قبل سن الخامسة ونتج عن ذلك عدم القدرة على اكتساب اللغة سواء أكان ذلك نتيجة لعوامل وراثية أو مكتسبة بحيث لا تقل

درجة الفقدان السمعي عن ٧٥ ديسيبل وهى الدرجة التي ينعدم عندها سماع الكلام بالطرق العادية (إيهاب الببلاوى ١٩٩٥). ويلقبوا بأولئك الذين يعجزوا عن تحصيل المعرفة عن طريق جهاز السمع (عبد الصبور منصور : ٢٠٠٣).

ويعرف الباحث الأطفال ذوي الإعاقة السمعية (إجرائيا) : بأنهم أولئك الذين لديهم تلف كلى أو جزئي في حاسة السمع قبل تعلم الكلام واللغة أو بعد تعلمهما بحيث يؤثر ذلك التلف علي التواصل مع الآخرين بفاعلية ومرجعة بعجز حاسة السمع بسبب ظروف طبيعية ولادية أو مكتسبة بيئية وبالتالي يوجد انعدام الكلام واللغة لديهم ، ولذا يعتمد على بصورة أساسية على وسائط الاتصال البصرية.

ويربط المفهوم التربوي للإعاقة السمعية بين فقدان السمع ونمو الكلام واللغة ، إذ يبين " لايبن Liben . L " (١٩٧٨) مفهوم الأطفال الصم : من خلال وصفهم بفاقدي حاسة السمع قبل اكتساب اللغة ، ومن ثم تكمن الصعوبة في اكتساب اللغة ، صمم ما قبل اللغة ، أما فاقدي حاسة السمع بعد اكتساب اللغة فإنهم يتمتعون بمهارات تمكنهم من التعليم ويشير مؤتمر البيت الأبيض بصحة الطفل وحمايته إلى أنهم : أولئك الذين أصيبوا بالصمم بعد تعلمه اللغة والكلام مباشرة حتى أن آثار التعلم قد فقدت بسرعة (فتحي عبد الرحيم : ١٩٨٣).

ويذكر مصطفي القمش (٢٠٠٠) تعريفاً وظيفياً للأطفال الصم يعتمد علي مدي تأثير الفقدان السمعي علي إدراك وفهم الكلمات المنطوقة إذ يصفهم بأولئك : الذين لديهم انحرافا في السمع يحد من القدرة علي التواصل السمعي - اللفظي . ويصفهم سعيد حسيني العزة (٢٠٠١) بكونهم لا يسمعون كمرجع لفقد القدرة على السمع ومن ثم عدم استطاعتهم اكتساب اللغة وفهمها وعدم القدرة على الكلام تبعا لذلك.

ويتضح للباحث : أن السن التي حدثت فيها الإعاقة السمعية تؤثر في الطفل ذي الإعاقة السمعية من حيث مرجعيه تعلمه أو عدم تعلمه للغة والكلام الآمر الذي يؤثر علي إحداث تنمية تواصلية لدية عبر اللغة والكلام السابق تعلمها واختزالها إن وجد .

ويرجع المفهوم الطبي الإعاقة السمعية للعجز والتلف السمعي نتيجة لسبب عضوي ولأدى أو مكتسب ، ونستعرض التناول الطبي للإعاقة السمعية فيما يلي :

إذ يشير " هردر وهردر " Herder & Herder (١٩٧٢) إلي أن الأطفال الصم: هم أولئك الـذين لديهم غياب كامل للسمع نتيجة لعوامل وراثية أو نتيجة الإصابة أثناء فترة الحمل أو التعرض للحوادث.

وينصب المفهوم الاجتماعي للإعاقة السمعية حول عـدم القـدرة علـي التواصل مـع الآخرين بفاعلية في المحيط الاجتماعي ، ولذا يتم تعريف الأطفال الصم : بأنهم الـذين حرمـوا مـن حاسـة السـمع لدرجة تجعلهم غير قادرين علي سماع الكلام المنطوق ، حتى مع استعمالهم لمعينات سمعية ، ولذا يضطرون لاستخدام أساليب أخري للتواصل مع الآخرين (عبد العزيز الشخص : ١٩٨٥).

ويبين أيمن المحمدي (١٩٩٨) سبب اعتماد الأطفال الصم علي حاسة الأبصار من خلال وصفهم بأنهم : الذين حرموا من حاسة السمع في مرحلة مبكرة من العمر بدرجة تجعلهـم يعتمدوا اعتمادا كليـاً علي حاسة الإبصار وغيرها من طرف التواصل للتعامل مع بيئته.

ويتضح للباحث : أن الأطفال الصم : هـم أولئك الـذين لـديهم قصوراً في الاستجابة السـمعية للمثيرات الصوتية بصورة تامة ، نتيجة لخلل في التفاعل الطبيعي مع الآخرين كمرجع للقصور الحادثـة في الجوانب التواصلية لديهم ، ولذا يشوب أنماط تفاعلاتهم مع الآخرين الضعف والفشل الاجتماعي ، ولذا فقد تسيطر عليهم الانعزالية والاستجابات المنخفضة في المحيط الاجتماعي .

ويتناول المفهوم القانوني قرار مجلس الوزراء بالمملكة العربية السعودية رقم (٣٤) لسنة ١٤٠٠ هـ من خلال اللائحة الأساسية لبرامج تأهيل المعوقين بالمملكة العربية السعودية مادة (٧) : الصم والبكم ، الصم ، والبكم ، ضعاف السمع(اللائحة الأساسية لبرامج تأهيل المعوقين بالمملكة العربية السعودية ١٩٩٠:).

ثم عرفت التوصية العربية رقم (٧) لعام (١٩٩٣) بشأن تأهيل وتشغيل المعوقين: المعوقون حسياً بكونهم الأشخاص الذين نقصت قدرتهم الحسية لوظيفة عضواً، أو أكثر لديهم ، ومنهم فئة الصم والبكم وضعاف السمع الذين لا يجدي معهم تصحيح السمع التوصية العربية رقم (٧) بشأن تأهيل وتشغيل المعوقين لسنة (١٩٩٣ : ١٩٩٤).

في حين أن قرار السيد : رئيس مجلس الوزراء المصري رقم (٣٤٥٢) الصادر بتاريخ ١٩٩٧/١١/١٤ والخاص بإصدار اللائحة التنفيذية لقانون الطفل " الباب الخامس" والخاص برعاية الطفل المعوق وتأهيله مادة (١٥٧) تناول فئتي ذوي الإعاقة السمعية ومنهم الأطفال الصم : ويقصد بهم الأطفال الذين فقدوا حاسة السمع أو كان سمعهم ناقصاً إلى درجة أنهم يحتاجون لأساليب تعليمية للصمم تمكنهم من الاستيعاب دون مخاطبة كلامية (اللائحة التنفيذية لقانون الطفل المصري : ١٩٩٨) .

ويعرض المفهوم الدراسي للصم من خلال صدور القانون رقم ٦٨ لسنة (١٩٦٨) بشأن التعليم العام : وورد نص فيه علي إنشاء مدارس لتعليم ورعاية التلاميذ المعوقين بما يكفل إتاحة الفرصة لهم للدراسة بما يتفق مع قدراتهم .

أسباب الإعاقة السمعية :

تتلخص أسباب الإعاقة السمعية في فئتيها الصم الكلي , والصم الجزئي فيما يلي :

أسباب الصمم الكلي : ترجع أسباب الصم الكلي إلى :

أولا : أسباب وراثية :

إذ تشكل العوامل الوراثية حوالي ٥٠% حيث يعتقد أن هناك ما يزيد علي ستين نوعاً من الفقدان السمعي الوراثي تصنف تبعاً لعوامل عدة منها :

١- طريقة انتقال الصمم : ويتم ذلك علي :

أولاً : على جينات متنحية : Recessive Deafness

إذ تشير الدراسات إلى إن حوالي ٨٤% من الصم الوراثي ينقل كصفة متنحية ومـن ثـم يـتم نقـل الصم من آباء ذوي سمع عادي إلى الأبناء.

ثانياً : علي جينات سائدة : Dominant Deafness

ويؤدي جين واحد إلى معانات الطفل وإصابته بالصم ، وتصل نسبة حدوثـه حـوالي ١٤% وتعـد نسبة قليلة نسبياً .

ثالثا: ويعد هذا النوع اقل أنواع الصم حدوثاً إذ يبلغ حوالي ٢% ويتأثر به الأطفال الذكور فقط .

رابعا : أسباب ترجع للزمن الذي تحدث فيه الإصابة :

ومن تلك الأسباب ما يلي :

أ- عوامل تحدث قبل الميلاد :

١- **ويشتمل ذلك علي تسمم الحمل :** Toxemia of Pregnancy والنزيف الـذي يحـدث قبـل الـولادة ، والأمراض التي تصيب الأم أثناء الحمل : كالتهابات الغدة النكفية والزهري ، **وكذلك فإن الإكثار مـن تناول المضادات الحيوية** Antibiotics يؤثر في سلامة حاسة السمع .

٢- **وبعد أكثر العوامل الوراثية أثراً في تلف حاسة السمع حالـة تعـرف باسـم** "دوردينـرج" Woardenberg Syndrome ، وفيها يتلازم القصور السمعي الشديد مع اختلاف لـون قرنيـة العـين اليمني عن اليسرى في اختلاف لونها ، وتنتشر تلك الحالة بنسبة ٥٠% مـن حـالات ولادة الأطفـال من ذوي الاعاقة السمعية ، وأيضا

أولئك الذين يحملون الجنسية المسبب لتلك الإعاقة والذي يقع علي الذراع الطويل للكر وموسوم رقم (٢) المعرف باسم BaX٣ .

٣- ومن ثم نجد أن عدم توافق الزوجية في العامل الريزيس R H : إذ يحدث ذلك عندما تكون فصيلة الأم –R H سلبي وفصيلة الجنين R H t إيجابي ويطلق علي ذلك الصم الخلقي الولادي Congenital

ب- عوامل تحدث أثناء الميلاد : وهي تلك التي تصاحب عملية الولادة مثل : طول مده الولادة ، أو الولادة المتعسرة وعدم وصول الأكسجين إلى مخ الجنين ، وإصابة الجنين بالصفراء المرضية (حسن سليمان : ١٩٩٨) .

ج- عوامل تحدث بعد الميلاد : وتشمل تلك الحوادث التي تصيب الفرد في الآذن أو المخ وكذلك إصابة الطفل بالتهاب القناة السمعية بالقناة السمعية ، أو إصابة الآذن الوسطي لمرض عرض ورم الآذن الوسطي اللؤلؤى Cholesteator؛ إذ تتواجد أنسجة جلدية مكومة بداخل تلك الآذن .

ثانيا : أسباب جنينيه : Syndrome : مثل أعراض " تريتشر " Collins Treachery وتشمل : صغر حجم أذن الطفل ، واتساع الفم ، وخلل في تكوين الأسنان ، وارتجاع خلقي للذقن وعيوب خلقته بعظام الوجه .

ثالثا : أسباب لا ترجع لأصول جينية : كاستخدام العقاقير والفيروسات والأمراض التي تصيب الآذن الوسطي والداخلية .

رابعا : أسباب بدنية وعقلية : وتلك تعد خاصة بالجسم و أخرى خاصة بالعقل .

خامساً: أسباب مجهولة المصدر : إذ تمثل تلك الأسباب المجهولة للصم حوالي ١٥% لدي الأطفال ، وفي الماضي كان هؤلاء الأطفال ذوي الصم يلقون حتفهم وتؤدي تلك الأسباب إلى ردود أفعال شديدة من الوالدين حيث يشعرون بالذنب نحو أبنائهم (منال منصور : ١٩٨٣؛ فوزية الأخضر : ١٩٩٣) .

سادساً : أسباب بيئية : وتتمثل تلك التي ترتبط بالوراثة ومنها ما يلي :

أ-الحصبة الألمانية German Measles : وهي تلك التي تصيب الأم الحامل خاصة في الشهور الثلاثة الأولى إذ ينتقل هذا الفيروس إلى الجنين وقد يحدث لديه إعاقة إذ أنه يهاجم أنسجة الأذن ، ولذا تعتبر الحصبة الألمانية السبب الرئيسي للصم لدى حوالي ١٠% من الأطفال.

ب-التشوهات الخلقية : وهي تلك التي تحدث في : طبلة الآذن أو العظيمات أو القوقعة أو حيوان الأذن.

ج-تناول العقاقير والأدوية الضارة بالسمع : وبصفة خاصة تلك التي تتم بدون استشارة الطبيب .

د -الالتهاب السحائي : Meningitis : ويشير إلى مهاجمة البكتريا أو الفيروسات للأذن الداخلية الآمر الـذي يؤدي لفقدان السمع .

هـ - الأطفال المبتسرين : وهم أولئك الأطفال الذين يولدون قبل الميعاد وبخاصـة ذوي الـوزن المـنخفض منهم .

و - إصابة المولود باليرقان : بصفة خاصة في الساعات الأولى بعد الولادة أو في الأيام الثلاثة الأولى (جيهـان يوسف : ١٩٩٩).

المستويات السمعية:

إن الأصوات التي نسمعها توفر لنا معاني تحذيرية على ثلاث مسـتويات ، ويتضـح ذلك كمـا في التالي :

١- المستوى اللغوي :

فان الإنسان يسمع كلام أخيه الإنسان في شكل لغة تحمل الأفكار والثقافة السائدة وتكوين علاقات بما تحمله من عواطف ومشاعر ، فإذا فقد الإنسان السمع فان قدرته اللغوية تتأثر ، وقد ينقطع التواصل بينه وبين الآخرين هذه الوسيلة فيلجأ إلى وسائل أخرى بديلة مثل لغة الإشارة أو لغة الشفاه .

٢-المستوى التحذيري :

إن السمع هو وسيلتنا الأولى لإدراك الأخطار المحيطة من خلال ما ينبعث منها من أصوات ، فكل شيء متحرك له صوت من ذلك الرعد وصوت المطر وصوت الرياح وأزيز النحل وأصوات الحيوانات علي اختلافها وأبواق السيارات وصفارات القطارات والمترو وصفارات الإنذار وسرينة النجدة وأصوات سيارات الحريق وسيارات الشرطة وغيرها كثير، وكل هذه الأصوات للتحذير من الأخطار.

٣-المستوي الجمالي :

أو مستوي الجمال من خلال الإحساس بالحياة فانه حولنا ملايين الأصوات الصغيرة مثل الموسيقي وزقزقة العصافير وصوت تمايل أوراق الأشجار والعلاقات العاطفية بين الوالدين وبينهما وبين أبناءهم والأغاني لإيجابية التفاعل والتوجيه (عبد الحميد يوسف : ٢٠٠٢).

تصنيف الإعاقة السمعية

ينقسم تصنيف الإعاقة السمعية إلى ما يلى :

أولاً: تبعا للعمر الزمني عند حدوث الإصابة:

- إعاقة سمعية قبل تعلم اللغة (صمم ما قبل اللغة) Pre lingual Deafness ويكون عند الميلاد أو الذي يحدث قبل تعلم الكلام واللغة .

- إعاقة سمعية بعد تعلم اللغة (صمم ما بعد اللغة)   Post lingual Deafness   وهو يحدث بعد تعلم الفرد للكلام واللغة(فتحي عبد الرحيم: ١٩٨٣).

- إعاقة سمعية ولادية (صمم ولادي) Congenitally Deafness ويوصف بها الأفراد الذين ولدوا وهم مصابون بالصمم.

- إعاقة سمعية مكتسبة (صمم عارض) Adventitiously   Deafness   ويوصف بها الأفراد الذين ولدوا بقدرة سمعية عادية، ولكن لم تعد حاسة السمع لديهم تقوم بوظيفتها (أحمد اللقاني ،أمير القرشي: ١٩٩٩).

ثانيا : حسب موقع الإصابة :

- إعاقة سمعية توصيلية   Conductive

ويكون هذا النوع عندما تشمل الإصابة الأجزاء الموصلة للسمع كالطبلة أو المطرقة أو السندان أو الركاب مثل هذه الحالات لا تصل الموجات الصوتية إلى الأذن الداخلية ومن ثم لا تصل إلى المخ (عبد الفتاح صابر: ١٩٩٧).

- إعاقة سمعية حسية عصبية   Sensor neural

ويكون ذلك نتيجة نوع الحميات الفيروسية، والميكروبية التي تصيب الطفل قبل أو بعد الولادة ، استخدام بعض العقاقير الضارة بالسمع، هذا النوع قد يكون وراثيا عن الوالدين أو خلقيا نتيجة إصابة الأم بالحصبة الألمانية والالتهاب الحمى أثناء الحمل وقد ينتج عن طبيعة عملية الولادة ذاتها لنقص الأكسجين (عبد المطلب القريطي: ١٩٩٦).

- إعاقة سمعية مركزية   Central

ويكون الطفل قادراً على الاستجابة لكثير من الاختبارات السمعية إلا أن المركز السمعي في المخ لا يتمكن من تمييز هذه المؤثرات السمعية أو تفسيرها، وهو من الأنواع التي يصعب علاجها (عبد الفتاح صابر: ١٩٩٧).

- **إعاقة سمعية مختلطة أو مركبة Mixed**

ويكون عبارة عن خليط من أعراض كل من الصمم التوصيلي والصمم الحسي- العصبي ، ويصعب علاج هذا النوع نظراً لتداخل أسبابه وأعراضه (عبد المطلب القريطي: ١٩٩٦)

علاقة البرامج الإرشادية والعلاجية باضطراب الانتباه المصحوب بالنشاط الزائد لدى ذوى الإعاقة السمعية

وتتضح تلك العلاقة من خلال عدة دراسات بعضها تناول فعالية بعض البرنامج العلاجية أو الإرشادية في خفض حدة اضطراب الانتباه المصحوب بالنشاط الحركي الزائد لدي ذوي الإعاقة السمعية مثل دراسة "مارك اسكيمسكي " (١٩٨٢) Schimsky , Marc لاستخدام السيكودراما ممثلة في فنية المرآة بالإضافة للأنشطة الفنية التربوية في تنمية التواصل غير اللفظي لدي عينة من الطلاب ذوي الإعاقة السمعية مكونة من (١٠) طلاب، وتكونت أدوات الدراسة من :البرنامج السيكودرامي القائم علي فنية المرآة والأنشطة الفنية والدراسية واختبار للتواصل ، وتوصلت الدراسة إلى : فعالية البرنامج السيكودرامى والأنشطة الفنية والدراسية في تنمية التواصل غير اللفظي لدي أفراد العينة.

بينما تناولت دراسة " ميللر" (١٩٨٥) Miller , C. علاج سلوكي لعرض آخر من أعراض اضطراب الانتباه وهو : النشاط الحركي الزائد لدي عينة من الأطفال ذوي الإعاقة السمعية المكونة من (١١٨) من تلاميذ الصف الخامس والسادس الابتدائي وآبائهم منهم (٥٩) من الأطفال ذوي الأمراض المزمنة ، و(٥٩) من الأطفال ذوي النشاط الحركي الزائد، وقد صممت أدوات الدراسة لقياس ثلاث أنماط من القيم:

١- قيمة الاستفادة من البرنامج (كيف أن النجاح مهم في تحقيق أهداف مستقبلية)

٢ -قيمة المكسب (درجة هذا النجاح مما يؤكد قيمة الفرد وهويته).

٣- قيمة داخلية (استمتاع كاف لأفراد العينة بالمهمة المكلفين بأدائها).

بالإضافة للبرنامج السلوكي القائم علي إحداث تنمية لمفهوم الذات وإحداث تغيرات سلوكية مرغوبة ومحتملة لذوي النشاط الحركي الزائد من أفراد العينة وتوصلت نتائج الدراسة عن طريق إجراء تحليل تباين أحادى وثنائي الاتجاه ومقارنه العينات إلي فعالية نموذج العلاج السلوكي لدي أفراد عينة الدراسة .

وقد استعرضت دراسة " أوبرين" (١٩٨٧) O,brian , H., D. علاج الاندفاعية كعرض من أعراض اضطراب الانتباه من خلال برنامج معرفي لدي عينة الدراسة المكونة من (٧٢) تلميذاً وتلميذه من ذوي الإعاقة السمعية ممن تتراوح أعمارهم ما بين (٦-١٠) أعوام و(١١-١٥) عاماً ممن يعتمدون علي التواصل الكلي ، وتمد الاستعانة ببطاقة ملاحظة السلوك الاندفاعي بالإضافة للبرنامج المعرفي ، وتمخضت الدراسة عن فعالية البرنامج المعرفي في الحد من الاندفاعية لدي عينة الدراسة من ذوي التواصل الكلي .

واتفقت دراسة " دونالدز وآخرين" (١٩٨٩) Campbell , D. et al. مع الدراسة السابقة في علاج عرض من أعراض اضطراب الانتباه وهو : الاندفاعية من خلال برنامج علاجي سلوكي يرتكز علي إيجاد حلول سلوكية ومواقف تبعث علي التروي لدي عينة الدراسة المكونة من (٧) طلاب مراهقين من ذوي الإعاقة السمعية ممن تتراوح أعمارهم ما بين (١٥-١٨) عاماً ، وتم استخدام اختبار مصور للاندفاعية ودراسة الحالة والبرنامج العلاجي السلوكي (المدرسي والمنزلي) ، وتوصلت الدراسة لخفض حدة الاندفاعية لدي أفراد العينة علي المستويين المدرسي والمنزلي.

وبحثت دراسة " ديزموند وآخرين" (١٩٩٣أ) Desmond et al. مشكلة اضطراب الانتباه لدي الأطفال ذوي الإعاقة السمعية وتأثيرات هذا الاضطراب علي عينة الدراسة المكونة من (٨) تلاميذ يتراوح أعمارهم ما بين (١٠-١٢) عاماً في المدرسة الأولية ، وتم بحث مظاهر ضعف الانتباه لدي أفراد العينة بالتعرف علي احتياجاتهم ومشكلاتهم والتغيرات التي تطرأ خلال بحث تلك المشكلة الانتباهية والاتجاهات المستقبلية لبحثها،

وتكونت أدوات الدراسة من استمارة المقابلة وبطاقة ملاحظة السلوك وأكدت نتائج الدراسة علي أن تأثير اضطراب الانتباه لدي أفراد عينة الدراسة مرجعه سلوكي وأدائي وأن هناك سرعة في معدل انتشار هذا الاضطراب لدي الأطفال ذوي الإعاقة السمعية .

وبناءً علي الدراسة السابقة فقد قام " ديزموند وآخرين" (١٩٩٣ب).Desmond et al بوضع برنامج علاجي سلوكي لاضطراب الانتباه لدي عينة من الأطفال ذوي الإعاقة السمعية عددها: (٨) أطفال ممن تتراوح أعماهم ما بين (١٠-١٢) عاماً ، وتمثلت أدوات الدراسة في بطاقة ملاحظة السلوك والبرنامج العلاجي السلوكي لذوي الإعاقة الداخلية بالمدرسة الأولية لدي ذوي الإعاقة السمعية ، وتوصلت نتائج الدراسة عن فعالية العلاج السلوكي في الفصل الدراسي والمنزل ومكان الإقامة الداخلية بالمدرسة في خفض اضطراب الانتباه لدي أفراد عينة الدراسة .

في حين هدفت دراسة " كوبر" (١٩٩٤) .kupper , L لإرشاد الآباء والمتخصصين المتعاملين مع ذوي الإعاقة السمعية من مضطربي الانتباه ، وتكونت عينة الدراسة من (٩) تلاميذ وآبائهم ممن تترامح أعماهم ما بين (٨-١٢) عاماً ، وتكونت أدوات الدراسة من اختبار لاضطراب الانتباه ، والبرنامج الإرشادي والقائم علي عمل مجموعات من الآباء والمعلمين وتقديم قائمة تعليمات لعينة الدراسة من التلاميذ ذوي الإعاقة السمعية وآبائهم وكذلك تقديم المواقف الحياتية والظروف المحتملة التي تواجههم في تفاعلهم مع أطفالهم، وبنيت الدراسة حدوث انخفاض في حدة اضطراب الانتباه لدي ذوي الإعاقة السمعية .

بينما تعرضت دراسة " إلدك" (١٩٩٤) .Eldik T.V لعرض من أعراض اضطراب الانتباه المصحوب بالنشاط الحركي الزائد وهو النشاط الحركي الزائد من خلال التعرض للمشكلات السلوكية لدي الأطفال الهولنديين ذوي الإعاقة السمعية ، وتكونت عينة الدراسة من (٤٤) طفلاً وتم استبعاد ثلاثة أطفال لكونهم غير هولنديين ولكونهم يعانون من مرض عقلي بالإضافة لإعاقتهم السمعية ليصبح عدد أفراد الدراسة النهائي (٤١) بالإضافة إلي (٤٥٤) طفلاً من عادي السمع وتتراوح أعمار عينة الدراسة ما بين (٦-١١) عاماً ،

وتم استخدام قوائم تقدير السلوك لتحليل وتجميع البيانات كأداة من إعداد: اشينباخ ، وقد أظهرت نتائج الدراسة أن الأطفال ذوي الإعاقة السمعية أكثر معاناة من المشكلات السلوكية وفي مقدمتها النشاط الحركي الزائد مقارنة بالأطفال عادي السمع ، وكذلك فإن الأطفال ذوي الإعاقة السمعية الأصغر سناً ظهر لديهم النشاط الحركي الزائد بصورة (بنسبة) أكثر من الأطفال ذوي الإعاقة السمكة الأكبر سناً.

وقامت دراسة " آن تمسون وليسلي بيتا" (١٩٩٦) Thomson , A.& Bethea, L.بخفض حدة اضطراب الانتباه المصحوب بالنشاط الحركي الزائد بواسطة استخدام برنامج سلوكي يعتمد علي فنية الاسترخاء والاشتراك في مجموعات عمل البرنامج مدة ثلاثة أشهر بواقع جلستين أسبوعياً في المدرسة ممن تتراوح أعمارهم ما بين (٩-١٠) أعوام وتكونت أدوات لدراسة من بطاقة ملاحظة السلوك من قبل المعلم وأولياء الأمور لتشخيص ذوي اضطراب الانتباه المصحوب بالنشاط الحركي الزائد بالإضافة للبرنامج العلاجي التدريبي وأسفرت نتائج الدراسة عن انخفاض حدة اضطراب الانتباه المصحوب بالنشاط الحركي الزائد لدى أفراد عينة الدراسة.

إلا أن دراسة " هـودج وبريسـتون- سـابين" Hodge, B. M& Preston- Sabin, J. (١٩٩٧) تناولـت فعالية برنامج سلوكي اجتماعي في علاج (خفض حدة) اضطراب الانتبـاه عـن طريـق حـل مشـاكل الانتبـاه والتركيز علي صعوبات التذكر لدي عينة الدراسة المكونة من (٧) تلاميذ من ذوي الإعاقـة السـمعية ممـن تتراوح أعمارهم ما بين (١١-١٣) عاماً وتكونت أدوات الدراسة من اختبار للانتباه والتذكر إعداد : الباحـث والبرنامج العلاجي السلوكي والذي قام بالتركيز علي الجانب المدرسي بالإضافة للاجتماعي وتم خلال التعرض لعدد من المواقف الاجتماعية والمدرسية والتي تتطلب التركيز والانتباه وتنشيط الـذاكرة وتمخضـت نتـائج الدراسة عن حدوث تقدم إيجابي في عملية الانتباه والتركيز والذاكرة لدي عينة الدراسة.

وكذلك اتفقت دراسة " تومسون وآخرين"(١٩٩٧).Thompson , A. ,R. et al مع الدراسة السـابقة في استخدام برنامج تدريبي تعليمي من قبل المعلم في علاج (خفض حدة) اضـطراب الانتبـاه لـدي عينـة من ذوي الإعاقة السمعية مكونة من (٦) تلاميذ ممن تتراوح أعمارهم ما بين (١١-١٢) عاماً ، واستخدمت أدوات الدراسة بطاقة ملاحظة السلوك من قبل المعلم والبرنامج التدريبي التعليمي مـن قبـل المعلـم مـن خلال الشرح المفسر لصور نقص الانتباه والتي تؤدي لاضطراب الانتباه في الفصـل الـدراسي وفنـاء المدرسـة والمكتبة بالتعرض لمواقف تعليمية انتباهية ، وقد أسفرت الدراسة عن حدوث تحسن لعملية الانتباه لدي هؤلاء التلاميذ .

في حين أن دراسة " جريح وآخرين" (Grege P. et al.١٩٩٧ هدفت تقديم برنامج معرفي تـدريبي لعلاج (خفض حدة) اضطراب الانتباه المصحوب بالنشاط الحركي الزائد لـدي عينـة الدراسـة المكونـة مـن (١٠) أطفال من ذوي الإعاقة السمعية ممن تتراوح أعمارهم ما بين (٨-١٠) أعوام وتم من خلال البرنـامج التعرف علي الاحتياجات التربوية لدي أفراد عينة الدراسة وذلك لفحص الجانب الانفعالي لـديهم بواسـطة اختبار للجانب الانفعالي، وبطاقة ملاحظة السلوك مـن قبـل المعلـم بالإضـافة للبرنـامج المعـرفي التـدريبي والذي تم من خـلال التركيـز عـلي مفهـوم الـذات والتعـرض للطمـوح الأكـاديمي لـديهم ، وتـم الاسـتعانة بالمعلمين كوسائط في البرنامج العرفي التـدريبي والـذي تـم تطبيقـه عـلي فصـول الـدمج للتلاميـذ ضـعاف السمع في فصول الدمج مع عادي السمع ، وأكـدت نتـائج الدراسـة عـلي خفـض حـدة اضـطراب الانتبـاه المصحوب بالنشاط الحركي الزائد لدي أفراد عينة الدراسة.

أما دراسة " بيرجستلر" Burgstahler, S., I. (١٩٩٧) فقد قامت بتطبيق برنامج تـدريبي انتبـاهي لعلاج (خفض حـدة)اضـطراب الانتبـاه لـدي ذوي الإعاقـة السـمعية يعتمـد عـلي تقـديم المعلـم للمـواد التعليمية بصورة انتباهية لدي عينة الدراسة المكونة من (١٨) تلميذاً وتلميذه من ذوي الإعاقة السـمعية في المرحلة العمرية ما بين (٩-١٣) عاماً ، وتكونت أدوات الدراسة من بطاقـة ملاحظـة السـلوك مـن قبـل المعلم وتطبيق دراسة الحالة علي عدد: حالتان فقط من ذوي اضـطراب الانتبـاه الإيجـابي والسـلبي لهـذه المواقف ، وقد توصلت

الدراسة إلي حدوث انخفاض في حدة اضطراب الانتباه لدي التلاميذ ذوي الإعاقة السمعية.

واتفقت دراسة " ستيفانيش " (١٩٩٨) Stefanich , G. ,P. مع الدراسة السابقة في تناولها لعلاج (خفض حدة) اضطراب الانتباه المصحوب بالنشاط الحركي الزائد لدي عينة من الأطفال ذوي الإعاقة السمعية مكونة من (٢٨) من تلاميذ المدرسة الأولية الذين يتراوح لأعمارهم ما بين (١٧-١١) عاماً ، وتم استخدام بطاقة ملاحظة السلوك من قبل المعلمين لتحديد مضطربي الانتباه وكذلك البرنامج العلاجي القائم علي استخدام إستراتيجية : التعليم المتدرج ، والتعليم بالملاحظة والتعليم المرحلي والإرشادي ، والتعليم بالاكتشاف وذلك من خلال استخدام المعلمين كوسائط لعرض البرنامج العلاجي التدريبي علي التلاميذ ، وأشارت نتائج الدراسة إلي حدوث انخفاض في حدة اضطراب الانتباه المصحوب بالنشاط الحركي الزائد لدي عينة الدراسة .

أما دراسة " ويلارد- هولت" (١٩٩٩) Willard- Holt, C. والتي تهدف لخفض حدة الانتباه المصحوب بالنشاط الحركي الزائد لدي ذوي الإعاقة السمعية الموهوبين ، وتكونت عينة الدراسة من (٩) طلاب موهوبين من ذوي الإعاقة السمعية الموهوبين في عمر يتراوح ما بين (١٤-١٦) عاماً ، وتمثلت أدوات الدراسة في : بطاقة ملاحظة السلوك من قبل المعلمين وبيانات التقويم الدراسي (الشهري) واستمارة القدرات الخاصة المصورة (للموهوبين) واختبار للذكاء ، بالإضافة للبرنامج الذي تم استخدام فنيات تعليمية (تدريسية) به من قبل المعلم مركزة للانتباه : كالتعليم المركز والتعليم التكراري ، وقد أسفرت الدراسة عن فعالية استخدام المعلم للفنيات التعليمية (التدريسية) الممثلة للبرنامج في خفض اضطراب الانتباه المصحوب بالنشاط الحركي الزائد لدي أفراد عينة الدراسة .

إلا أن دراسة " جمال عطية فايد " (٢٠٠١) تناولت فاعلية استخدام رسوم الأطفال في تشخيص وخفض حدة الاندفاعية من خلال تنمية التروي لدى عينة من الأطفال ذوى الإعاقة السمعية مكونة من(٨٥) تلميذا وتلميذة من مدرسة الأمل للصم وضعاف السمع

بمدينة المنصورة بمحافظة الدقهلية ثم اشتقاق عينتين فرعيتين من تلك العينة الأولية قوام كل منها (٢٠) تلميذا وتلميذة ، إذ تم عليها تطبيق اختبار رسم الرجل واستخدام قوائم تقدير المشكلات السلوكية الصورة الخاصة بالمعلم و أسفرت النتائج عن أن الأطفال ذوي الإعاقة السمعية المندفعين تظهر في رسوماتهما للشخص عدم ترابط بين التفاصيل الدقيقة في رسم الرجل فضلا عن الانتقال سريعا من رسم الرأس مثلا إلى الذراع أو الأرجل دون ظهور التفاصيل الدقيقة للجزء المرسوم.

وقد قدم " ويلارد- هولت" (٢٠٠٢) .Willard- Holt, C دراسة مرة أخرى تناولت فعالية برنامج علاجي باستخدام إستراتيجية التعليمات لخفض حدة بعض صعوبات التعلم ومنه اضطراب الانتباه المصحوب بالنشاط الحركي الزائد لدى عينة من الطلاب المراهقين ذوى الإعاقة السمعية الموهوبين وغير الموهوبين ، والذين تتراوح أعمارهم ما بين (١٢- ١٥) عاماً ، وتم تطبيق اختبار لاضطراب الانتباه المصحوب بالنشاط الحركي الزائد ، واستمارة ملاحظة للتعرف على الطلاب الموهوبين والقائم على : التفكير المجرد والإبداع ، والقدرة على حل المشكلات ، والبرنامج العلاجي والذي يعتمد على استخدام إستراتيجية التعليمات لمدى طويل ، و توصلت نتائج الدراسة عن فعالية البرنامج العلاجي في خفض حد ة اضطراب الانتباه المصحوب بالنشاط الحركي الزائد لدى عينة الدراسة من ذوي الإعاقة السمعية الموهوبين فقط .

الفصل الثالث

الدمج الأسرى

للأطفال ذوى الإعاقة السمعية من ذوى اضطراب الانتباه

المصحوب بالنشاط الزائد

" الواقع والمأمول "

مقدمـــة :

يمثل اضطراب الانتباه المصحوب بالنشاط الزائد مشكلة بالنسبة للأطفال العاديين وللمحيطين بهم ؛إذ يعد ذلك الاضطراب بمثابة تحد كبير للآباء حيث يأتي هؤلاء الأطفال بسلوكيات لا تتلائم مع البيئة التي يعيشون فيها الأمر الذي قد يكون له تأثير سلبي على أبائهم وأقرانهم ومدرسيهم كمرجع لعدم قدرتهم على التحكم في سلوكياتهم (محمد السيد, منى خليفه ٢٠٠٢) . حيث أن المشكلات السلوكية التي تلازم اضطراب الانتباه يزداد عددها ومستوى حدتها بين الأطفال ذوى الاحتياجات الخاصة أكثر من أقرانهم العاديين (Fee, et al. :١٩٩٣) .

مفهوم الدمج الأسرى :

يمثل الدمج إحدى الطرق الحديثة التي يم من خلالها تقديم أفضل الخدمات التربوية التي يحتاجها الصم والتي تتوفر في اقل البيئات التعليمية تقيداً ألا وهو المنزل، ويشير الدمج الأسرى للأطفال ذوى الإعاقة السمعية من ذوى اضطراب الانتباه المصحوب بالنشاط الزائد اى أن يتم التعامل معهم بطريقة تربوية عادية وأسلوب طبيعي منذ اكتشاف إعاقتهم مثل اقرأنهم الأسوياء بقدر الإمكان وتحقيق هذا الدمج في مجال السكن والعلاقات التفاعلية مع جميع الأبناء. ويهدف هذا النوع من الدمج إلى توفير الفرص المناسبة للتفاعل الاجتماعي والحياة الاجتماعية الطبيعية بين الأفراد العاديين وغير العاديين في الأسرة الواحدة.

وللوالدين أهمية كبرى في حياة الطفل ، فهما المحيط الأول الـذي يكسبه الخبرات ويحـدد شخصيته وتطلعاته المستقبلية ، ولذا يعد الوالدان حجر الزاوية في عمليـة التنشـئة الاجتماعيـة مـن حيـث كـونهما أنموذجاً يتعلم من خلاله الأبناء ويتأثرون بهم ، ويؤثران فيهم، ومن ثم تعتبر

الأسرة – بلا منازع – الجماعة الاجتماعية الأولي التي تكسب النشء الخصائص الاجتماعية الأساسية ، أي إنها القناة الرئيسية للتنشئة الاجتماعية .

ومن ثم فإن الإعاقة السمعية تسبب للمعاق معاناة أكثر من غيرها ، وتلك التي يولد بها الطفل من أشد الإعاقات تأثيراً علي الفرد مستقبلاً ، فالسمع هو الطريق الأساسي لتعلم اللغة والاتصال بالآخرين ، وهو بالتالي يعيق التفاعل الاجتماعي والتعلم والإنتاج الفكري والمعرفي والتكامل مع المعلومات ، والاستخدام الكامل لقدرات الفرد العقلية والإبداعية.

ولذا فإن الخبرات الأسرية التي يتعرض لها الطفل في السنوات الأولي من عمره تؤثر تأثيراً مهماً في نموه النفسي، بالمساهمة في ارتقاء الوظائف النفسية لديه ، فالأسرة تقوم بدور بالغ الأهمية في إنماء مجموعة المظاهر السلوكية التي تكون طبيعة الطفل البشري.

كما أن كثيراً مما يتعلمه الطفل يحدث في البيت ، نظراً للتأثير الأكبر علي نموه من قبل الوالدين إذ إنهما المعلم الأول الأساسي للطفل ، وقد أشار " هينترمير " (٢٠٠٠) Hintermair ,M. إلى وجود علاقة ارتباطية موجبة بين التقبل الوالدى والثقة بالنفس والإحساس بالكفاءة الاجتماعية لدى الأبناء ذوى الإعاقة السمعية .....الأمر الذي يجعل الأبناء قادرين على التفاعل التواصلي مع الغير بكفاءة عالية النسبة .

وتتباين وجهات النظر لدي علماء النفس في تفسيراتهم للدور الوالدي الذي يسهم في بناء شخصية الاطفال ذوى الإعاقة السمعية ، ولذا يشير فاروق صادق (٢٠٠٠) إلى أن وجود طفل من ذوى الاحتياجات الخاصة في الأسرة قد يؤثر على دورة حياة الأسرة إذ يتم ذلك في اتجاهين: **الأول:** تباطؤ نمو الطفل الذي لديه احتياجات خاصة بمقارنته بإخوته العاديين، **والثاني :** تأثر أعضاء الأسرة الآخرين ونقصان الاهتمام بهم كمرجع للرعاية المضاعفة لذلك الطفل، والطفل ذى الإعاقة السمعية في حاجة إلى الشعور بأنه مرغوب فيه، وأن والديه يقدمان له يد المساعدة والتشجيع ، بل ويوجهانه نحو النجاح في الدراسة وفي علاقاته بالآخرين ، وأنهما يحبان التواجد معه واصطحابه ومشاركته أفراحه وأحزانه،

وأنهما يخافان عليه دون قلق أو لهفة ، ويفخران بأعماله الحسنة ، ولذلك يشعر هذا الطفل بالحنان والدفء الأسري.

ومن ثم ترتبط الاتصالات الأسرية الفعالة إيجابيا بتقدير الذات والتوافق الاجتماعي لدى الأطفال الصم ،إذ إن آثار التنشئة في سن ما قبل المدرسة تبقى وتتأصل خلال الحياة المدرسية ، ومن ثم فإن العناية بالتكوين النفسي وتقبل الإعاقة لديه مع إتاحة الفرصة له للنمو والتواصل والتفاعل مع أفراد الأسرة في مواقف عادية ، تصقله وتساعده على نمو شخصيته.

وقد لوحظ أن الأطفال ذوي الإعاقة السمعية يستطيعون إدراك اتجاهات والديهم نحوهم عن طريق تبادل المشاعر والحركات والإشارات المستنبطة، والتي تظهر للطفل من خلال مشاعر الخوف والغضب والرفض واليأس والتبرير والألم النفسي، الذي يعانيه الوالدان كنتيجة لإعاقة طفلهما.

كما أن تحديد الأبناء لمستوى طموحهم يتم تبعاً للنشاط الاجتماعي لهؤلاء الأفراد وعلاقاتهم بالآخرين ، فالآباء الذين يضعون ضوابط معتدلة على أبنائهم ، وفي نفس الوقت يعطونهم الفرص المتزايدة بصورة تدريجية للاستقلال والتي عادة ما يسهمون بصورة فعالة في تدعيم ثقة الأبناء بأنفسهم وضبط ذواتهم، والقدرة على الاعتماد على أنفسهم ، وعلى العكس فإن الآباء الذين يحكمون بصورة تتسم بالصرامة والجمود عادة ما نجدهم يميلون إلى الإضعاف التدريجي من ثقة أبنائهم ، وقدرتهم على الاستقلال. تعتبر عملية تثقيف وتوعية المجتمع بفئة ذوي الاحتياجات الخاصة ومتطلبات دمجهم في المجتمع من المهمات التي تسعى لتحقيقها المؤسسات العاملة في هذا المجال، حيث قطعت شوطاً كبيراً في هذا الاتجاه وتأتي هذه الدراسة ، في إطار توعية المجتمع بأهمية دمج هذه الفئة وقد جاءت الدراسة بعنوان دمج ذوي الاحتياجات الخاصة في المجتمع ، حيث تستعرض مفهوم الدمج وأهدافه وأهميته إلي جانب أنواعه وأشكاله وما هي مبرراته والمتطلبات التي يجب تحقيقها قبل الدمج وكذلك ما هي الاحتياجات التي تتطلبها عمليه الدمج.

ويعني الـدمج التكامـل الاجتماعـي والتعليمـي للأطفـال ذوي الاحتياجـات الخاصـة والأطفـال العاديين في الفصول العادية ولجزء من اليوم الدراسي علي الأقل، حيث يرتبط هذا التعريـف بشرطين لابـد من تـوافر هـما وهـما وجـود الطالـب في الصف العـادي لجزء مـن اليـوم الـدراسي إلي جانب الاختلاط الاجتماعـي المتكامـل والذي يتطلب أن يكون هناك تكامل وتخطيط تربوي مستمر.

أما مفهوم الدمج فهو في جوهره مفهوم اجتماعي أخلاقي نابع مـن حركـة حقـوق الإنسـان ضـد التصـنيف والعـزل لأي فـرد بسـبب إعاقتـه إلى جانب تزايـد الاتجاهـات المجتمعيـة نحو رفض الوصـمة الاجتماعية للأشخاص ذوي الاحتياجات الخاصة، فسياسة الدمج هي التطبيق التربوي للمبدأ العام الـذي يوجه خدمات التربية وهو التطبيع نحو العادية في أقل البيئات قيوداً.

إن سياسة الدمج تقوم علي ثلاثة افتراضات أساسية تتمثل في أنها تـوفر بشكل تلقـائي خـبرات التفاعل بين ذوي الاحتياجات الخاصة وأقرانهم العاديين وتؤدي إلى زيـادة فرص التقبـل الاجتماعـي لـذوي الاحتياجات مـن قبل العاديين كما تتيح فرصاً كافية لنمذجة أشكال السلوك الصادرة عن أقرانهم العـاديين، لذا فان سياسة الدمج هي الطريقة المثلي للتعامل مع ذوي الاحتياجات الخاصة.

ويمثل الدمج الأسري إتاحة الفرص للأطفال ذوي الإعاقة السمعية مـن ذوي اضطراب الانتباه المصحوب بالنشاط الزائد للانخراط في نظام التعليم الخـاص كإجراء للتأكيـد علـى مبـدأ تكافؤ الفرص في التعليم و يهدف إلى الدمج بشكل عام إلى مواجهة الاحتياجات التربوية الخاصة للطفل المعوق ضمن إطار المدرسة العادية ووفقا لأساليب ومناهج ووسائل دراسية تعليمية ويشرف علـى تقديمهـا جهـاز تعليمـي متخصص إضافة إلى كادر التعليم في المدرسة العامة.

أنواع الدمج المتعارف عليها :

أولا : الدمج المكاني :

وهو اشتراك مؤسسه التربية الخاصة مع مدارس التربية العامة بالبناء المدرسي فقط ينما تكون لكل مدرسه خططها الدراسية الخاصة وأساليب تدريب وهيئه تعليمية خاصة بها وممكن أن تكون الإدارة موحده.

ثانيا : الدمج التعليمي (التربوي) :

إشراك الطلاب المعوقين مع الطلاب العاديين في مدرسة واحدة تشرف عليها نفس الهيئة التعليمية وضمن البرنامج المدرسي مع وجود اختلاف في المناهج المعتمدة في بعض الأحيان .يتضمن البرنامج التعليمي صف عادي وصف خاص وغرفة مصادر.

ثالثا : الدمج الاجتماعي:

ويشير إلى التحاق الأطفال المعوقين بالصفوف العامة بالانشطة المدرسية المختلفة كالرحلات والرياضة وحصص الفن والموسيقى والأنشطة الاجتماعية الأخرى، وهو ابسط أنواع وأشكال الدمج حيث لا يشارك الطالب ذوى الاحتياجات الخاصة نظيره العادي في الدراسة داخل الفصول الدراسية وإنما يقتصر على دمجه في الأنشطة التربوية المختلفة مثل التربية الرياضية والتربية الفنية وأوقات الفسحة والجماعات المدرسية والرحلات والمعسكرات وغيرها.

رابعا: الدمج المجتمعي:

ويشير لإعطاء الفرص لذوى الاحتياجات الخاصة للاندماج في مختلف أنشطة وفعاليات المجتمع وتسهيل مهمتهم في أن بكونا أعضاء فاعلين ويضمن لهم حق العمل باستقلاليه وحرية التنقل والتمتع بكل ما هو متاح في المجتمع من خدمات.

خامسا : الدمج الجزئي:

ويقصد به دمج الطالب ذوى الاحتياجات الخاصة في ماده دراسية أو أكثر مع اقرأنه من العادين داخل فصول الدراسة العادية.

أهداف الدمج:

١- إتاحة الفرص لجميع الأطفال المعوقين للتعليم المتكافئ والمتساوي مع غيرهم من الأطفال العاديين .

٢- إتاحة الفرصة للأطفال ذوى الاحتياجات الخاصة للانخراط في الحياة العادية والتفاعل مع الآخرين بايجابية .

٣- إتاحة الفرصة للأطفال العاديين للتعرف على الأطفال ذوى الاحتياجات الخاصة عن قرب وتقدير مشاكلهم ومساعدتهم على مواجهة متطلبات الحياة.

٤- خدمة الأطفال المعوقين في بيئتهم المحلية والتخفيف من صعوبة انتقالهم إلى مؤسسات ومراكز بعيده عن بيتهم وخارج أسرهم وينطبق هذا بشكل خاص على الأطفال من المناطق الريفية والبعيدة عن مؤسسات ومراكز التربية الخاصة.

٥- استيعاب اكبر نسبه ممكنه من الأطفال ذوى الاحتياجات الخاصة الذين لاتتوفر لديهم فرص للتعليم.

٦- تعديل اتجاهات أفراد المجتمع وبالذات العاملين في المدارس العامة من مدراء ومدرسين وأولياء الأمور.

٧- التقليل من الكلفة العالية لمراكز التربية الخاصة.

٨- تنمية دافعية الأطفال ذوى الاحتياجات الخاصة نحو التعليم ونحو تكوين علاقات اجتماعية سليمة مع الغير وتعديل اتجاهات الأسرة وأفراد المجتمع.

الدمج الأسرى منذ اكتشاف إعاقة الطفل:

تنحو النظرة الإنسانية من قبل الوالدين عند اكتشافهما صمم طفلهما ذو اضطراب الانتباه المصحوب بالنشاط الزائد من خلال التأكيد على أهمية تجاوز مرحلة **التباينات المتغايرة** في ردود أفعالهم عند اكتشاف إعاقة طفلهما ؛ إذ " تعتبر الأسرة - بلا منازع - الجماعة الاجتماعية الأولي التي تكسب النشء الخصائص الاجتماعية الأساسية،أي أنها القناة الرئيسية للتنشئة الاجتماعية " .

ولذا فإن الخبرات الأسرية التي يتعرض لها الطفل في السنوات الأولي من عمره قد تؤثر تأثيراً مهما في نموه النفسي، وذلك من خلال المساهمة في ارتقاء الوظائف النفسية لديه، فالأسرة تقوم بدور بالغ الأهمية في إنماء مجموعة المظاهر السلوكية التي تكون طبيعية الطفل البشري. ونظراً للدور المحوري الذي يلعبه كل من الأم والأب في تفاعلهما مع طفلهما ذي الإعاقة السمعية سوف نلقى الضوء على التفاعلية الوالدية مع الطفل ذي الإعاقة السمعية من خال التالي :

أولاً: الدور التفاعلي للأم مع طفلها ذا الإعاقة السمعية من ذوى اضطراب الانتباه المصحوب بالنشاط الزائد :

وتلعب الأم الدور المهم في عمليه تنشئة طفلها ، فأول غذاء يحصل عليه الطفل من الأم ، وهي التي تسهر علي رعايته وحمايته والاعتناء به ، وتوفير المأكل الصحي والملبس النظيف والنوم الهادئ بين جنبات ذراعيها، ولذلك فإنه يعتمد عليها كلياً لإشباع حاجاته العضوية والنفسية سواء في السنوات الأولي لميلاده ، أو في السنوات اللاحقة من مرحله الطفولة .

ويحدد كل من " كابلان وماسون " Kaplan & Mason أربع مهام أساسية لإرساء الأساس المناسب لعلاقة صحيحة بين الأم وطفلها ذي الإعاقة السمعية والتي تتمثل في:

المهمة الأولى :

وتحدث عموماً وقت الولادة، وتتمثل في التحضير لاحتماليه فقدان الأم لطفلها، فقد تنسحب الأم تبعاً لذلك مع إحساسها بالآسي المرتبط بالتوقعات ، وتأمل أن يعيش طفلها ولكنها تعد نفسها لاحتماليه وفاته .

المهمة الثانية :

وتتضمن اعتراف الأم ومواجهتها لإخفاقها الولادي المتمثل في عدم إنجاب طفل عادي .

المهمة الثالثة :

وتشمل عمليه بناء علاقة مع الطفل الذي تم إنجابه ، وتبدأ الأم في إعداد نفسها للاستمرار في بناء العلاقة العاطفية مع طفلها .

المهمة الرابعة :

وتتناول فهم الأم لأوجه الاختلاف بين طفلها والأطفال الآخرين من حيث حاجاته الخاصة وأنماط النمو لديه .

ثانياً: الدور التفاعلي للأب مع طفله ذي الإعاقة السمعية من ذوى اضطراب الانتباه المصحوب بالنشاط الزائد :

إن مشاركة الأب في الأسرة تساعد الطفل علي ترك الاعتمادية الكاملة علي الأم، وينظر إلى الأب علي أنه ممثل للعالم الخارجي ، ومصدر لتوسيع آفاق الطفل ونقل الشعور بالنظام الاجتماعي ، ومن ثم فإن حرمان الطفل من وجود الأب في المنزل يعني فقدان الأسرة للمصدر المادي المهم والنمط التوجيهي الدقيق ، والاتصال النفسي ، ولذا فانه قد يمثل معيارا لتحقيق استقرار شخصي ونفسي للطفل ذي الإعاقة السمعية نتيجة للفقدان السمعي للطفل فقد نجد الأب في حيرة من آمرة ومرجع ذلك لإحساسه بالألم النفسي، والأب إزاء ذلك الإحساس يواجه صراعات قد تؤثر علي قبوله لطفله ، فهو قد يشعر بالذنب وقد

يخاف من أن الظروف المحيطة بالولادة ستنعكس علي رجولته ، وقد ينخفض مستوي تقديره لذاته بسبب الطفل الذي أنجب ، وغالباً لا يجد الأب أحد يعول عليه للتعبير عن انفعالاته .

العلاقة بين الزوجين في ظل وجود طفل متعدد الإعاقات :

إن وجود طفل متعدد الإعاقات يسبب توترا مستمرا ومزمنا في حياة الزوجين، ويؤثر هذا التوتر سلبا في كثير من الأحيان على اتزانهما وقدرتهما على التكيف مع التحديات مما يسبب لهما شعورا بالكآبة والأسى المزمن، إذا كانت العلاقة بين الزوجين ليست قوية بما فيه الكفاية فإن وجود هذا الضغط قد يؤدي إلى إضعاف هذه العلاقة أكثر وفي حالات قليلة يؤدي إلى تقويتها.

كما إن وجود الخلاف بين الزوجين يؤدي إلى تباين في الآراء عند تقدير حاجات الطفل المعاق وحاجة أخوانه أو عند اتخاذ قرار مصيري يهم الطفل أو الأسرة بشكل عام مما ينعكس سلبا على الأطفال وخاصة الطفل المعاق لحاجته الشديدة للمساندة والتعاضد من الأبوين،لذلك فإن عائلات المعاقين في حاجة ماسة إلى المساندة وعلى مدى طويل والمساندة الممكنة تأتي من خلال ترتيب لقاءات منظمة مع عائلات أخرى لديها إعاقات وظروف متشابهة لتبادل المعلومات والخبرات الشخصية ومساندة كل منها الأخرى، كما أن ترتيب هذه اللقاءات ملقي على عاتق الجمعيات غير الحكومية التي تعتني وتهتم بمشاكل الإعاقة.

وقد تلجأ بعض الأسر إلى مقارنة حاجة الطفل بحاجة أخوانه وهي بالتأكيد ليست متشابهة مما يجعلها في حيرة وتذبذب في المعاملة,, هنالك نقطة مهمة وهي الاختلاف في تطبيق النظام على المعاقين وأشقائهم من حيث الحقوق والواجبات والضوابط حيث يميل الوالدين إلى عدم ردع الطفل المعاق عندما لا يحسن التصرف.

مشاكل متابعة الطفل متعدد الإعاقات:

في كثير من الأحيان تفقد الأم وقتا كبيرا في توصيل ابنها المعاق إلى المستشفى أو العيادة أو مركز التأهيل، مما يؤثر سلبا على علاقاتها مع زوجها وأولادها وإذا كانت الأم عاملة فإن المشكلة تصبح اكبر حيث أن ذلك يستلزم تكرار غيابها عن العمل.

صعوبة التعامل مع المؤثرات الطارئة :

إن قدرة الأسرة على التعامل مع المؤثرات الطارئة في حياتها تصبح أكثر صعوبة في ظل وجود طفل معاق.

الأجازات والترفيه :

إن تخطيط الأجازات وما يتعلق بأمور الترفيه والراحة لكل أفراد الأسرة يحتاج إلى إعادة نظر في ظل طفل معاق مما يسبب إرباكا كبيرا للأسرة بمجموع أفرادها.

الأمور المالية:

إن الزيادة في تكاليف العناية بالمعاق وتوفير احتياجاته المادية، إضافة إلى تكلفة العلاج والتأهيل قد لا يكون في مقدور الأسرة توفير جميع تلك المستلزمات ومتطلباتها لطفلها المعاق، الأمر الذي يسبب ضغطا أضافيا ومضاعفات عليها.

دور الأسرة والمجتمع في علاج الطفل ذي الإعاقة السمعية من ذوى اضطرب الانتباه المصحوب بالنشاط الزائد :

يتسم طفل هذا الاضطراب بأنه لا يستجيب لكل ما يحدث حوله حتى لو كان خارج المنزل ، في الحديقة مثلا ، كما إن حفيف الأشجار أو صوت أخ أو أخت كفيلان أن يشتتا

انتباهه ، فيترك دراسته ليلعب بإحدى لعبه وفي أثناء عودته للدراسة يداعب أخاه الصغير ، ولا يبقى فترة كافية لإنهاء واجباته .

شكل (١)

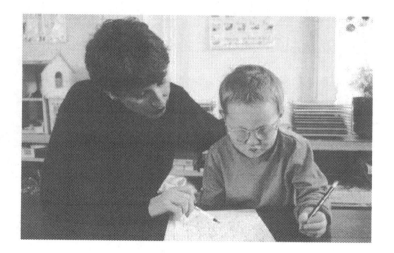

نمط للدمج الصفي المدرسي

وتبدو مشكلة فترة الانتباه القصير، أنها صعبة الحل ولكن هناك أراء ترى أن هناك أشياء كثيرة يمكنك للام القيام بها لمساعدة طفلك وتحسين تركيزه منها :

١- التشاور والتباحث مع المدرس

إذا كانت هذه المشكلة تحدث مع طفلك فقط في المدرسة فقد يكون هناك مشكلة مع المدرس في أسلوب شرحه للدرس ، وفي هذه الحالة لابد من مقابلة المدرس ومشاورته ومناقشة المشكلة والحلول الممكنة .

٢- مراقبة الضغوطات داخل المنزل

إذا كانت هذه المشكلة تحدث مع طفلك في المنزل فقد يكون ذلك رد فعل لضغوط معينه في المنزل ، فإذا لاحظنا تشتت الانتباه أو النشاط الزائد أو الاندفاع " التهور"لدى طفلك وأنت تمر بظروف انفصال أو طلاق أو أحوال غير مستقرة ، فان هذا السلوك قد يكون مؤقتاً ، ويقترح الأخصائيون هنا زيادة الوقت الذي تقضيه مع الطفل حتى تزيد فرصته في التعبير عن مشاعره.

٣- فحص حاسة السمع :

إذا كان طفلك قليل الانتباه وسهل التشتت ولكن غير مندفع أو كثير الحركة ، فعليك فحص حاسة السمع عنده للتأكد من سلامته وعدم وجود أي مشكلات به وبعمليات الاستماع ، ففي بعض الأحيان رغم أنه يسمع جيدا يحتمل أن المعلومات لاتصل كلها بشكل تام للمخ .

٤- زيادة التسلية والترفيه

يجب أن تحتوي أنشطة الطفل على الحركة والإبداع ، والتنوع ، والألوان والتماس الجسدي والإثارة فمثلا عند مساعدة الطفل في هجاء الكلمات يمكن للطفل كتابة الكلمات على بطاقات بقلم ألوان وهذه البطاقات تستخدم للتكرار والمراجعة والتدريب .

٥- تغيير مكان الطفل :

إن الطفل الذي يتشتت انتباهه بسرعة يستطيع التركيز أكثر في الواجبات ولفترات أطول إذا كان كرسي المكتب يواجه حائطاً بدلاً من حجرة مفتوحة أو شباك .

٦- تركيز انتباه الطفل

اقطع قطعة كبيره من الورق المقوى على شكل صورة ما وضعها على مساحة أو منطقة تركيز الانتباه أمام مكتب الطفل واطلب منه التركيز والنظر داخل الإطار وذلك أثناء عمل الواجبات وهذا يساعده على زيادة التركيز .

٧- الاتصال البصري :

لتحسين التواصل مع طفلك قليل الانتباه عليك دائماً بالاتصال البصري معه قبل الحديث والكلام.

٨- ابتعد عن الأسئلة المملة

تعود على استخدام الجمل والعبارات بدلاً من الأسئلة فالأوامر البسيطة القصيرة أسهل على الطفل في التنفيذ .... فلا تقل للطفل :(ألا تستطيع أن تجد كتابك ؟) فبدلاً من ذلك قـل لـه : (اذهـب واحضر كتابك الآن وعد قل له أرني ذلك).

٩- حدد كلامك جيداً:

يجب دائماً أعطاء تعليمات إيجابية لطفلك فبدلاً من أن تقول لا تفعل كذا ، اخبره أن يفعل كذا وكذا ، فلا تقل (ابعد قدك عن الكرسي) وبدلاً من ذلك قل له (ضع قدمك على الأرض) وإلا سوف يبعد الطفل قدميه عن الكرسي ويقوم بعمل آخر كأن يضع قدميه على المكتبة.

١٠- إعداد قائمة الواجبات :

عليك إعداد قائمة بالأعمال والواجبات التي يجب على الطفل أن يقوم بها ووضع علامـة (صح) أمام كل عمل يكمله الطفل وبهذا لا تكرر نفسك وتعمل هذه القائمة كمفكرة ، والأعـمال التـي لا تكتمـل أخبر الطفل أن يتعرف عليها في القائمة.

١١- تقدير وتحفيز الطفل على المحاولة :

كن صبوراً مع طفلك قليل الانتباه فقد يكون يبذل أقصى ما في وسعه فكثيراً من الأطفال لـديهم صعوبة في البدء بعمل ما والاستمرار به .

١٢- حدد اتجاهك جيداً :

خبراء نمو الأطفال ينصحون دائما بتجاهل الطفل عندما يقوم بسلوك غير مرغوب فيه ، ومع تكرار ذلك سيتوقف الطفل عن ذلك لأنه لا يلقى أي انتباه لذلك والمهم هو إعارة الطفل كل انتباه عندما يتوقف عن السلوك الغير مرغوب ويبدأ في السلوك الجيد .

١٣- ضع نظاماً محددا والتزم به :

التزم بالأعمال والمواعيد الموضوعة ، فالأطفال الذين يعانون من مشكلات الانتباه يستفيدون غالباً من الأعمال المواظب عليها والمنظمة كأداء الواجبات ومشاهدة التلفاز وتناول الأكل وغيره ويوصى بتقليل فترات الانقطاع والتوقف حتى لا يشعر الطفل بتغيير الجدول أو النظام وعدم ثباته .

١٤- أعط الطفل فرصة للتنفيس :

لكي يبقى طفلك مستمراً في عمله فترة أطول يقترح الخبراء السماح بالطفل ببعض الحركة أثناء العمل .. فمثلاً: أن يعطى كرة أسفنجية من الخيط الملون أو المطاط يلعب بها أثناء عمله .

١٥- التقليل من السكر

كثير من الأبحاث لا تحذر من السكر كثراً ولكن يرى بعض المختصين أنه يجب على الآباء تقليل كمية السكر التي يتناولها الطفل فبعد تشخيص ما يقرب من ١٤٠٠ طفل وجد حوالي ثلث الأطفال يتدهور سلوكهم بشكل واضح عند تناولهم الأطعمة مرتفعه السكريات ، وأثبتت بعض البحوث أيضا أن الطعام الغني بالبروتين يمكن أن يبطل مفعول السكر لدى الأطفال الحساسين له .. لذلك إذا كان طفلك يتناول طعاما يحتوي على السكر فقدم له مصدر بروتين كاللبن ،أو البيض ، والجبن ..

أنماط الدمج الأسرى :

وعن دور الأسرة مع الطفل ذي الاحتياجات الخاصة لإدماجه في المجتمع، فنوضح أن الأسرة تقع عليها مسؤولية كبيرة تجاه الفرد ذي الاحتياجات الخاصة بها، فالإنسان يولد في أسرة وينشأ في كنفها، وتتحمل أسرته تربيته وإعداده للحياة العادية بالمجتمع، والتي يعيش فيها كل أفراد المجتمع، وكذلك تعمل الأسرة علي توفير كافة الإمكانات لهذا الإعداد، من إلحاق بالمدارس واستكمال التعليم علي مراحله المختلفة، والعمل علي تدبير فرص العمل التي تتاح، أما علي الوجه العام الذي تقوم به الدولة أو القطاع العام أو الوجه الخاص الذي يحصل فيه علي تدريب أو عمل بقطاع خاص غير الحكومي أو علي حسابه الخاص، ويجري كل ذلك بمعاونة وتوجيه من الأسرة نفسها كجزء من مسؤوليتها في الإعداد للحياة .

وإذا ما تعرض الفرد خلال مراحل حياته إلي ما يعوقه عن السير في الحياة العادية، بسبب عاهة خلقية، أو مرضية، أو نتيجة لمرض أو حادث عارض، فإن الأسرة تقع عليها مسؤولية أكبر في معاونة الفرد لتخطي مشكلة الإعاقة ومحاولة معاونته للحصول علي ما يواجه هذه الظاهرة من خدمات من ناحية، بل أكثر من ذلك محاولة المواجهة الجادة والواقعية للمشكلة من ناحية أخري .

وإذا ما تعرض الفرد لعاهة من العاهات فإنه يجب ألا تخضع الأسرة لعوامل الضيق والألم، والنحيب والبكاء، والقنوط والاستسلام فحسب، بل يجب أن تتذرع بالواقعية والقبول لإرادة الله فيما تعرض له الفرد من عائق، والصبر في المواجهة، والانطلاق نحو المستقبل للعلاج والإعداد للمعاونة في المواجهة الإيجابية للمشكلة وآثارها المترتبة عليها، وكيف يمكن تخطي نتائجها المعوقة والسير في سبيل تحقيق حياة عادية، إلي أقصي قدر يمكن الحصول عليه بدلاً من الخضوع والاستسلام للعجز، وحتى لا يكون عالة علي أسرته أو المجتمع الذي يعيش فيه، حيث يتطلب ذلك أن تقوم الأسرة من جانب بالقبول والرضا وتسهيل الأمر علي نفسها أولاً وعلي الفرد المصاب أو المعوق بها ثانياً، ثم اتخاذ الخطوات الإيجابية للمواجهة المناسبة في هذا الشأن .

فمن ناحية فإن هناك من التطورات والتغيرات العلمية والفنية والتكنولوجية ما قد أصبح يواجه الكثير من العاهات والإصابات وأسباب العجز الجسمي والعضوي والعقلي، والبصري الحسيـ سواء كان ذلك بالعلاج الطبيعي والتعويض كما أن هناك من سبل العلاج النفسية والطب النفسي، والتي تعتمد علي قياس القدرات والإمكانات والمهارات والاتجاهات، بحيث يمكن استخدامها في تخطي المعوقات الحسية والنفسية، واستغلال الطاقات والقدرات المتوافرة والمتبقية لدي المعوق، في القيام بأعمال والمشاركة في جهود يمكن استغلال الفرد المعوق لها، طبقاً لبرامج وأعمال التأهيل الاجتماعي والنفسي والطبي والمهني، والتي نمت وترعرعت في بداية القرن العشرين، والأسرة لها الدور الفعال في هذه العمليات، فهي وراء الفرد المعوق تكتشف نواحي عجزه منذ أن يكون طفلاً إذا نشأ علي هذه الصورة خلقياً أو مرضياً، وهي التي تسانده فيما يحصل عليه من خدمات علاجية تأهيلية، وهي التي تسانده وتشجعه علي السير في الحياة والكفاح فيها، والاجتهاد لتحقيق النجاح وتخطي الصعاب والعقبات التي يتعرض لها في سبيل التكيف والتوافق والاستفادة من كل الخدمات العلاجية والتأهيلية التي تتوافر له في هذا السبيل بل هي أكثر من ذلك حيث تعاونه منذ بداية حياته للوقاية مما قد يتعرض له من أسباب أو عوامل للإعاقة.

فالأسرة الصالحة هي البيئة والتربة التي يعيش فيها الفرد، ويتربي ويترعرع في كنفها، وتسانده لمواجهة أخطارها، وتقويه ليبقي قادراً علي مسايرة الحياة فهي الوعاء الذي يجب أن تعمل علي تقوية بنائه ليكون وعاء قادراً علي مسايرة الحياة فهي الوعاء الذي يجب أن تعمل علي تقوية بنائه ليكون وعاء قادراً علي تحمل مسؤولياته، وأن تعدها وأن تعد أفرادها إعداداً سليماً للقيام بدورها كاملاً، ومن الواجب أيضاً أن تتعاون الأسرة في توفير كل الإمكانات والخدمات الفنية والعلمية والعلاجية، ومتابعة التطورات والتغيرات المهنية والتكنولوجية في الخدمات التأهيلية لذوي الاحتياجات الخاصة وأن تتحمل كافة المؤسسات المعنية عامة والهيئات لذوي الاحتياجات الخاصة خاصة مسؤولياتها في هذا النطاق والتعريف والإسهام بما يتوافر في المجتمع من موارد متخصصة.

ويشار للدمج الأسرى بأوجه التفاعل الايجابي من قبل الوالدين نحو طفلهما الأصم ذو اضطراب الانتباه المصحوب بالنشاط الزائد ، ولذلك فهي أساليب ووسائل ممارسة فعلياً، والتي يتبعها الوالدان بالتعبير الظاهري ، اللفظي أو غير اللفظي ، في تفاعلهما مع طفلهما ، بغرض جعله متفاعلا وفعالا في الأسرة والعمل على تهيئته للتفاعل مع مواقف الحياة المختلفة ، ومـن **أنمـاط الـدمج الأسـرى الايجابيـة** مـا يلي:

النمط الأول : " التقبل " Acceptance

ويقصد بالتقبل شعور الطفل ذي الإعاقة السمعية من ذو اضطراب الانتباه المصحوب بالنشاط الزائد بأن والديه يتقبلانه ذاتياً كما هو بإعاقته، ويعاملانه كطفل عادي في الأسرة، ويشعران بالارتياح عند تواجده معهما .

النمط الثاني : " الرعاية " Care

يقصد بالرعاية شعور الطفل ذي الإعاقة السمعية من ذو اضطراب الانتباه المصحوب بالنشاط الزائد بأن والديه يقلقان عليه عندما لا يعرفان مكان تواجده ، كما يحرصان علي تحقيق الإشباع البيولوجي والسيكولوجي له بتوفير المأكل والملبس وإشعاره بالأمن والحنو والدفء .

البعد الثالث: " التسامح " Tolerance

يقصد بالتسامح شعور الطفل ذي الإعاقة السمعية من ذو اضطراب الانتباه المصحوب بالنشاط الزائـد بـأن والديـه يحيطانـه بالتوجيـه عنـدما يخطــئ خطــأ بسـيطاً كالرجوع للمنزل متأخراً أو الحصول علي درجات منخفضة في الامتحان وينجحان لتصحيح أخطائه وإرشاده للأساليب السلوكية المرغوب فيها ، دون الاستعانة بالعقاب كوسيلة لذلك .

البعد الرابع :" المساواة " Equality

يشار للمساواة بأنها شعور الطفـل ذي الإعاقـة السـمعية مـن ذو اضطراب الانتبـاه المصحوب بالنشاط الزائد باتساق وعدم اختلاف المعاملة من قبل والديه بينه وبين أخوته عادي السمع.

البعد الخامس " الديمقراطية " Democracy

ويرمز للديمقراطية بإحساس الطفل ذى الإعاقـة السـمعية مـن ذو اضطراب الانتباه المصحوب بالنشاط الزائد بأن والديه يعطيانه نوعاً من الاستقلالية والحرية والاعتماد علي الذات من خلال أخذ رأيه عند اختيار ملابسه.

أسس تحقيق الدمج الأسرى للطفل ذي الإعاقة السمعية من ذوى اضطراب الانتباه المصحوب بالنشاط الزائد:

وللتأكيد على أهمية أسـس تحقيـق الـدمج الأسـرى للاطفـال ذوى الإعاقـة السـمعية مـن ذوى اضطراب الانتباه المصحوب بالنشاط الزائد يتم التأكيد على التالي :

- مساعدة أسرة الطفل ذي الإعاقة على تقبل الطفل كما هو والتفاعل معه .

- زيادة فاعلية الأسرة في التعامل مع الصعوبات والتعقيدات الاجتماعية الناتجة عن وجود طفل متعدد الإعاقات .

- مساعدة الأسرة في فهم شخصية طفلها وإمكاناته بصوره موضوعية .

- إيجاد لغة تواصل بين أفراد الأسرة مع تحقيق معادلة إيجابية للتفاعل بين أعضائها.

- اعتبار أن الأسرة هي البيئة الطبيعية التي يمكن للأطفال ذوى الإعاقة السمعية من ذوى اضطراب الانتباه المصحوب بالنشاط الزائد أن ينموا فيها مع اقرأنهم العاديين ومع الوالدين على حد سواء .

-يتيح الدمج الأسرى للأطفال ذوى الإعاقة السمعية من ذوى اضطراب الانتباه المصحوب بالنشاط الزائد فرصة التفاعل الايجابي في المنازل الأمر الذي يمكنهم من أن يكونوا مستعدين للتفاعل مع الآخرين وخاصة في المدارس التي يلتحقون بها .

-يعمل الدمج الأسرى على الحيلولة دون ظهور المشكلات والآثار السلبية الناتجة عن عزلهم في المنزل .

-تعمل بيئة الدمج الأسرى للأطفال ذوى الإعاقة السمعية من ذوى اضطراب الانتباه المصحوب بالنشاط الزائد على زيادة التقبل الاجتماعي لهؤلاء الأطفال من قبل أخوتهم العاديين.

-يعمل الدمج الأسرى للأطفال ذوى الإعاقة السمعية من ذوى اضطراب الانتباه المصحوب بالنشاط الزائد على تمكين هؤلاء الأطفال من محاكاة وتقليد سلوك أخوتهم العاديين.

-يعمل الدمج الأسرى للأطفال ذوى الإعاقة السمعية من ذوى اضطراب الانتباه المصحوب بالنشاط الزائد على زيادة فرص التواصل بين الأطفال المعوقين وأخوتهم العاديين.

-إن من شأن الدمج الأسرى للأطفال ذوى الإعاقة السمعية من ذو اضطراب الانتباه المصحوب بالنشاط الزائد أن يؤدى إلى احتكاك هؤلاء الأطفال بأخوتهم العاديين في سن مبكرة.

-إن من شأن الدمج الأسرى للأطفال ذوى الإعاقة السمعية من ذوى اضطراب الانتباه المصحوب بالنشاط الزائد على أن يعمل على إيجاد بيئة واقعية يتعرض فيها هؤلاء الأطفال إلى خبرات متنوعة ومؤشرات مختلفة من شأنها أن تمكنهم من تكوين مفاهيم صحيحة واقعية عن العالم الذي يعيشون فيه.

علاقة اضطراب الانتباه المصحوب بالنشاط الزائد بالتوافق النفسي لدى الأطفال ذوى الإعاقة السمعية :

تناولت بعض الدراسات آثر اضطراب الانتباه المصحوب بالنشاط الزائد علي التوافق النفسي لدى عادى السمع وذوى الإعاقة السمعية، ومنها دراسة " بول فريك ولاهي" (١٩٩١) Frick, P., J.& Lahey, B. لفحص تأثير اضطراب الانتباه المصحوب بالنشاط الحركي الزائد علي التوافق النفسي- والدراسي والأسري لدي عينة مكونه من (١١) طفلاً تتراوح أعمارهم ما بين (٧-١٠) عاماً ، واستخدام : بطاقة ملاحظة السلوك (للوالدين والمعلمين) ، واختبار التوافق (النفسي ، والدراسي والأسري) وتوصلت نتائج الدراسة إلى : وجود علاقة ارتباطيه عكسية بين اضطراب الانتباه المصحوب بالنشاط الزائد والتوافق (النفسي- والدراسي والأسرى) لدي أفراد عينة الدراسة ، وأرجعت الدراسة ذلك إلى :- أن التوافق الدراسي يعتمد علي : بيئة المتعلم وعملية التعلم والمناهج الدراسية، وطبقة الاضطراب لدي المتعلم ،وأن التوافق النفسي يبني علي : تقبل الذات – التفاعل مع الآخرين (أي البيئة لمحيطة بالفرد) .

أما دراسة " ستيفن جرينسبان وآخرين " (١٩٩١).Greenspan, S. et al فبحثت علاقة اضطراب الانتباه المصحوب بالنشاط الزائد بالتوافق المهني لدي عينة مكونه من (٤٥) مراهقاً من ذوي صعوبات التعلم في عمر يتراوح ما بين (١٥ – ١٧) عاماً من طلاب الجامعة ومن ذوي المستوي الاجتماعي المرتفع ، واشتملت عينة الدراسة علي اختبار لصعوبات العمل وبطاقة ملاحظة السلوك من قبل الوالدين والمعلمين واختبار التوافق المهني وأسفرت نتائج الدراسة عن :

- أن الطلاب الذين يعانون من اضطراب الانتباه المصحوب بالنشاط الزائد لديهم سواء توافق مهني وصعوبات صغيرة في العمل .
- ووجد أن الطلاب الذين يربحون أكثر من (٦) دولارات في الساعة ويعملون بدون حدود زمنية (وقتية) أي عدد ساعات كثيرة لديهم خطأ مرتفعاً وفرصاً جيده في الحصول علي عمل والتوافق معه .

بينما تناولت دراسة " أكاراد " (١٩٩٢) Accarad , P. الأعراض المصاحبة لاضطراب الانتباه المصحوب بالنشاط الزائد ومنها : التوافق الاجتماعي والانفعالي وصعوبات التعلم والتحصيل الدراسي ، وذلك لدي عينة مكونه من (٢٩) طفلاً تتراوح أعمارهم ما بين (٨ - ١٢) عاماً ،و اشتملت أدوات الدراسة علي اختبار أدائي لتشخيص اضطراب الانتباه المصحوب بالنشاط الزائد وبطاقة ملاحظة السلوك في مجالات الأسرة والفصل الدراسي بالإضافة لدراسة الحالة وذلك لحالتين من مرتفعي اضطراب الانتباه المصحوب بالنشاط الزائد ، واستمارة التحصيل الدراسي ، واختبار الكات للأطفال أعداد : بلاك ، بلاك Black & Black ، واختبار التوافق الاجتماعي الانفعالي وتنخفض نتائج الدراسة إلى : إن زيادة التوافق الاجتماعي والانفعالي يرتبط بخفض حده اضطراب الانتباه المصحوب بالنشاط الحركي الزائد والعكس صحيح وذلك في المحيط الأسري والمدرسي.

فى حين أن دراسة " جريج " (١٩٩٥) Gregg ,S. بحثت مدي تأثير اضطراب الانتباه المصحوب بالنشاط الزائد علي التوافق الاجتماعي والإدراك والفشل الدراسي والهوية وضعف تقدير الذات ومشكلات النمو والذاكرة لدي عينة مكونة ممن (١٨) طفلاً تتراوح أعمارهم ما بين (٧-١١) عاماً ، و احتوت أدوات الدراسة علي: استمارة المقابلة مع الوالدين والمعلمين ، وبطاقة ملاحظة مباشرة للتركيبات الحركية المتنوعة" بطريقة الجلوس الحركي للأطفال " وبطارية التحصيل الدراسي ، واختبارات سيكومترية لقياس التوافق الاجتماعي والسلوك الانفعالي والذاكرة والإدراك وتقدير الذات والهوية ، وتم استخدام برنامج علاجي قائم علي التغذية الراجعة والنموذج العلاجي المتعدد (العلاج السلوكي المعرفي) وتوصلت نتائج الدراسة إلى :انخفاض حده اضطراب الانتباه المصحوب بالنشاط الحركي الزائد لارتفاع مستوي التوافق الاجتماعي لدي أفراد عينة الدراسة .

أما دراسة "وليم ورينيه" (١٩٩٦) .Renet, L. & William, N فبحثت آثر اضطراب الانتباه المصحوب بالنشاط الزائد علي التوافق الدراسي لدي الطلاب الذين يتعرضون لمواقف خطيرة ، وتكونت عينة الدراسة من (١١) طالباً لديهم صعوبات في مادة: القراءة ممن تتراوح أعمارهم ما بين (١٤-١٦) عاماً ، واشتملت أدوات الدراسة علي : بطاقة ملاحظة للسلوك من قبل المعلمين ، واستمارة المقابلة أعداد : الباحثان وبرنامج إرشادي للمعلمين باستخدام الكمبيوتر ، واختبار التوافق الدراسي ، وآخر بصعوبات التعلم وأشارت نتائج الدراسة إلى :ارتباط اضطراب الانتباه المصحوب بالنشاط الحركي الزائد لدي الطلاب الذين يتعرضون لمواقف خطيرة بانخفاض التوافق الدراسي وازدياد صعوبات التعلم وأوصت الدراسة بضرورة :

- تدريب المعلمين للطلاب علي التعرض لمواقف خطره باستخدام الكمبيوتر واستخدام المعلمين لوسائط تعليمية عديدة لخفض حده اضطراب الانتباه المصحوب بالنشاط الحركي الزائد وتحسين التوافق الدراسي لدي الطلاب .
- اعتماد المعلمين في البرامج العلاجية للطلاب ذوي اضطراب الانتباه المصحوب بالنشاط الزائد علي السلوك التدعيمي (المدعم) الإيجابي .
- مناقشة مشكلة اضطراب الانتباه المصحوب بالنشاط الحركي الزائد وأسبابها وسلبياتها (تأثير السلبية) علي التوافق الدراسي لدي الطلاب .
- مناقشة التأثيرات الإيجابية لخفض حده اضطراب الانتباه المصحوب بالنشاط الزائد علي التوافق الدراسي .
- تصميم برامج تدريبية لتنمية المهارات التدريبية والعلاجية والإرشادية لدي معلمي الطلاب ذوي الاضطراب السلوكية.

في حين أن دراسة " واكس وجيلمان " (١٩٩٦) wacks, J., M .& Gilman , D., A. تناولت التأثيرات المصاحبة لاضطراب الانتباه المصحوب بالنشاط الزائد ومنها: التوافق الدراسي والاجتماعي لدي عينة مكونة من (١٠) طلاب تتراوح أعمارهم ما بين (٥-١٩)

عاماً لطلاب المرحلة الأولية حتى الجامعية وتكونت أدوات الدراسة من: برنامج علاجي سلوكي معرفي قائم علي : نمط العلاج ، عمر العينة (طفولة ، مراهقة)، تاريخ بدء العلاج ، ونوعية الصراع الأسرى والعلاقات الدفينة بين الحالة وذويهم (أسرهم)، وبطاقة ملاحظة السلوك للوالدين والمعلمين واختبار اضطراب الانتباه المصحوب بالنشاط الزائد وأسفرت نتائج الدراسة عن : ظهور سوء التوافق الدراسي والاجتماعي لدي الطلاب ذوي اضطراب الانتباه المصحوب بالنشاط الحركي الزائد .

وبحثت دراسة " سنج وآخرين " (١٩٩٨).Sinng , S. D. et al تأثير عينة مكونه من (٤٨) طفلاً ممن تتراوح أعمارهم ما بين (٧-١٢) عاماً ، وتمثلت أدوات الدراسة في : بطاقة ملاحظة السلوك للوالدين ، واختبار التوافق الانفعالي والاجتماعي وآخر للاستجابات الانفعالية والانطباعات الأولية والإدراك ، وبرنامج علاجي قائم علي تعديل السلوك باستخدام العلاج الذاتي ،وأشارت نتائج الدراسة إلى انخفاض من مستوي التوافق الانفعالي والاجتماعي لدي عينة الدراسة من مضطربي الانتباه المصحوب بالنشاط الزائد بالإضافة لضعف الاستجابة الانفعالية والأدراج لديهم (قبل البرنامج) وقد لوحظ : ارتفاع مستوي التوافق الانفعالي والاجتماعي لديهم وكذلك مستوي الاستجابات الانفعالية والإدراك (بعد البرنامج) .

واستعرضت دراسة " دونج " (١٩٩٨) .Dunning , C., S التأثيرات المصاحبة لاضطراب الانتباه المصحوب بالنشاط الزائد وغير المصحوب بالنشاط الحركي الزائد لدي عينة مكونة من (١٨) مراهقاً تتراوح أعمارهم ما بين (١٤ -١٦) عاماً، واشتملت أدوات القياس علي : اختبار التوافق(المهني والأكاديمي والاجتماعي) وقد وجد أن نسبة هذا التوافق كانت (١٢%) قياس قبلي بالإضافة لبرنامج علاجي سلوكي معرفي لخفض حده اضطراب الانتباه المصحوب بالنشاط الحركي الزائد ، وتضمنت نتائج الدراسة: فعالية العلاج السلوكي المعرفي في خفض حده اضطراب الانتباه المصحوب بالنشاط الحركي الزائد ، ووجد : كذلك ارتفاع في مستوي التوافق (المهني والأكاديمي والاجتماعي) بنسبة

ارتفاع قدرها ٤٤% إذ وصل مستوي التوافق (المهني والأكاديمي والاجتماعي) ٦٦% (قياس بعدي)
.

بينما تناولت دراسة " كارول وبونتروتو "(١٩٩٨) Carroll, C., B.& Ponterotto, J.,G. , بحث تأثير اضطراب الانتباه المصحوب بالنشاط الزائد على نوعا آخر من التوافق وهو : التوافق الدراسي وكذلك صعوبات التعلم لدي عينة مكونة من(٤٨) مراهقاً تتراوح أعمارهم ما بين (١٤ - ١٧) عاماً تم تقسيمهم لمجموعتين : الأولى تجريبية عددها (٢٤) والثانية ضابطة بها نفس العدد .وتكونت أدوات الدراسة من برنامج إرشادي للمعلمين لخفض حده اضطراب الانتباه المصحوب بالنشاط الحركي الزائد من خلال تعرف المعلمين علي : أسباب الاضطراب ومعدل انتشاره وأعراضه وأسبابه وطرق خفض حدته ، ومقياس التوافق الدراسي وآخر لصعوبات التعلم ، وتوصلت نتائج الدراسة إلى : ارتباط سوء التوافق الدراسي وصعوبات التعلم باضطراب الانتباه المصحوب بالنشاط الحركي الزائد .

دراسة "بروس وتومسون " (٢٠٠٠) Thompson , J. & Bruce,G. والتي هدفت للتعرف علي تأثير اضطراب الانتباه المصحوب بالنشاط الزائد أو اضطراب السلوك علي التوافق الانفعالي لدي عينة مكونة من (١٠٢) طفلاً ومراهقاً وأمهاتهم ، وتتراوح أعماره عينة الأطفال ما بين (١٠-٧) أعوام وأعمار عينة المراهقين ما بين (١٤ - ١٧) عاماً من الريف والحضر في (٦) ولايات أمريكية ، و استعرضت الدراسة كذلك العوامل التي تؤثر في النمو المعرفي والانفعالي ، وأعراض اضطراب الانتباه المصحوب بالنشاط الحركي الزائد لدي عينة الدراسة ، واشتملت أدوات الدراسة علي : ثلاث مقاييس لقياس التالي: التوافق الانفعالي والنمو المعرفي الانفعالي ، وتشخيص اضطراب الانتباه المصحوب بالنشاط الزائد، وقياس أساليب التعلق لدي الأمهات نحو أبنائهم الذين يعانون من اضطراب الانتباه المصحوب بالنشاط الزائد، بالإضافة لبرنامج لخفض حده اضطراب الانتباه المصحوب بالنشاط الزائد قائم علي العلاج بالتحليل النفسي ، وأسفرت نتائج الدراسة إلى التالي: وجود علاقة ارتباطيه موجبة بين مرتفعي اضطراب الانتباه المصحوب بالنشاط الحركي الزائد ومنخفضي التوافق الانفعالي لدي أفراد عينة الدراسة ، كما بينت النتائج فعالية

البرنامج القائم على العلاج بالتحليل النفسي- في خفض حدة اضطراب الانتباه المصحوب بالنشاط الزائد لدى أفراد العينة ، وكذلك أشارت نتائج الدراسة إلى أن سوء التوافق الانفعالي لديهم يعزي إلى : اضطراب علاقاتهم مع أمهاتهم (في المنزل) ومع معلميهم وزملائهم (في المدرسة) وأوصت الدراسة بضرورة التدخل الأسرى (الوالدين) والمدرسي (المعلمين) ببرامج إرشادية لخفض حدة اضطراب الانتباه المصحوب بالنشاط الحركي الذائد لدي هؤلاء الأفراد .

كما تناولت بعض الدراسات آثر اضطراب الانتباه المصحوب بالنشاط الزائد علي التوافق النفسي- لدى ذوى الإعاقة السمعية مثل دراسة " روزنبلوم " (١٩٨١) .Rosenbloom , B والتي هدفت بحث فعالية الإرشاد النفسي من اجل كتابة برنامج لخفض حدة الانتباه وزيادة التوافق لدي عينة من الأطفال ذوي الإعاقة السمعية وتكونت أدوات الدراسة من برنامج الإرشاد النفسي للمعلمين واختبار انتباهى للمعلم في مادة اللغة العربية (النحو-امتحانات الشهور-واستمارة التقييم المدرسية -اختبار التوافق) وتم من خلال تلك الاختبارات جعل التلميذ يعيد كتابة المادة الدراسية التي يدرسها ويتصور مادة جديدة ويقوم بكتابتها ويتم ذلك التالي (مثال-سؤال- إنكار- ارتباط - ضمائر) ويقترح التلاميذ سلسلة متدرجة بصعوبة لكل جزء من الأجزاء السابقة ويقوم بوضعها في موضوع تعبير (إنشاء) وقد توصلت الدراسة إلى فعالية البرنامج الإرشادي وتنمية الانتباه لدي عينة الدراسة وقد لوحظ ازدياد التوافق النفسي لدي أفراد العينة .

وهدفت دراسة " عبد العزيز الشخص " (١٩٩٢) لمقارنة النشاط الزائد والسلوك التكيفي لدى الأطفال ذوى الإعاقة السمعية وعادى السمع وعلاقة ذلك بأسلوب رعاية هؤلاء الأطفال ، وتكونت عينة الدراسة من (١٥٠) طفلا من ذوي الإعاقة السمعية وتكونت أدوات الدراسة من مقياس السلوك التكيفى ، ومقياس مفهوم الذات للأطفال ، وقد توصلت الدراسة إلى : أن للإعاقة السمعية تأثير كبيرا على سلوكيات أفراد العينة سواء المرغوب فيها أو غير المرغوب ، حيث ينخفض السلوك التكيفى ، ويرتفع مستوى النشاط الحركي الزائد لديهم بالنسبة لأقرانهم عادي السمع .

أما دراسة " هاجيدورن" Hagedorn , V. ,S.(١٩٩٢) إلى بحث فعالية برنامج تعليمي باستخدام الموسيقى لتنمية الانتباه لدى مشتتي الانتباه وبحث اثر ذلك على التوافق النفسي لدى عينة من الأطفال ذوى الإعاقة السمعية، وتكونت أدوات الدراسة من :البرنامج التعليمي القائم على الأنشطة التعليمية الموسيقية واختبار انتباهى يؤديه المعلم و آخر للتوافق النفسي لدى عينة الدراسة يجيب عنه المعلم ، وتوصلت الدراسة إلى : فعالية البرنامج التعليمي الموسيقى في تنمية الانتباه وزيادة مدته وذلك من خلال التركيز على : التشابهات بين مكونات الخطاب المدرسي في حصة اللغة العربية والموسيقى والتدرج في تناولهما والتمييز بينهم من خلال عدة مستويات منها :

١- إدراك المحفزات ٢- موضوع المحفزات ٣- الانتباه للدرس

٤- التمييز السمعي ٥- التمييز بين الخطاب الدراسي ونبرة الصوت

٦ - تمييز المقاطع

وكذلك تم التأكيد على فعالية البرنامج في جذب الانتباه لدى عينه الدراسة للبرامج التعليمية ، ووجد علاقة ارتباطيه موجبة دالة إحصائيا بين تنمية الانتباه والتوافق النفسي بصفة خاصة في السنوات المبكرة لتربية وتعليم أفراد عينة الدراسة .

وأخيرا فان هناك أهمية قصوى لان يتقبل الوالدين طفلهما كما هو بإعاقته وباعتبار أنه جزء منهما وبكونه كيان بشرى عليهم استيعابه في الأسرة وتهيئة باقي أخوته لتقبله .

الفصل الرابع

السيكودراما واضطراب الانتباه المصحوب بالنشاط الزائد لدى الأطفال وى الإعاقة السمعية

(نقص الانتباه – النشاط الزائد – الاندفاعية)

مقدمة :

تعد السيكودراما أسلوبا علاجي يحظي بجاذبية خاصة لدي الأطفال ؛ إذ تلتقي في كثير من الأوجه مع اللعب ذلك النشاط الفطري التلقائي الحركي لكونها تمزج الخيال بالواقع والحقيقة بالخرافة ومن ثم يقوم الطفل بالتنفيس عن رغباته المكبوتة وانفعالاته ويفصح عن دواعي القلق ومصادر التوتر لديه كما يحدث نوعا من الإشباع الداخلي لحاجات الطفل الذي يتعذر إشباعها في كما يحدث نوعا من الإشباع الداخلي لحاجات الطفل الذي يتعمد إشباعها في الواقع ، ولقد اكتشف " مورينو" انه عند السماح للأطفال بالتعبير التلقائي عن مشكلاتهم فأنهم يحققون نتائج علاجية لا بأس بها وكذلك تعتمد السيكودراما على نظرية التعلم من حيث ملاحظة الطفل للسلوكيات المرغوب تعلمها(أسماء غريب: ١٩٩٤ ؛ عبد الرحمن سليمان :١٩٩٤).

إذ أنها تتضمن : الفهم والاستبصار للعميل والإيصال التواصلي الفعال لدي ذوي الإعاقة السمعية ؛ نظرا لكونها تشبه البانتوميم والتي يتشابه تركيبها مع التواصل الكلي الذي يتم لدي ذوي الإعاقة السمعية ، ومن ثم فان استخدم السيكودراما بفنياتها المتعددة والتي قد يتناسب الكثير منها لإحداث خفضاً في الاضطرابات السلوكية لدي عينة البرنامج.

وعلى الرغم من أن أصول السيكودراما ترجع إلى عام ١٩١١ في فيينا على يد "مورينو" Moreno مبتكر قواعد هذا الأسلوب العلاجي الذي طوره وأستخدمه كنظرية أدائية وكطريقة لفهم وحل المشكلات على نطاق واسع ، إلا أن أصول استخدام السيكودراما ترجع إلى آلاف السنين قبل ذلك عندما أخبر عالم الأجناس الشهير "اجنسكى" Aginsky انه شاهد فى قرية من القرى الهنود الحمر بالولايات المتحدة الأمريكية تسمى "البومو" Pomo Indians موقفاً يشبه تماماً ما يحدث في السيكودراما التي يقوم بها " مورينو " -الذي يعد بحق أبا للسيكودراما فى مرحلة التفنين والاستخدام

القصدي - منذ بداية القرن العشرين ، وفي بداية السيكودراما كانت تدور حول قصة فعلية تدور حول جزء من حياة البطل وكان دور المخرج في البداية تسهيل عملية الإخراج قد وجد " مورينو " أن كلا من المرضى والمشاهدين قد اكتسبوا تفريغاً وتنفيساً لمشاعرهم الداخلية أثناء الأداء المسرحي التلقائي ويستخدم ذلك كطريقه علاجية لتغيير وتعديل سلوكيات الأفراد من خلال إتاحة الفرصة لهم للتمثيل الحقيقي لصراعاتهم وأحاسيسهم ومشاعرهم (عبد الرحمن سليمان : ١٩٩٩ ؛ ١٩٩٨ : .Karp M. et al ؛ حسين عبد القادر : ١٩٧٤ ؛ , ١٩٧٨ : Davisan & Neale).

كما تعد السيكودراما أحد أساليب العلاج النفسي الجماعي إذ تقوم على أداء الأطفال أو المرضى لمجموعة من الأدوار المسرحية ، ويتم أثناء تمثيل المرضى لهذه الأدوار إعادة المرضى لتاريخ مرضهم ، ولذا يحدث التنفيس الانفعالي وبالتالي يستفيد المرضى من التمثيل في معرفتهم لذواتهم والإحساس بالراحة من خلال الحديث عن أنفسهم في شخص الممثل (أحمد عكاشة: ١٩٨٠).

ولهذا فان السيكودراما قد تعد أسلوب ذا فعالية في خفض حده اضطراب الانتباه المصحوب بالنشاط الحركي الزائد لدي الأطفال ذوي الإعاقة السمعية وذلك من خلال احتواء السيكودراما علي الفهم والإيصال التواصلي الفعال لدي ذوي الإعاقة السمعية إذ أنها تشبه البانتوميم والذي يتشابه في تركيبه مع التواصل الكلي الذي يتم لدي ذوي الإعاقة السمعية ومن ثم يتم استخدام السيكودراما بفنياتها المناسبة مع عينة البرنامج لخفض حده اضطراب الانتباه المصحوب بالنشاط الحركي الزائد .

مفهوم السيكودراما : - Psychodrama

تتباين الآراء في تناول السيكودراما وذلك تبعاً للمفاهيم التالية :

١- السيكودارما : تنفيس انفعالي واستبصار ذاتي : -

إذ يرى " مورينو " Moreno مبتكر السيكودراما أنها العلم الذي يكشف الستار عن الحقائق النفسية من خلال الطرق الدرامية ، ولذا فانه من خلال السيكودراما يصل

المريض إلى درجة الاستبصار لسلوكياته ويمكنه ذلك من تعديل الأنماط السلوكية غير الملائمة من خلال التمثيل التلقائي لمواقف من حياتهم (Harriman : ١٩٦٨;Moreno : ١٩٧٥) .

ويميزها كونها أحد أنواع العلاج الجمعي الذي تتحول عدد المرضى فيها ما بين (٥- ١٥) فرداً يلعبون أدواراً تمثيلية تعبر عن مشكلة خاصة أو جماعية إذ يتم من خلال ذلك التعرف على التاريخ المرضى للمرضى وبذلك يحدث لهم تنفيس انفعالي ، وتؤدى السيكودراما إلى زوال سيطرة المشكلة التي كان يعاني منها المريض وحدث لها تنفيس أدى إلى زوالها (محمد أبو الخير : ١٩٨٨) .

ولذا يفسر " جولدنسون "(١٩٨٤) Goldenson ذلك بأن السيكودراما تحدث للمريض استبصاراً بذاته وتعديل لبعض أنماط سلوكياته غير الملائمة وذلك بالأداء التلقائي لبعض مواقف الحياة .

وتعرفها إجلال سرى (١٩٩٠) بأنها تصوير تمثيلي مسرحي لمشكلات نفسية في شكل تعبير حر في موقف جماعي يتيح فرصة التنفيس الانفعالي التلقائي والاستبصار الذاتي إلا أنها ترى أن السيكودراما تعد بمثابة أسلوب للعلاج النفسي الجماعي وتتطلب أن تضم ما بين (٥-٨) أفراد وليستوجب ذلك تقاربهم في المستوى التعليمي والطبقة الاجتماعية .

ويطلق عليها أداة العلاج النفسي إذ يطلب خلالها من المرضى تجسيد بعض الأدوار التي تدور حول أنفسهم أو علاقاتهم مع الآخرين وذلك أمام مجموعه من الأفراد الأمر الذي يؤدى إلى استبصارهم بصراعاتهم الداخلية(Sutherland :١٩٩٦).

وتوصف بأنها تصوير مسرحي وتعبير لفظي حر وتنفيس انفعالي تلقائي واستبصار ذاتي في موقف جماعي ، يتيح للطفل الفرصة في أن يعبر عن الدوافع والصراعات والاحباطات التي تقربه من التعرف على ذاته(سهير كامل: ١٩٩٩).

ويتفق في ذلك خالد أبو الفتوح (١٩٩٩) بكونها تمثيل نفسي للمشكلات النفسية في شكل تعبير حر في موقف جماعي يتيح فرصة التنفيس الانفعالي والاستبصار الذاتي ، وتدور القصة حول خبرات العميل الماضية والحاضرة ويؤلفها العملاء مسبقاً أو تلقائياً حسب ما يقتضيه الموقف.

٢- السيكودراما : أسلوب للتشخيص والعلاج الجمعي والإرشاد النفسي :-

وتعرف بأنها أسلوب علاجي يقوم فيه المريض بأداء بعض الأدوار التلقائية التي تدور حول حياته ومشكلاته وذلك أمام أفراد آخرين وغالباً ما تقوم على مسرح علاجي (Hinisie & Campbell : ١٩٧٧). ويرى " برونو " (١٩٨٦) Bruno أن السيكودراما أسلوب طوره مورينو واستخدمه في التشخيص والعلاج الجماعي وفية يقوم المريض بأداء يجسد مشاعره وانفعالاته في وجود مرضى آخرون والمعالج بهدف التعرف على صراعاته الاجتماعية والشخصية (Bruno:١٩٨٦).

ويصفها عبد الستار إبراهيم (١٩٩٨) بأنها منهج من مناهج العلاج الجمعي يعتمد على ممارسة الأدوار وتمثيلها داخل الجماعة بتشجيع المرضى على ممارسة الأدوار الهامة (كدور الأب والابن) وبالتالي يستطيع المريض أن يكتشف مشكلاته الشخصية وأخطائه أثناء تفاعله مع الآخرين .

ويعرفها قاموس التربية الخاصة بأنها إحدى طرق العلاج والإرشاد النفسي يقوم بها المرضي وذلك بتمثيل أدوار معينة تعبر عن مشكلاتهم الشخصية(عبد العزيز الشخص وآخرون:١٩٩٢).

وتلقب السيكودراما بالتمثيل النفسي- المسرحي أو الإرشاد الجماعي من خلال التمثيليات النفسية وذلك للمشكلات النفسية في شكل تعبير حر في موقف جماعي (حامد زهران : ١٩٩٤). ويعرفها أيمن المحمدي (١٩٩٨) بأنها وسيلة من وسائل الإرشاد النفسي- الجماعي يقوم فيها الطفل بلعب دور يرتبط بالواقع بصورة تلقائية بدون نص مكتوب.

ويري " كوري " (٢٠٠٠) Corey أن السيكودراما أحد أنواع العلاج الجماعي يقوم فيها المريض بتجسيد بعض المواقف الحياتية التي تدور حول الماضي والحاضر والمستقبل وذلك في محاولة لفهم أعمق لمشكلاته.

٣- السيكودراما : أسلوب إسقاطي :-

ويصف "وولمان " (١٩٧٣) Wolman السيكودراما بذلك الأسلوب الإسقاطى الذي يطلب فيه من المريض أن يعبر من خلال التمثيل عن مواقف ذات مغزى في حياته وذلك بمساعدة بعض الأفراد الذين يقومون بدور الانوات المساعدة وفى وجود المعالج والجهود.

ويضيف عبد الباسط خضر (١٩٩٠) بأنها موقف إسقاطي يلعب من خلاله الفرد دوراً تلقائياً في سباق تمثيلي .أما حسين عبد القادر وآخرون (١٩٩٤) فيصفها بأداة إسقاطية في تصميمها كواحدة من تشكيلة تبانيات لا يتخذها النمط الكيفي الواحد لكل العلاقات النفسية في متصل يمضى من الأعمال اللاشعورية للفرد إلى أفعال الصريحة مع الآخرين وبينهم. ويشير الباحث : إلى كونها أسلوب من الأساليب الاسقاطية والتي تتمثل في قيام الفرد بالأداء والتشخيص الحر التلقائي والارتجالي لادوار يعيشها في حياته ويظهر من خلال أدائه لها علاقاته بالآخرين وصراعاته وانفعالاته الداخلية.

٤-السيكودراما: أداء ارتجالي تلقائي من خلال عرض درامي :-

إذ تعرف بأنها أداء ارتجالي يقوم به المريض أو العميل لبعض الأدوار والأحداث الدرامية بهدف إظهار أنماط العلاقة الاجتماعية في حياة ا لمريض حيث يطلب منه أداء الدور كما يجب أن يؤديه في الواقع (English H . & English A. : ١٩٥٨) .

ويرتكز " ايزنك " (١٩٧٢) Eysenk إلى كون السيكودراما عرض درامي لمواقف أو أزمات أو صراعات شخصية أو عامه لأغراض تشخيصية أو علاجية بالإضافة للتدريب على السلوك المقبول ويتم ذلك من خلال تقمص كلاً منهم لدور معين وتباح لهم أثناء ذلك قدر كبير من الحرية في التعبير عن ذواتهم .

ويتم من خلال هذا القدر من الحرية والتلقائية حمل المرضى النفسيين على تمثيل الأوضاع الخاصة بصعوباتهم ومشكلاتهم (فاخر عاقل: ١٩٧١) .

وتوصف بكونها أسلوب تتغير من خلاله الأنماط السلوكية الخطأ عن طريق التمثيل التلقائي لمواقف الحياة ، وهذه الطريقة تقوم على مسلمة مفادها أن تمثيل الدور يتيح للشخص التعبير عن الانفعالات التي تشقيه وأن يواجه الصراعات العميقة في بيئة محمية نسبياً في المرحلة العلاجية (جابر عبد الحميد ، علاء كفافى : ١٩٩٣) .

٥-السيكودراما : أسلوب لحل المشكلات :

إذ يصفها " ستار " (١٩٧٧) بأنها نوف من التمثيل يتم لمساعدة المريض فى حل مشكلاته من خلال ما يقدمه له الموجه من مساعده ويقوم المريض بتجسيد المواقف أو العلاقات التي تمثل بالنسبة له سبباً لاضطراباته السلوكية (Starr : ١٩٧٧) .

ويشير الباحث : إلى كون السيكودراما تتجه إلى قيادة الفرد لحل المشكلات بفعالية وذلك بالعمل على إحضارها إلى حيز الواقع الحالي والعمل على تحليلها والتعامل معها في الحاضر على الرغم من كونها رواسب من الماضي .

أهمية العلاج بالسيكودراما :-

تتعدد أهمية العلاج باستخدام السيكودراما وبصفة خاصة للمرضى الذي يصعب الاتصال اللفظي معهم ؛إذ تقوم بتدريبهم على مواجهه مواقف واقعية يخافون مواجهتها، الأمر الذي يشعرهم بقدرتهم على فهم الآخرين ومشاركتهم ومتابعتهم ومن ثم يفيد ذلك في تنمية قدراتهم على التعبير عن دواتهم وتنميه ثقتهم بأنفسهم (حامد زهران : ١٩٩٤).

ويبرز " مورينو " Moreno الهدف الاسمي لهذا النوع من العلاجات والذي يمكن في الاستبصار بالواقع إذ أن ممارسة المريض لبعض الأدوار تساعد على اكتشاف مشكلاته الشخصية وأخطأ أثناء تفاعله مع الآخرين ومن ثم يفيد ذلك في حل صراعات وتخلصه

من القلق والإحباط وذلك يتم من خلال مواقف تشبه مواقف الحياة الواقعية بما يؤدى إلى تحقيق التوافق والتفاعل الاجتماعي السليم والتعلم من الخبرة الجماعية ، وتظهر كيفية حدوث التفريغ الانفعالي في السيكودراما من خلال التمثيل يتقمص الطفل لأدوار الكبار حيث أن الطفل الذي يعاقبه الكبار بالضرب يعجز عن الرد على ذلك فإنه من خلال السيكودراما يمارس الضرب والعقاب بنفس الطريقة التي كان يوجهها الكبار له وفى هذه الحالة تصبح السيكودراما أداة تعويض يستثمرها الطفل لصالحة وذلك للقيام بما لا يتمكن من القيام به في الواقع حيث يخرج الكتب من داخله وينسب إحباطا ته إلى غيرة من أدوار المسرحية فيعمل ذلك على تحسين تكيفه مع نفسه ومع الآخرين ، ولذا فإن السيكودراما كعلاج جماعي ترتكز على شبكة العلاقات البينشخصية؛ إذ ينظر للفرد باعتباره عضواً في جماعه أو جزء من كيان اكبر وليس وحدة مستقلة ولهذا يتم من خلالها علاج مجموعه من المرضى في وقت واحد ، فالفرد لا يتحدث عن خبراته السابقة ولا يحكمها فتشعره بأنه سوف يتعامل مع الموقف بالطريقة التي يرغبها وليس بما تملية علية ظروف الواقع كما حدث من قبل (Davison & Neale : ١٩٧٨ ؛ عبد الستار إبراهيم : ١٩٩٤ ، ٣١ ؛ إجلال سرى : ١٩٩٠ ؛ عفاف اللبابيدي وعبد الكريم الخلايلة :١٩٩٣ ؛ أسماء غريب : ١٩٩٤) . وفى إطار ذلك التنفيس الانفعالي تهيئ السيكودراما فرصة انفتاح المريض على زملائه وتعاطفه مع مشكلاتهم وخروجه من وحدته واتصاله الفعلي بالآخرين(صموئيل مفاريوس : د. ب).

وأيضا تعطي السيكودراما الفرصة لاستخدام الإسقاط كميكانيزم دفاعي له دور كبير في العملية العلاجية ، فضلاً عن كونها غنية بالفنيات التي تلائم كافة المستويات التعليمية والثقافية وصلاحيتها لعلاج العديد من الاضطرابات ، بالإضافة لانفرادها بعملية التهيئة وبذلك يمكن تمثيل الأدوار من خلال فنياتها بصورة صامته مجسدة للآخرين ، وكذا تساهم فى طرح العديد من الحلول الواقعية لمشكلات العملاء(عبد الرحمن سليمان : ١٩٩٩) .

ويري الباحث : أن السيكودراما تعتمد على لغة الأداء الجسمي التي تفهم من قبل الآخرين بسهولة ويسر فهي تشبه البانوميم Pantomime ، والذي يعتمد على الأداء

التواصلي التعبيري من خلال الحركات التعبيرية للجسم كله ومن ثم تصل إلى الآخرين بفاعلية .

أدوات السيكودراما :

تتمحور أدوات الجلسة السيكودرامية عند " مورينو " من خمسة عناصر أساسية هي : البطل والمرشد أو المخرج والجماعة والانوات المساعدة وخشبه المسرح ويتضح ذلك فيما يلي :-

أولاً : البطل The protagonist

إذ يعد البطل هو أحد المرضى ولذا يجب أن يتدرج أولا في القيام بالأدوار المليئة التي لا يخشى من تأثيرها الانفعالي علية و أن يسلك في أدائه بحرية ويعبر استغراقاً تاماً وكذلك محاولته تجميع وابتكار المشاهد ، تلك التي تعطى أبعاد المشكلة في الحاضر ورؤيتها وكأنها في الماضي ومحاولة حلها من خلال لعب الدور(حامد زهران : ١٩٩٧).

وظيفة البطل :

وتكمن وظيفة البطل هي تعليم زملائه المرضى كيفية أداء أدوارهم من خلال إعطائهم خلفية عن أدوار الشخصيات الأخرى ومشاعرهم ، والبطل (المريض) يطلب من المخرج أن يتعامل مع الناس بماضيهم كشخصيات رمزية في الحاضر وكذلك التركيز الوقتي والمكاني يدفع المشاعر للتعبير التلقائي ويعمل البطل بفهم جديد للعلاقة بينة وبين أناس لهم مغزى ودلاله في ماضيهم ، وقد يطلب منه تمثيل دور خيالي مختلف كدور المدير ، ولكن تلك الأدوار ليس مكتوبة أي يتم أدائها ارتجاليا ويستطيع من خلالها تصوير عالمة الخاص به (Corey :١٩٨٣ ؛ لويس مليكه : ١٩٨٩ ؛ ١٩٩٨ : karp M . et al.) .

ثانياً : المخرج والمرشد The Director:

ويعد المخرج أو المرشد هو قائد المجموعة السيكودرامية إذ يساعد في توجيه الأداء التمثيلي ، ولذا فإنه منوط بأداء بعض المهام .

مهام المخرج أو المرشد:

وتتمحور تلك المهام فيما يلي :-

- بناء العمل الجماعي في إطار مشترك يتناسب مع مناخ المجموعة .

- إيقاظ الحدث التمثيلي والتعامل مع أعضاء المجموعة العلاجية .

- لعب أكثر من دور في العملية السيكودرامية إذ انه منتج وعامل مساعد وملاحظ في العملية السيكودرامية وكذا يختار البطل (المريض) .

- يساعد البطل (المريض) في تطوير المشهد السيكودرامي والتعبير الحر عن مشاعره .

- خلق جواً ملائماً وبناء تلاحم بين أفراد المجموعة السيكودرامية .

- يقوم بالأعداد الجيد لأداء والمكان أو خشبه المسرح .

- لفت الانتباه إلى الأحداث التي يؤديها أفراد الجماعة ومحاولة اشتراك آخرين في السيكودراما.

- يساعد الانوات المساعدة على القيام بدورها .

- يحدد وقت ومكان المشهد أو الجلسة .

- يمنح البطل (المريض) الفرصة الكاملة لإظهار التلقائية والتنفيس spontaneity & catharsis .

- يساعد المجموعة على التغذية الراجعة .

- يقوم بعملية إغلاق الجلسة بهدف خلق تكامل للمادة الممثلة في الجلسة لدى البطل والمجموعة مع تحديده لأنماط القضايا الأساسية في الأداء التمثيلي في بداية الجلسات (١٩٩٨ : karp M. et al. ; Corey : ١٩٨٣) .

خصائص المخرج الجيد :

يتسم المخرج الجيد بخصائص عده منها :

- أن يكون ذو طاقة انفعالية ، مرناً ، متواضعاً ، أميناً ، شجاعاً إذ يفعل ما يعتقد أنه صواب بحماس ، مع اتسامه بالشفقة وروح الدعابة والمرح والصبر .
- أن يكون لدية حب استطلاع وقدره على التخيل والاستمتاع بالآذن الثالثة أي التعرف علي ما لم يتم الإشارة إليه وقولة في الجلسة .
- أن يدرك متي ينهي الأداء التمثيلي بنهاية سعيدة ، وكذلك أن تكون لدية القدرة علي إيقاف البطل (المريض) وأعادته للأداء مرة ثانية(karp M . et at . : ١٩٩٨).

ثالثاً : الجماعة The group

ويقصد بهم مجموعة المشاهدين أو الحاضرين في الجلسة السيكودرامية ومن ثم يمثلون الرأي العام بالنسبة للبطل غذ أن استجابة المجموعة وتعليقاتها تعكس مدى قبول أو رفض ما يصدر عن البطل من أداء تمثيلي (Moreno : ١٩٧٥ , ١٠٥).

وتتباين الآراء في عدد المجموعة السيكودرامية إذ يري أحمد هاشم (١٩٨٠) أن العدد المناسب يتراوح ما بين ٥-١٥ فرداً .

بينما تري إجلال سري(١٩٩٠) أن العدد الأمثل يتراوح ما بين ٣-١٥ فرداً ، وتري " كارب وآخرين" karp M. et al (١٩٩٨) أن العدد للمجموعة السيكودرامية

يتراوح ما بين ٥-٥٠ فرداً ، وهناك مجموعة تبلغ ثلاثة أفراداً فقط إذ يقع العبء الأكبر علي المخرج أو المرشد الذي يطلب منه إيجاد جو من الألفة بين أفراد المجموعة .

وظيفة الجماعة :

وتمكن وظيفة المجموعة في قيمتها الفعالة في التغذية الراجعة إلى نظراً لكون المشهد الادائي يتبعه مناقشة تشمل المجموعة كلها وإمداد المجموعة البطل بالتغذية الراجعة والتي تتم من خلال تقديمها طرقاً بديلة للتعامل مع الموقف وكذا إعطاء حلول أو تفسيرات أو ربما نقد للموقف التقسيمى ومن ثم فإنه تتنوع ردود أفعال المجموعة الأمر الذي يساعد البطل علي فهم التأثير الذي أحدثه الآخرين، وبالتالي فإنهم يسمون بتلك الطرق المختلفة إذا لم يشتركوا في الجلسة السيكودرامية كأبطال وقد يتعاطفون مع البطل أثناء قيامهم بأدوار الشخصيات المساعدة (Corey :١٩٨٣ ; Corey : ٢٠٠٠) .

رابعاً: الانوات المساعدة : The Auxiliary Ego

ويشار بها للشخصيات المساعدة تلك التي تقوم بالمساعدة في تجهيز الموقف، وتمثل امتداد لدور المخرج في الموقف السيكودرامي إذ أن الأنا المساعد يتمثل في أي شخص ضمن المجموعة يقوم بتجسيد الدور المهم في حياة البطل كأن يكون عضواً من أعضاء الأسرة كدور الأب أو الأم أو صديقاً في العمل وبذلك يكون الدور خارجياً للبطل ، أو أن يكون ذات الفرد الخائفة أو ذات الطفل أو صوته الداخلي وبذلك يكون الدور داخلياً (أيمن المحمدي : ٢٠٠١ ؛ عبد الرحمن سليمان : ١٩٩٩ ؛١٩٩٨ : karp M et al.).

ويراعي عند اختيار التشابه بينهما وبين الذي سوف تلعبه في حياة المريض ، إذ أنهم في تلك الحالة يمثلون الأعضاء الغائبين في شبكة العلاقات الشخصية للبطل (Greenberg : ١٩٨٣;لويس مليكة: ١٩٨٩) .

وظائف الانوات المساعدة :

وتتحدد وظائف الانوات المساعدة فيما يلي :-

- تجسيد علاقات البطل وتفاعلاته مع الآخرين عن طريق التمثيل .
- البحث في علاقاته وتفاعلاته مع المحيطين به وأقربائه .
- تحفز البطل لكي يتمكن من أداء دورة بفاعلية .
- تقديم الإرشاد العلاجي لكي يستطيع البطل تطوير علاقاته(Corey : ٢٠٠٠).

ويضيف " بلا تنر " Blatner (١٩٨٣)وظيفة أخري للشخصيات المساعدة ألا وهي تشجيع البطل لكي ينشغل في شيء أعمق في الزمان والمكان الدرامي للوصول لطريقة فعاله في العلاج السيكودرامي .

خامساً خشبه المسرح The stage

وتركز خشبه المسرح للمكان الذي يعاد فيه إنتاج حياه البطل ، فالبناء المكاني الذي يشبه الواقع يساعد علي إيقاظ وإنتاج المشاعر المرتبطة بهذا المكان ، وكما هو في الحياة فإن الواقع يختلط بالأوهام ويفضل أن يكون ذلك المكان دائرياً يحيط به الجمهور ، فمسرح " مورينو " يعكس مبدأ التلقائية إذ أنه مسرح بلا ستائر وبلا كواليس ومرتب علي شكل دوائر ثلاث تحيط بالدائرة الخارجية الكبرى بالدائرتين الداخليتين وتنخفض عنهما إلى ما يكاد يقترب من مستوي الأرض (karp M . et al . : ١٩٩٨ ؛ Palmer et al . : ١٩٩٦) .

ويري " مورينو : أن خشبه المسرح ليست ضرورية فمن الإمكان إجراء الجلسة السيكودرامية في أي مكان يوجد به العملاء كالمستشفي أو المدرسة أو حجرة المنزل إلا أن خشبه المسرح تساعد علي خلق الجو المناسب للتفاعل في هذه الجلسة(Moreno: ١٩٧٥). ومن الأفضل أن يتخذ المسرح شكلاً مستديراً حتى يسمح بالحركة بحرية ومرونة في الأداء ويتفق كلاً من حسين عبد القادر وحسين سعد الدين (١٩٩٤) مع مورينو على كون أن السيكودراما يمكن أن تقدم في أي مكان .

مراحل العملية العلاجية السيكودرامية

The phases of psychodrama Treatment

تتفرع السيكودراما إلي أربعة مراحل تتضح فيما يلي :-

المرحلة الأولى التهيئة أو الإحماء The warm- up

ويقصد بها تهيئة المجموعة للجلسات السيكودرامية التالية بهدف تشجيعهم وإزالة الرهبة لديهم وكذلك تكوين علاقات دافئة وحميمة بينهم وبين بعضهم من جهة وبين المخرج من جهة أخري ، ومن ثم تعتبر تلك السيكودرامية أن يبدي الحقائق الخاصة به وبأفكاره التي لا يجوز له أن يعبر عنها ، وكذا إتاحة المناخ المناسب لظهور القدرات الإبداعية ، وفي هذه المرحلة يتم طرح أو اختيار فكرة أو موضوع وللتعبير عنه تلقائياً في المرحلة التالية (عبد الرحمن سليمان : ١٩٩٩ ؛ Palmer et al : ١٩٩٦).

أهدافها : -

وتهدف مرحلة التهيئة كما يشير " بلاتنر Blatner " إلى مساعده أعضاء الجماعة علي الأداء التلقائي الذي لابد أن يحتوي علي : الإحساس بالثقة وإشاعة جو من الأمن النفسي ، وأن تسمح معايير الجماعة بالتعبير عن العواطف ، وكذلك ضرورة أن تشتمل علي عنصر التسلية مع الاستعداد للاستكشاف والانكشاف في سلوك جديد ، وأخيراً يلزم تهيئة المخرج نفسه كعامل رئيسي في خلق جو يشجع السلوك التلقائي(Corey : ٢٠٠٠) .

أهميتها :

تنبع أهمية مرحلة التهيئة كعامل مهم لخلق مناخ مشجع علي السلوك التلقائي من جانب الجماعة ، فمن خلال تلك المرحلة يطور المخرج التلقائية عن طريق الإحساس بالدفء والثقة بالنفس وبالجماعة، وكذلك إعداد أعضاء الجماعة المشاركين للخبرة الدرامية ، وهذا الأعداد يشمل الإثارة من أجل تحقيق الأهداف والإحساس بالأمان والثقة في الآخرين (أيمن المحمدي: ٢٠٠١؛ Corey : ٢٠٠٠) .

طرق التهيئة :

وتوجد عده طرق يمكن استخدامها لتهيئة أفراد المجموعة السيكودرامية وهي :

١- الإحماء الجمعي :Group warm - up

إذ يدخل أفراد المجموعة إلى مكان الجلسة السيكودرامية ويأخذون أماكنهم، ويتحدثون في موضوعات متنوعة ومتباينة ويتم من خلال المناقشة إضفاء روح الدعابة والمرح الآمر الذي يحدث جماعياً .

٢- الإحماء الفوري : Immediate warm- up

ويحدث ذلك في المواقف الطارئة وبهدف تناول مشكلة ما لدي أحد العملاء كحاله طارئة مطلوب تناولها.

٣- الإحماء التسلسلي : The chain warm- up

ويتم فيه إجراء المخرج أو المرشد لمقابلة شخصية مع شخص واحد إذ يقوم هذا الشخص بدورة بإحماء أو تهيئة بقية المجموعة مثل الفرد الذي يتحدث عن حلم خاص به مثلا ، بينما تقوم بقية المجموعة بالتفكير في أحلامهم .

٤- الإحماء غير المباشر :The Indirect warm- up

ويقوم فيه المخرج بإجراء مناقشة مع أفراد المجموعة لكي يصل من خلالها إلى المشكلة التي تؤرق معظم أفراد المجموعة (Starr : ١٩٧٧) .

٥- الإحماء الموجه : Direct warm up

إذ توجه الجلسة في تلك العملية من خلال قائدها أو من خلال شخص آخر من داخل المجموعة أو توجه من خلال أفراد المجموعة ككل ويستخدم هذا النمط في السيكودراما التدريبية (عبد الرحمن سليمان : ١٩٩٩).

المرحلة الثانية : الفعل أو الحدث Action

يراد بها أن يقوم كل من المخرج والبطل - بعد أن تتم عملية التهيئة - بالانتقال نحو الفعل بمعني الدخول إلى قلب العمل أي يحرك كل من البطل والمخرج العمل أو الفعل أو الحدث للأمام من خلال محور الدراسة ، فالسيكودراما تعني الفعل الداخلي ، ويستخدم المخرج أعضاء المجموعة ليمثلون الانوات المساعدة وكذلك يتم إعداد المسرح علي شكل ثلاث دوائره الخارجية (Palmer et al . : ١٩٩٦؛ karp Metal. : ١٩٩٨).

إرشادات المرشد أو المخرج خلال مرحلة الفعل أو الحدث السيكودرامي :

ويتمثل ذلك كما يذكر " هاسكل " (Haskell (١٩٧٥ فيما يلي :-

- يجب أن يشجع البطل بقدر الإمكان ليدخل في مشاهد تشمل الصراع في العلاقات مع الآخرين
- يجب ربط جميع الأحداث بمبدأ " هنا والآن " فإذا كان الفرد يتعامل مع موقف ما في الماضي ويقول " بعد ذلك أخبرته " لصيغة الماضي فيتدخل المرشد أو المخرج ويقول " أنت تخبره الآن " في المضارع .
- يطلب من البطل أن ينشئ موقفاً بقدر الإمكان بدون الاهتمام بإعادة استدعاء الكلمات المحددة ، ولذلك فلا يحدث تتابع للأحداث .
- يطلب من البطل للحرية في انتقاء الحدث والوقت والمكان والأفراد المشاركين في الموقف أو الحدث .
- يتم تشجيع الأبطال علي التعبير عن أنفسهم إذ يحتاج ذلك من المخرج إلى أخذ بعض الاحتياطات ، فمثلاً عند التعبير عن الغضب رمزياً من خلال الضرب علي المخدع مثلاً .
- وأن يعطي البطل الفرصة في لعب دور فرداً آخر بواسطة فنية " عكس الدور " أو أن يساعده ذلك علي تنمية الفهم وإدراكه وإحساسه بالآخرين من خلال الحدث أو الفعل أو

الموقف السيكودرامي (Corey :١٩٨٣; Corsini & Auerbach : ١٩٩٨; Corey : ٢٠٠٠).

المرحلة الثالثة: مرحلة المشاركة أو المناقشة Sharing or Discussion

ويشار بها لمرحلة مشاركة أعضاء الجماعة طوال الوقت الأمر الذي يعمل علي تحقيق التنفيس الانفعالي والتكامل إذ أن المشاركة تعني عودة الحب أكثر من كونها تغذية راجعة بمعني أن يتم من خلالها مناقشة الأداء السيكودرامي للبطل ، ويتمثل ذلك في إعطاء الوقت لحدوث عملية التنفيس الانفعالي للمجموعة وللتكامل بين أعضائها ظن ومن ثم يفيد ذلك في الحصول علي عملية التعليم إذ تسمح لأعضاء المجموعة أن يطهروا أنفسهم من الانفعالات ويكتسبوا استبصاراً أعمق لأنفسهم ، وتكمن وظيفة هذه المرحلة في إجراء عملية التهدئة لأفراد المجموعة السيكودرامية وكذلك التعرف علي ردود أفعال وملاحظات المشاركين في الجلسة السيكودرامية (Palmer et al : ١٩٩٦; Karp . M et al . : ١٩٩٨).

ويضيف " بلاتنر " Blatner ثلاث وسائل يستطيع البطل من خلالها استعادة توازنه أثناء ممارسته للسيكودراما وهم :

- تنمية سيطرته علي مشكله أو صراع معين .
- تلقي تأييد أعضاء الجماعة وتدعيمهم له .
- المشاركة في الممارسة السلوكية (أيمن المحمدي : ٢٠٠١) .

المرحلة الرابعة : (الإغلاق أو الخاتمة) Closure

تعد عملية الإغلاق أو الخاتمة هامة جداً ، إذ أنها تعطي أعضاء المجموعة شعوراً بالأمان عند مغادرتهم المكان بعد حالة الامتلاء الذهني الذي يشعر به المشاركون ، ويجب كذلك الانتباه إلى حدود وقت الجلسة إذ أنها من الأشياء الهامة بالإضافة لكون إعداد العميل للقيام بعملية الإنهاء والانفصال والاستقلال عن المعالج بانتهاء الوقت من الأمور الضرورية ،

ويتكامل ذلك كله بالاتفاق علي وقت زمني للجلسة مع المرونة فيه إذ رأي الموجة أن هناك مشاركة ومناقشة فعاله للأداء السيكودرامي (karp . M et al. : ١٩٩٨,١٨٠-١٨١ ؛ عبد الفتاح رجب : ٢٠٠٢) .

الإجراءات التي يمكن استخدامها لإنهاء الجلسة :

وتشمل تلك الإجراءات التالي :

- تلخيص بعض مزايا الجلسة السيكودرامية .
- تكليف أفراد المجموعة السيكودرامية بتطبيق ما تعلموه في الجلسة السيكودرامية في مجال حياتهم اليومية
- الحديث عن مشاعر الانفصال والوداع .
- تقديم مساعدات إضافية للأفراد (Corey : ٢٠٠٠) .

أشكال السيكودراما Psychodrama Forms

يري " مورينو " أن للسيكودراما عده صور هي : -

١- السيكودراما Psychodrama

وتركز علي الفرد نظراً لكونه تركيب يتألف من تحليل سيكودرامي ، والدراما تعني "الفعل – الحدث " وتهدف إلى بناء نشيط وفعال لعوالم الفرد وأيديولوجياته الخاصة به .

٢- السوسيودراما Sociodrama

وتركز علي الجماعة لأنها تركيب يشتمل علي كل من الرفقة أو الصحبة أو المجتمع ولكون السيكودراما تهدف لبناء نشيط فعال للعوالم الاجتماعية والأيدلوجيات الجماعية المرتبطة به .

٣- الفيزيودراما Physiodrama

وتركز علي الجسم نظراً لكونه مركب الرياضة والسيكودراما ، إذ أن ظروف الأفراد الجسمية قبل وأثناء وبعد الدراما يتم قياسها وهي تعطي مفاتيح تشخيص للتدريب علي المتطلبات والأعداد لإعادة التدريب

٤- الرقص النفسي Psychodance

ويقصد به الرقص التلقائي ومسرحة النفس مع الدراما النفسية وتركيب معظم الصور الأخرى للفن : كالنحت والطبع والكتابة المبتكرة إذ يفتح ذلك الطريق للحدث أو الفعل وكذلك للطرق الجماعية .

٥ - الموسيقي النفسية Psychomusic

ويشار بها للموسيقي النفسية إذ أنها مركب يشتمل علي توليفة للإيقاع الموسيقي التلقائي مع الدراما النفسية .

٦-الهيبودراما Phypodrama

وتعني دراما التنويم فهي مركب يشتمل علي التنويم المغناطيسي والدراما النفسية .

٧-الاكسيودراما Axiodrama

وتشير إلى مسرحية القيم والأخلاقيات وتهدف إلى التعبير بصورة مسرحية عن الفضائل اللانهائية الأبدية : كالعدل والحق والجمال والشفقة .... الخ .

٨- الصور المتحركة العلاجية Therapeutic Motion Picture

وتشتمل علي تركيب مكون من الصور المتحركة والدراما النفسية(كمال دسوقي: ١٩٩٠؛ ١٩٧٠ : Hinise & Campbell).

بعض الأطر النظرية المفسرة للسيكودراما

تستند النظريات المفسرة للسيكودراما إلى أساليب العلاج النفسي- الجماعي إذ تقوم علي أداء الأطفال أو المرضي لمجموعة من الأدوار المسرحية وأثناء تمثيلهم لهذه الأدوار يعيدون تاريخ مرضهم ومن ثم يحدث التنفيس الانفعالي (أحمد عكاشة :٠ ١٩٨) . وتتضح العلاقة بين السيكودراما ونظريات العلاج الجماعي فيما يلي :

أولا : السيكودراما ونظرية التحليل النفسي :

ينطلق العلاج الجمعي التحليلي في إطار أن سلوك الأفراد في الجماعة هو سلوك ظاهري يخفي أشياء أعمق بالإضافة لكون السلوك الملاحظ بين الأعضاء في الجماعة ما هو إلا تعبير عن ظاهرة الطرح ؛ إذ يرتبط كذلك بدوافع لا شعورية وبأمور خاصة بالنمو النفسي جنسي ومن ثم تمكن الإجابة عن هذه الأسئلة في مهمة المعالج أو الموجة وهو أحد العناصر الأساسية في السيكودراما ؛ كما يقوم كل من المحلل والمريض بتكملة دور الآخر وكلمة الدور هي طبيعة السيكودراما وأساسها (لطفي فطيم : ١٩٩٣ ؛ حسين عبد القادر: ١٩٧٤) .

ومن ثم فإن المبدأ الأساسي في السيكودراما لدي " مورينو " هو : التلقائية إذ لا يوجد سيناريو مكتوب ولا أعداد للمشاهد ولا تحدد موضوعات أو توزع دوراً قبل الجلسة السيكودرامية إنما الأداء ارتجالي يشترك فيه جميع الحاضرين سواء كانوا مرضي أو من ذويهم أو من الفريق العلاجي (Wolman : ١٩٨٩).

كما تعتمد نظرية التحليل النفسي علي التداعي الحرFree Association إذ أنه تعتبر عن كل ما يجول بخلد المريض دون حذف أو اختبار إداريين ، بمعني إطلاق المريض حوافزه دون تقييد شعوري أو أداري إذ أنه بالتدريج يكتشف ذلك التداعي الحر عن المحتويات النفسية المكتوبة في اللاشعور . ولذا فإن " مورينو " أشتق فلسفته السيكودرامية من مدرسة التحليل النفسي- ولكنة طوعها لأهداف أسلوبه العلاجي المبتكر حيث يستخدم مفهوم الاستبصار Insight الذي يستخدمه " مورينو" ؛ إذ إنه أحد مفاهيم التحليل

النفسي ولكن الاستبصار في السيكودراما لايصل إليه المريض من خلال تفسير المعالج لتداعياته وأحلامه كما في التحليل النفسي ولكن يتم ذلك من خلال تعليقات المشاهدين وتحليل المعالج لأقواله وأفعاله داخل الجلسة ، وكذلك من خلال مشاهدته لشخص آخر " أنا مساعده " وهو يقوم بدورة إذ أنه يمثل مرآه له يري فيها نفسه بل يحدث استبصار المريض كذلك من خلال ملاحظة أدائه لنفسه ، وما طرأ عليها من تغيير(سهير كامل : ٢٠٠١ ؛ Greenberg : ١٩٨٣).

ويضيف " مورينو " أن السيكودراما تعد امتدادا لمهمة " فرويد " له عما يفعله : وتأتي الإجابة في قولة : أنا أبدأ من حيث انتهيت أنت ، فأنت تحلل أحلامهم ، أما أنا فأعطيهم الشجاعة ليحكموا من جديد إذ أنني أعلم الناس كيف يلعبون الدور(حسين عبد القادر: ١٩٨٦) .

كما يسقط الفرد كثيراً مما يعانيه من خلال أدائه لدورة في السيكودراما علي أشخاص الرواية وحوادثها مما يزيد استبصارا بالمشكلة التي يجترها في التمثيل إلى جانب توحده في شخصيته بطل الرواية الذي يؤدي دوره أو يشاهده من خلال فنية التبديل أو فنية عكس الدور مما يزيد مستوي أدركه وفهمه لسلوكه ومشكلاته، والإسقاط والتوحد هما من الحيل الدفاعية لمدرسة التحليل النفسي .

ثانيا : السيكودراما ونظرية الدور :

تقوم نظرية الدور علي كون أن الأفراد يمكنهم أن يصبحوا ممثلين ارتجاليين إذ يمكنهم تجسيد بعض الأدوار بدون سيناريو مكتوب ومن هذا المنطلق يصبح هؤلاء الأفراد ليسوا فقط ممثلين ارتجاليين ولكن كتاب أيضاً ومن ثم يشير لعب الدور إلى الطريقة التي تهدف لإيجاد استجابات سلوكية مؤثرة بموقف معين ويمثل لعب الدور وسيلة أولية لتنمية المهارات النفسية اللازمة للتكيف مع الحياة المعاصرة ومن ثم يعد " مورينو أحد رواد نظرية الدور الاجتماعية والتي طورها كطريقة تطبيقية ، وكما أن الدور هو الوحدة الأساسي للسلوك في تلك النظرية فإنه يعد كذلك في السيكودراما إذ يمدنا بوعي وحرية أكثر أثناء

تناول الأدوار وتنوعها وأيضاً يمكننا من التعرف علي أنماط استجاباتنا غير المناسبة وبالتالي نتعلم أنماط استجابة جديدة (Corey:٢٠٠٠,٢٢٠؛عبد الفتاح رجب: ٢٠٠٢) .

كما أن انطلاق العميل في أداء دور غير محدد المعالم إنما يترك للتصور الذاتي له ولأدائه الارتجالي فيه تبعا لنظرته للعالم الخارجي وبإسقاط على محاور ذاته وعلاقاته بالآخرين .

أسس نظرية لعب الدور :

تقدم تلك النظرية علي عده أسس منها :

- إتاحة الفرصة للفرد للتدريب علي الحلول الممكنة في المواقف المختلفة .
- تتيح لنا تفهم المواقف التي تمر علينا وكذلك التعلم من النماذج المشاهدة .
- تنمو إلى كون الحياة كلها مسرح وإن الحياة الاجتماعية ما هي إلا لعب الدور ، ويتسم الناس بالنجاح فيها إذا لعبوا أدوارهم بطريقة جيدة.

ويكتب الفرد خلال أدائه للدور في السيكودراما قدرة علي الإبداع وكذلك إثارة الملفات الإبداعية في الآخرين ومن خلاله يكون الفرد أكثر تلقائية الأمر الذي يجعل الأفراد قادرين علي مواجهه المواقف الجديدة من خلال منظور جديد (عبد الرحمن العيسوى : ١٩٧٦ ؛ Corey : ٢٠٠٠).

ثالثا : السيكودراما والنظرية السلوكية:

ينصب اهتمام المدرسة السلوكية حول تعديل السلوك إذ يكتسب الفرد في نموه أساليب سلوكية جديدة عن طريق التعلم وأن احتفاظه بتلك السلوكيات يتم خلاله : التعلم الفعال الإجرائي الذي ينطلق في مجمعه من قاعدة رئيسية مؤداها أن السلوك هو حصيلة ما يؤدى إليه من نتائج وآثار إيجابية : كالتدعيم أو المكافأة أو سبيله : كالعقاب ، والتعليم الشرطي (المنبه – الاستجابة) والذي خلاله يستجيب الطفل ويسلك نحو كثير من الأشياء إذا ما

أصبح ظهورها شرطاً من شروط منبهات أخري تشبع حاجاته إذ أنه يكتسب الكثير مـن السـلوكيات، وقـد أستخدم "مورينو " وتلاميذه بعض المصطلحات التي تنتمي للمدرسة السلوكية كالخبرة وتعديل السلوك، وكذلك التدعيم الإيجابي حيث يتم توجيهه بصورة منظمة خلال الجلسة السيكودرامية نحـو مـا يأتي بـه المريض من سلوكيات إيجابية(عبد الستار إبراهيم وآخرون : ١٩٩٣ ؛ صفاء غازي : ١٩٩٤).

ويركز الاتجاه الرئيسي لهذه النظرية من محاولة تعديل السلوك المنحرف عن طريق الاتفاق بـين المريض والمعالج والذي يتم من خلاله تقرير الأنماط السلوكية التي يوافق كل منها علي ضرورة تعديلها ثم يقومان معاً بتقييم إمكانيات المريض بالنسبة للتعامل مع السلوك المشكل ووضع تقيـيم بهـدف المحافظة علي الأنماط السلوكية الجديدة ؛ ويلاحظ أن المعالج هنا يقوم بقيادة الجماعة العلاجيـة ويـتم اسـتخدام : لعب الدور والواجبات المنزلية ، كما أن الأساليب الحديثة لتلك النظرية تعرف بـالعلاج الجمعي المعرفي السلوكي والتي تنمو إلى أعاده البناء المعرفي للعميل(لطفى فطيم : ١٩٩٣) .

ويري الباحث: أن الهدف الرئيسي لكل من النظرية السلوكية والسيكودراما هو تعـديل السـلوك وأن الوحدة الأساسية للسيكودراما هي حالة الدور الذي يعد الأساسي في تعديل السلوك إذ أن المعـالج (المخرج) يجعل المريض يؤدي بعض الأدوار تلك تمس محور حياته وخبراته الماضية وذلك بمسـاعدة أفـراد الجماعة السيكودرامية والأنوات المساعدة ومن ثم يتدخل المعالج بتعزيز المريض علـي السـلوك المناسـب الذي أداه ويتلقي تعزيزاً ذاتياً من داخله أثناء تحسنه السلوكي الذي طرأ عليه ، وكذلك نري في النظريـة السلوكية المعرفية مرحلة إعادة البناء المعرفي للعميل تلك التي ظهرت في السيكودراما مـن خـلال مناقشـة الأداء والتعليق عليه .

رابعا: السيكودراما والعلاج الجشطلتى :

تعتمد نظرية العلاج الجشطلتي علي الوجود الحالي للإنسان مـن منطلـق " هنا والآن " وفنيـة الكرسي الخالي ولعب الدور و الذين يحتلان أحد ركائز السيكودراما ، وكذلك إن

الاستبصار لدي " مورينو " لا يقتصر علي فهم الذات بل يعني الوعي الشامل للموقف ككل وإدراكه والذي يعد الذات أحد عناصره(Greenberg : ١٩٨٣) .

ومن ثم نلاحظ أن العلاج الجشطلتي لا يفترض وجود ما يسمي بالطرح والطرح المضاد ، ونجد أنه يشجع المريض على تحمل مسئولية ما يقوم به كما أن أحد الفنيات الأساسية للأسلوب الجشطلتي هو مجابهه ما يقوم به كما أن أحد الفنيات الأساسية لأسلوب الجشطلتي هو مجابهه الخوف الذي يعتمد علي لعب الدور فمن خلاله يتحدث العميل عن علاقته بشخص آخر غير موجود بالجماعة ولكن المعالج يضع كرسياً أمامه ويطلب من العميل أن يتخيل الشخص الجالس علية ويتحدث معه ثم يجلس العميل علي ذلك الكرسي ليرد علي الكلام وكأنه الشخص الآخر ، ويستمر ذلك التنقل للوصول إلى نتيجة وهو ما يسمي بالإغلاق ، وتنمو تلك المدرسة العلاجية إلى تحقيق التكامل حيث يتعلم من خلالها الفرد أن يتقبل أنواع سلوكه الغريبة عنه ويدمجها ضمن شخصيته الكلية (لطفي فطيم : ١٩٩٣) .

ويري الباحث : أن ذلك كله يتشابه مع السيكودراما من خلال : مرحلة الإغلاق وفنية لعب الدور والمواجهة تلك التي تعتمد علي اشتراك جميع المرضي في التفاعل مع السيكودراما أثناء الجلسة ويتمثل ذلك في التغذية الراجعة .

فنيات السيكودراما

تتنوع الفنيات السيكودرامية بحيث تؤدي لتناسبها مع فئات كثيرة للمرضي وتتمثل تلك الفنيات التالي :-

١- لعب الدور Role Playing :

ويشير لعب الدور للقيام بتمثيل دور شخصي آخر يتحدث بلسانه ويتصرف بالنيابة عنه ولا يعد الدور مسبقاً ولا تمل علي الأفراد كلماته أو حركاته بل تتاح الفرصة فيه

لكي يؤدي الأفراد الدور بالطريقة التي يرونها مناسبة ويمكنهم أثناء الجلسة الانتقال من دور إلى آخر ، أو العودة إلى الدور الأول ، وربما يكون الدور خيالياً أي لا يلزم أن يكون واقعياً ، أو يتوقع حدوثه في المستقبل ، ولذا يمثل لعب الدور أن يغير سلوكه ويقوم بأداء أدوار جديدة (Clayton & Robinson : ١٩٧١ ; Leveton : ١٩٩٢) .

٢- عكس الدور Role Reversal

إذ يتم من هذا الأسلوب قلب الدور أي أن يتبادل البطل الأدوار مع الآخرين علي خشبه المسرح ، وهو للأجراء الذي يصبح فيه الفرد (أ) قائماً بدور الفرد (ب) والعكس ، ويصلح هذا الأسلوب مع الذين لديهم إدراك مضطرب من حيث معاملة الآخرين لهم: كاضطراب علاقة الطفل بالمعلمين والآباء وفيه يقوم الطفل بتمثيل دور المعلم أو الأب إذ تتم فيه تصحيح شكل العلاقة بينه وبينهم ويتم حدوث استبصار وتحسن في إدراكه لاتجاهه نحوهم نتيجة لتقمصه لتلك الشخصيات ، وكذا يؤدي عكس الدور إلى زيادة التلقائية لدي الفرد من خلال تحويل دفاعاته كما يساعد علي فهم الآخرين في الموقف الدرامي ، وأدرك البطل كيف يراه الآخرون ومن ثم التقليل من وصفة الدفاعي وبذلك يتحقق الكشف عن العالم الداخلي للفرد .

٣- المرآة The Mirror

ويتم في هذا الأسلوب قيام الشخصية المساعدة " الانوات المساعدة " بدور البطل إذ يتم إيقاف البطل عن أدائه للموقف ، وذلك بتصوير حالاته النفسية وإيماءاته وحركاته وكلماته أثناء التمثيل بينما لا يكون البطل علي خشبه المسرح وإنما يجلس مع باقي أعضاء الجماعة ويلاحظ سلوكه كما تعكسه الشخصية المساعدة ثم يعود إلى المشهد ليقوم بعمل محاولة أخري وبذلك يستطيع البطل أن يري نفسه كما يراها الآخرين ومن ثم يساعده وذلك في تكوين صورة أكثر دقة وموضوعية عن نفسه ، وتمكن صعوبة تلك الفنية في أن العملاء غالباً ما يضطهدون أنفسهم حيث يشعرون بالذنب والحزن والقلق وبالتالي تضطرب رؤيتهم لسلوكهم الخاص لكون عرض سلوكهم بهذه الطريقة بشكل لديهم نوع من الانتقاد لهم من

جانب المجموعة والمخرج ولذا فهم في حاجة إلى التأييد والتدعيم من جانب المجموعة (Jenning :١٩٧٥ ؛ Karp M.et al . : ١٩٩٨).

٤- حل المشكلة Solving Problem

وتوصف تلك الفنية بكونها مزيج من عده فنيات إذ يقوم كل فرد من أفراد المجموعة باقتراح الحلول المناسبة لتلك المشكلات إذ يهدف ذلك إلى التشجيع علي التحدث أمام الآخرين دون خجل أو خوف وليس فقط مساعدة الفرد علي إيجاد حلول لمشاكله (أسماء غريب : ١٩٩٤) .

٥- تقديم الذات Presentation – Self

ويشار بها إلى قيام الطفل (المريض) بتقديم نفسه وأسرته للمجموعة ثم يبدأ بعد ذلك تمثيل موقف بالأسرة ، وتقوم الانوات المساعدة بأداء أدوار الأب والأم والأخوة ... ومن هنا قد يدرك الطفل طبيعة علاقته بوالديه ، ويزيد من فهم كل منهم للآخر إذ يمثل ذلك تصوراً ذاتياً لطبيعة علاقته بأسرته ويزيد من إحساسه وإدراكه لتلك العلاقة وطبيعتها (Corey : ١٩٨٣ ; Greenberg : ١٩٨٤) .

٦- الإدراك الرمزي Symbolic Realization

ويقصد به التعبير بصورة رمزية كاستخدام الأسد للتعبير عن السلطة المتمثلة في الوالدين والأرنب للتعبير عن الأبناء إذ يتم استخدام تلك الرموز عندما يخاف الطفل من التعبير عن بعض الاضطرابات الخاصة تلك بينه وبين الأب أو الأم أو المعلم ، وهنا يقوم المعالج (المرشد) بتوجيه الطفل من خلال قصة خيالية ينسجها الطفل بنفسه حول هذه الشخصيات الرمزية ويمكن استخدام أساليب أخري للمساعدة مع تلك الفنية لعكس الدور أو المناجاة والمرأة أو البديل (Greenberg : ١٩٨٣ ; Davison & Neale : ١٩٧٨).

٧- المعالجة عن بعد Treatment a distance

وتستخدم تلك الفنية لعلاج الأفراد دون علمهم ، ودون حضورهم لجلسة السيكودراما من خلال أن يحل البطل أنا مساعده ،وذلك بأن يقوم بتمثل المواقف التي تمثل سلوكه واضطراباته بالاشتراك مع بعض الأشخاص المحيطين بالمريض وتستخدم تلك الطريقة في الغالب مع الأطفال إذ يقوم الأب والأم بدور الأنا المساعدة (Greenberg :١٩٨٣).

٨- مناجاة النفس The soliloquy

تعد مناجاة الذات هي الحوار الذي يتحدث خلاله البطل مع ذاته مباشرة وأمام زملائه المشاهدين في الجماعة العلاجية تلك التي تعبر عن المشاعر والأفكار الخاصة به والتي لا يستطيع التحدث عنها لفظياً في الواقع وفي هذه اللحظة بالذات ، فالبطل يمثل موقفاً ما يتعلق بالمنزل أو العمل حيث يساعد البطل علي تيسير المسافة بين إدراكا ته الحسية والعلاقات والأحداث التي تربطه بالآخرين (عبد الرحمن سليمان :١٩٩٩ ؛ Corey ١٩٨٣).

٩- الديالوج Dialogue

ويشتمل علي حوار بين أثنين ، إذ يأخذ ذلك شكل سؤال وجواب كما في الحوار بين الابن وأبيه أو البائع والمشتري أو بين الطبيب والمريض(أسماء غريب : ١٩٩٩٤) .

١٠ – إسقاط المستقبل Future Projection

ويمثل البطل توقعاته للمستقبل " الذي يخشاه ويأمله " وهذا الأسلوب تم تصميمه لمساعده أعضاء المجموعة للتعبير عن اهتمامهم حول المستقبل ويعطي لهم لأهدافهم وأولوياتهم وكذا يعطيهم بعض مؤشرات المستقبل الذي يتوقعونه كما يحدث ذلك نوعاً من التفاعل مع الآخرين لدي المشاركون من أعضاء الجماعة وقد يستطيعون رؤية التغيرات التي يحتاجونها في أنفسهم من أجل الحصول علي ما يريدون (Corey: ٢٠٠٠ ؛ Corey : ١٩٨٣).

١١- الدكان السحري The Magic Shop

وتستخدم تلك الفنية مع المرضي (الأبطال) غير القادرين علي اكتشاف مشكلاتهم بوضوح ولا يدركون أهدافهم بهدف تحديدهم لأولويات قيمهم والاستبصار بمشكلاتهم إذ يقوم أحد الشخصيات المساعدة أو المعالج بإيهامهم بأنهم يمتلكون دكاناً سحرياً وبه بضاعة عبارة عن سمات وصفات طبية وأن هذه البضاعة لا تباع بنقود ولكن يتم استبدالها لصفات وسمات أخري يتنازلون عنها مقابل أن يحصلوا علي السمات الأخرى من الدكان السحري ويطلق علي هذه الفنية ارتجال الخيال(سيد البهاص : ١٩٩٣ ؛ Corey : ١٩٨٣).

١٢- أسلوب البديل Double Technique

وفي هذا الأسلوب تقف الشخصية المساعدة خلف البطل وتمثل معه وتتحدث إليه بتلقينه الحوار، أي قيام شخص آخر بنفس دور الشخصية الرئيسية " البطل "؛ إذ يستخدم هذا الأسلوب عاده في إزاحة المقاومة التي قد يبدلها البطل برفضه المشاركة في الأداء ، كما يقوم البديل بحث البطل علي المشاركة التي تؤدي إلى البوح بالأسباب التي تدفعه إلى رفض المشاركة ، وقد تتفق أو لا تتفق أحاسيس ومشاعر البديل وآرائه مع بطل الرواية إلا أن الفائدة هنا تطل علي البطل من منطلق معاونته علي إنتاج دلائل جديدة وإشارات وتلميحات تصنيف إبعاد جديدة لأدواره ومن ثم نجد تفاعل الشخصية المساعدة مع البطل كما لو كانت هي الذات المريض التي تعاني من الصراع ، ويتم استخدام تلك الفنية عندما تزداد الصراعات التي يعاني منها الطفل " المريض " علي مستوي الذات ، وتعد المبادلة هي قلب السيكودراما والتي يستلزم لها مرحلتين هما:

الأولى : أن يهيئ الشخص البديل نفسه لذلك بملاحظة مشاعره الداخلية وطرحة المضاد ويتعلم كيفية لفظ هذه المشاعر .

الثانية : أن يعمل البديل علي توسيع خبره البطل من خلال ما يسمي بالمرونة أي عدم الالتزام بما علية البطل فقط بل قد يذهب البديل بعملة افتراضا ، أو تفسيرات أكثر للبطل (Karp M. et al : ١٩٩٨ ; Greenberg : ١٩٧٥).

١٣- أسلوب البديل المتعدد Multiple Double Technique

يستخدم هذا الأسلوب بفاعلية عندما يكون لدي البطل مشاعري متضادة إذ يتم اشتراك بديلا أو أكثر في الموقف السيكودرامي ممثلين صوراً مختلفة للبطل فمثلاً : قد يمثل بديل البطل الذي فقد أمه ويريدان أن يعبر عن الحب لها ، وبديل آخر يمثل البطل البار وفاقد المشاعر الذي لا يريدان يفعل معها شيئاً في الواقع ، ومن خلال ذلك قد يري البطل أي الجوانب بداخلة أقوي إذ قد يحصل علي صورة أوضح لمشاعره واتجاهاته التي يريد التعبير عنها لأمه ، وأحياناً قد يمثل كل بديل مرحلة معينه من مراحل البطل (Jennings : ١٩٧٤ ; Corey : ١٩٨٣).

١٤- أسلوب عمل الحلم Dream Work Technique

يعتمد هذا الأسلوب علي قيام البطل " المريض " بإعادة تمثيل حلمه بدلاً من حكايته مستعيناً بالشخصيات المساعدة في تمثيل أدوار الآخرين في الحلم ، وتمثل ذلك اتجاه تجريبي للسيكودراما لعمل الحلم " بالنقيض للطرق التحليلية والتفسيرية " إذ يترك فيه البطل السرير ويجعل الحلم في المكان والزمان بالاستعانة بالشخصيات المساعدة ويستطيع البطل خلال تلك العملية تغيير عناصر متعددة للحلم ومن ثم يحصل علي رؤية دقيقه بتمثيل للعناصر الجديدة للحلم (Corey : ١٩٨٣) .

علاقة السيكودراما باضطراب الانتباه :

تتعدد أهمية العلاج باستخدام السيكودراما وبصفة خاصة للمرضى الذي يصعب الاتصال اللفظي معهم ؛إذ تقوم بتدريبهم على مواجهه مواقف واقعية يخافون مواجهتها،

الأمر الذي يشعرهم بقدرتهم على فهم الآخرين ومشاركتهم ومتابعتهم ومن ثم يفيد ذلك في تنمية قدراتهم على التعبير عن دواتهم وتنميه ثقتهم بأنفسهم ، كما يبرز "مورينو " Moreno الهدف الاسمي لهذا النوع من العلاجات والذي يكمن في الاستبصار بالواقع ؛ إذ أن ممارسة المريض لبعض الأدوار تساعد على اكتشاف مشكلاته الشخصية وأخطأ أثناء تفاعله مع الآخرين ومن ثم يفيد ذلك في حل صراعات وتخلصه من القلق والإحباط وذلك يتم من خلال مواقف تشبه مواقف الحياة الواقعية بما يؤدى إلى تحقيق التوافق والتفاعل الاجتماعي السليم والتعلم من الخبرة الجماعية (حامد زهران : ١٩٩٤ ؛ Davison & Neale : ١٩٧٨؛ عبد الستار إبراهيم : ١٩٩٤؛ إجلال سرى : ١٩٩٠).

وتظهر كيفية حدوث التفريغ الانفعالي في السيكودراما من خلال التمثيل يتقمص الطفل لأدوار الكبار حيث أن الطفل الذي يعاقبه الكبار بالضرب يعجز عن الرد على ذلك فإنه من خلال السيكودراما يمارس الضرب والعقاب بنفس الطريقة التي كان يوجهها الكبار له وفى هذه الحالة تصبح السيكودراما أداة تعويض يستثمرها الطفل لصالحة وذلك للقيام بما لا يتمكن من القيام به في الواقع حيث يخرج الكتب من داخله وينسب إحباطاته إلى غيره من أدوار المسرحية فيعمل ذلك على تحسين تكيفه مع نفسه ومع الآخرين ، ولذا فإن السيكودراما كعلاج جماعي ترتكز على شبكة العلاقات البينشخصية إذ ينظر للفرد باعتباره عضواً في جماعه أو جزء من كيان اكبر وليس وحدة مستقلة ولهذا يتم من خلالها علاج مجموعه من المرضى في وقت واحد ، فالفرد لا يتحدث عن خبراته السابقة ولا يحكمها فتشعره بأنه سوف يتعامل مع الموقف بالطريقة التي يرغبها وليس بما تملية علية ظروف الواقع كما حدث من قبل (عفاف اللبابيدي، عبد الكريم الخلايلة :١٩٩٣؛أسماء غريب:١٩٩٤) .

ويعتمد " بلاتنر "(١٩٩٦) Blatner أثناء استخدامه للسيكودراما على نظرية الدور والتي تكمن في اعتبار أن الأفراد من الممكن أن يصبحوا ممثلين ارتجاليين من خلال قيامهم بتجسيد بعض الأدوار بطريقة ارتجالية وذلك بهدف إيجاد استجابات سلوكية بناء على مواقف تمثيلية مؤداة ، ولذا يعتبر أن لعب الدور يعد الأساس لتنمية المهارات النفسية

اللازمة للتكيف والتفاعل في حياتهم التي يحيونها(١٩٩٦ : Adam , Blatner). وفى إطار ذلك التنفيس الانفعالي تهيئ السيكودراما فرصة انفتاح المريض على زملائه وتعاطفه مع مشكلاتهم وخروجه من وحدته واتصاله الفعلي بالآخرين، ولذا يتيح له تركيزاً داخلياً نشطاً يؤدى إلي استكشاف وتجربة سلوكيات بديلة (صموئيل مغاريوس : د. ب ؛١٩٨٥ : Swink D.f.).

وأيضا تعطي السيكودراما الفرصة لاستخدام الإسقاط كميكانيزم دفاعي له دور كبير في العملية العلاجية ، فضلاً عن كونها غنية بالفنيات التي تلائم كافة المستويات التعليمية والثقافية وصلاحيتها لعلاج العديد من الاضطرابات ، بالإضافة لانفرادها بعملية التهيئة وبذلك يمكن تمثيل الأدوار من خلال فنياتها بصورة صامته مجسدة للآخرين ، وكذا تساهم في طرح العديد من الحلول الواقعية لمشكلات العملاء(عبد الرحمن سليمان : ١٩٩٩) .

ويري الباحث : أن السيكودراما كعلاج نفسي تعتمد على لغة الأداء الجسمي التي تفهم من قبل الآخرين بسهولة ويسر فهي تشبه البانتوميم Pantomime ، والذي يعتمد على الأداء التواصلي التعبيري من خلال الحركات التعبيرية للجسم كله ومن ثم تصل إلى الآخرين بفاعلية .

ويشار لاضطراب الانتباه المصحوب بالنشاط الحركي الزائد بعدم القدرة علي التركيز لوجود مثير خارجي يثير اهتمامه لفترة ثواني قليلة مع عدم بقاء الفرد ثابت في مكانة أي انه كثير الحركة بصورة ملفتة للنظر مع سرعة الاستجابة ويظهر أعراضه من خلال أفعال سلوكية شاذة وغير مقبول اجتماعياً.

ويتم ذلك في صورة سلوكيات ممارسة بطريقة منتظمة وتشخيصات تنطبق على الأطفال ذوى الإعاقة السمعية ؛ إذ يتضح من خلالها غياب أو فقد كلى للتركيز في موضوعات معينة تتطلب ضرورة التركيز بحيث يتسم الفرد بحالة من التشتت ولهذا لا يستطيع الفرد اكتساب مهارة أو تعلم شئ ما دون الانتباه أولا ، بالإضافة لاتسامه بالنشاط

الحركي الزائد والاندفاعية ومن ثم يتسم بالتالي : نقص الانتباه والنشاط الحركي الزائد - الاندفاعية . كما أن التحليل النفسي يعزى نشأة سلوك الطفل علي الوالدين الذين يمكن أن يحدثا لديه تنفيس وتفريغ في شئ إيجابي . كما يرد اضطراب الانتباه إلى عوامل وراثية أو بيولوجية كمرجعية الخلل الحادث في وظائف المخ وبالتالي عدم الاتزان الكيميائي واضطراب في نشاط الفرد ووظائف جهازه العصبي المركزي ، ولذا فان ذك الخلل البيولوجي الحادث لدى الطفل يقود سلوكياته غير المرغوبة كمرجع لزيادة في كهرباء المخ ولذا تكون سلوكيات ذلك الطفل لا إرادياً.

واضطراب سلوكيات ذلك الطفل قد تكون ناتجة عن ظروف البيئة كباعث للإثارة الانفعالية ولذا يتعلم الطفل الكثير من الاستجابات عن طريق الملاحظة والنموذج المحتذي به والذي يختلط به الطفل الذي هو ابن بيئته وسلوكياته ، ويعد ذلك ردود أفعال للمثيرات والخبرات البيئية التي تعرض لها ، ويتوقف اضطراب الانتباه المصحوب بالنشاط الحركي الزائد على المجال الاجتماعي للطفل ومدى تفاعله محيط بيئته ، ولذا يكتسب سلوكياته من خلال التعلم الاجتماعي من المحيطين به في الأسرة كالوالدين - الأخوة - الأقارب - والجيران ، والزملاء في المدرسة و المعلمين ... ومن ثم يعتمدون في ذلك على التقليد والمحاكاة للسلوكيات التي يشاهدونها . وتظهر أهمية عملية الانتباه من خلال اكتساب الخبرات التربوية بتركيز حواس الطفل في دروسه من معلومات مع استيعابها .

علاقة السيكودراما باضطراب الانتباه المصحوب بالنشاط الزائد لدى الأطفال ذوى الإعاقة السمعية :

تناولت العديد من الدراسات علاج اضطراب الانتباه لدى ذوى الإعاقة السمعية بصورة غير مباشرة من خلال التعرض لعلاج نمط من أنماط هذا الاضطراب ومن تلك الدراسات : دراسة " ناي" (١٩٨٠) .Ney , J خفض حدة الاندفاعية كعرض من أعراض اضطراب الانتباه لكن باستخدام فنية سيكودرامية هى فنية المرآة من خلال قياس : القدرة اللغوية لعينة الدراسة البالغ عددهم (١٦) تلميذاً وتلميذه من خلال اختيار عدة عمليات

حسابية بالإضافة لاختبار للقدرة اللغوية والبرنامج السيكودرامي القائم علي : المرآة كأدوات للدراسة وقد توصلت الدراسة إلي خفض حدة الاندفاعية لدي أفراد عينة الدراسة وذلك في القدرات : اللغوية والحسابية من خلال ظهور تحسن في مستوى الاندفاعية لدي أفراد العينة.

واتفقت دراسة "جولويتزر وآخرين" (١٩٨٠) .Gollwitzer , P. et al مع الدراسة السابقة فى خفض حدة الاندفاعية باستخدام الفنية السيكودرامية القائمة علي عكس الدور وبيان أثر ذلك علي اضطراب مفهوم الذات لدي أفراد عينة الدراسة البالغ عددهم (٣٢) تلميذاً وتلميذه تم تقسيمهم إلي أربع مجموعات بالتساوي : الأولي تجريبية وتم معها استخدام البرنامج السيكودرامي الممثل في عكس الدور والثانية ضابطة ، والثالثة تجريبية وتم معها استخدام برنامج قائم علي التغذية الراجعة والواجبات المنزلية ، والرابعة ضابطة ، وقد تم قياس الاندفاعية لدي أفراد العينة من خلال بطاقة ملاحظة للسلوك إعداد : الباحث ، وقد تمخضت نتائج الدراسة عن أن استخدام البرنامج السيكودرامي لخفض حدة الاندفاعية يعد أكثر فعالية من الفنيات الأخرى ، وأدي ذلك لإحداث تحسن في مفهوم الذات لدي أفراد العينة ثم قياسه من خلال الوصف الإيجابي للذات .

بينما استخدمت دراسة " إيرا هيلفيل ودونا كلارك" (١٩٩٠) .Heilveil , I.& Clark, D السيكودراما من خلال فنية حل المشكلة لخفض حدة اضطراب الانتباه غير المصحوب بالنشاط الزائد لدي عينة من الأطفال مكونة من (٥٢) طفلاً في عمر يتراوح ما بين (٦-١٥) عاماً وتكونت أدوات الدراسة من اختبار الإدراك للأطفال (الصفحة ٧) وقائمة كورنرز لتقدير السلوك من قبل الوالدين والذي تم تقنيتها علي أفراد العينة والتي تهدف لقياس الاضطرابات السلوكية ومنها اضطراب الانتباه والعدوان والمشكلات البيئية ، والبرنامج السيكودرامي المرتكز علي : حل المشكلة بواسطة التعرض للمواقف الانتباهية لدي أفراد العينة والقيام بعرض عينة الدراسة ، وقد أكدت النتائج فعالية السيكودراما ممثلة فى فنية حل المشكلة في خفض حدة اضطراب الانتباه غير المصحوب بالنشاط الحركي الزائد .

إلا أن دراسة " ووبل" (١٩٩٠) Woeppel , P. هدفت لخفض حدة اضطراب الانتباه غير المصحوب بالنشاط الزائد وصعوبات التعلم لدي عينة من الأطفال تم تقسيمهم إلي مجموعتين : الأولي مكونة من (٩) تلاميذ والثانية مكونة من (٥) تلاميذ في الصفوف الدراسية من الثانية إلي الخامس الابتدائي ، وبحث أثر ذلك العلاج علي مشكلات السلوك الاجتماعي لديهم ، وتم استخدام البرنامج السيكودرامي باستخدام : لعب الدور وقائمة السلوك الاجتماعي كأدوات للدراسة وكمحور لعب الدور بواسطة الأداء الارتجالي لعدد من الأنشطة المختلفة المستخدمة في التدريس والحياة المدرسية والمواقف الاجتماعية ، وأسفرت نتائج الدراسة عن فعالية البرنامج بنسبة ٨٦% ، وأن أفراد عينة المجموعة الأولي قد تم خفض حدة اضطراب الانتباه غير المصحوب بالنشاط الحركي الزائد لدي معظم أفرادها وكذلك حدوث تحسن في عملية التعليم والمواقف الاجتماعية لديهم .

واستخدمت دراسة " إيكوف" (١٩٩٢) Ecoff , E. في تناولها لخفض حدة اضطراب الانتباه غير المصحوب بالنشاط الحركي الزائد : لعب الدور وذلك لمدة (١٢) أسبوع بالاستعانة بالمعلمين والفيديو لعينة مكونة من (١٠) تلاميذ من ذوي اضطراب الانتباه غير المصحوب بالنشاط الحركي في عمر يتراوح ما بين (٩-١٢) عاماً وتم قياس اضطراب الانتباه لدي أفراد العينة بالاعتماد علي بيانات السيرة الذاتية لديهم مع استخدام بطاقة ملاحظة السلوك من قبل المعلمين واثبت نتائج الدراسة فعالية لعب الدور في خفض حدة اضطراب الانتباه غير المصحوب بالنشاط الحركي الزائد من خلال التمثيلية الحياتية المعايشة كالفصل الدراسي (البيئة المدرسية) والمنزل (البيئة المنزلية) .

في حين أن دراسة " بيفيفر " (١٩٩٤) Pfeiffer , L. استخدمت : لعب الدور في خفض حدة اضطراب الانتباه المصحوب بالنشاط الزائد وبحث أثر ذلك الاضطراب علي السلوك الاجتماعي والانفعالي لدي أفراد عينة الدراسة المكونة من (٨) تلاميذ ممن تتراوح أعمارهم ما بين (٦-١١) عاماً من حلال تطبيق جلسة سيكودرامية أسبوعية علي أفراد العينة بواسطة تصميم مواقف سيكودرامية تعتمد علي الأداء الارتجالي لمواقف مختلفة في : المدرسة ، المنزل ، الشارع ، وقد أشارت نتائج الدراسة إلي فعالية استخدام لعب الدور في

خفض حدة اضطراب الانتباه المصحوب بالنشاط الزائد وصاحب ذلك تأثير إيجابي علي السلوك الاجتماعي لديهم.

واستخدمت دراسة " بورشام وديمرس" (١٩٩٥) .Burcham , B.& Demers, T في تناولها لفنية حل المشكلة في خفض حدة اضطراب الانتباه المصحوب بالنشاط الزائد ويعتمد هذا الأسلوب السيكودرامي علي البعد التمثيلي لاثنين من التلاميذ بواسطة عرض المشكلة وكيفية إيجاد الحلول لها ، وتكونت عينة الدراسة من : حالتان من التلاميذ ذوي اضطراب الانتباه المصحوب بالنشاط الحركي الزائد في المرحلة العمرية ما بين (١٠-١١) عاماً في المدرسة الأولية ، وتم استخدام بطاقة الملاحظة للسلوك من قبل المعلمين بالإضافة للنموذج التدريبي السيكودرامي المتمثل في حل المشكلة : تحت أشراف المعلم والباحثان بالإضافة لاستخدام الدراسة الإكلينيكية للحالتين بهدف التشخيص، وأسفر البرنامج السيكودرامي بفنية حل المشكلات في خفض حدة اضطراب الانتباه المصحوب بالنشاط الحركي الزائد لدي أفراد عينة الدراسة.

واتفقت دراسة " رامريز-سميث" (١٩٩٧) ,Ramirez- Smith مع الدراسة السابقة فنية حل المشكلات ممثلة للسيكودراما في خفض حدة اضطراب الانتباه المصحوب بالنشاط الزائد ، وتكونت عينة الدراسة من (٥) أطفال موهوبين ممن تتراوح أعمارهم ما بين (٨-١٠) أعوام من تلاميذ المدرسة الأولية ، واشتملت أدوات الدراسة من بطاقة ملاحظة للسلوك بالإضافة لاختبار القدرات الخاصة للموهوبين مع الاستعانة بالبطاقة المدرسية لدرجات الامتحان لأفراد العينة ، والبرنامج التدريبي السيكودرامي ، وقد تم الاعتماد علي فنية حل المشكلة عن طريق (٧) أبعاد :الأول يتمثل في التدريب علي التركيز الدراسي ، والثاني : التدريب علي استخدام مواقف تمثيلية تعتمد علي إيجاد تصور واقعي لأحداث تنمية دراسية قائمة علي استنفاذ الطاقة لدي أفراد العينة ، والثالث إحداث تنمية في واقعية الإنجاز باستخدام إستراتيجيات وأنشطه تدريبية مثل : التعاون الدراسي ، والتدريس المشترك (التبادلي) ، والرابع : استخدام قواعد تدريبية سهلة الإدراك والفهم تتفق وحدود وقدرات أفراد العينة ، والخامس: الإدراك التام للسمات التي تساعد أفراد

العينة في تنمية مفهوم الذات لديهم، والسادس : استخدام مواقف تدريبية قائمة علي حل المشكلة ، والسابع : استخدام الوالدين (الأب والأم)والمعلمين كنماذج للاشتراك في البرنامج السيكودرامي للتدريب علي خفض حدة هذا الاضطراب ، وأسفرت نتائج الدراسة عن فعالية البرنامج التدريبي باستخدام حل المشكلات في خفض حدة اضطراب الانتباه المصحوب بالنشاط الحركي الزائد لدي أفراد عينة الدراسة الموهوبين وأوصت النتائج بضرورة اعتماد العملية التدريبية علي استخدام المعلم لأسلوب حل المشكلات في الفصل الدراسي وكذلك ضرورة الانتباه المصحوب بالنشاط الحركي الزائد.

أما دراسة " زينتال وآخرين" (١٩٩٧).Zentall, S. et al فقد تناولت خفض حدة اضطراب الانتباه المصحوب بالنشاط الزائد وغير المصحوب بالنشاط الزائد من خلال استخدام فنية المرآة كمثله للسيكودراما وبحث أثر ذلك علي مفهوم الذات لدي عينة من التلاميذ عددهم (٢٣) منهم : (١٢) من ذوى النشاط الحركي الزائد ، و(٤) من ذوي اضطراب الانتباه غير المصحوب بالنشاط الحركي الزائد ، وقد تم استخدام فنية المرآة مع مجموعة التلاميذ ذوى اضطراب الانتباه المصحوب بالنشاط الحركي الزائد كبرنامج للعلاج ، واستخدام الإرشاد النفسي لإفراد مجموعة التلاميذ ذوى النشاط الحركي الزائد وذوى اضطراب الانتباه غير المصحوب بالنشاط الحركي الزائد ، تمخضت الدراسة عن فعالية المرآة في علاج أفراد عينة المجموعة ذوى اضطراب الانتباه المصحوب بالنشاط الزائد مقارنة بأفراد عينة المجموعتين ذوى النشاط الحركي الزائد وأفراد عينة المجموعة ذوى اضطراب الانتباه غير المصحوب بالنشاط الحركي الزائد .

بينما تناولت دراسة " سبينيلي" (١٩٩٨).Spinelli ,C. ,G خفض حدة عرض من أعراض اضطراب الانتباه المصحوب بالنشاط الزائد وهو : نقص الانتباه من خلال استخدام لعب الدور ومجموعة أنشطة تعاونية لدي عينة من التلاميذ الذين يعانون من نقص الانتباه وصعوبات في التعليم وكان عددها (١١) تلميذاً في عمر يتراوح ما بين (٧-٩) أعوام ، وتم استخدام مقياس لنقص الانتباه وآخر لقياس وتشخيص صعوبات التعليم وكذلك النتائج الشهرية للاختبارات المدرسية بالإضافة للبرنامج السيكودرامي باستخدام لعب الدور

وأشارت نتائج الدراسة إلي فعالية السيكودراما ممثلة في : لعب الدور في خفض حدة اضطراب الانتباه المصحوب بالنشاط الحركي الزائد إذ تم توظيف لعب الدور في المواقف الخطيرة التي يتعرض لها أفراد العينة مع الاستفادة بالعلم في الجلسات السيكودرامية ولعب الدور بالتناوب بين أفراد العينة والمعلم والباحث.

وتناولت دراسة سيمرود - كليكمان وآخرين " Semrud-Clikeman, M.et al. (١٩٩٩) فنية السيكودراما ممثلة فى حل المشكلة في خفض حدة اضطراب الانتباه المصحوب بالنشاط الزائد لدي أفراد العينة المكونة من مجموعتين الأولي (١١) طفلاً من ذوي اضطراب الانتباه المصحوب بالنشاط الزائد والثانية مكونة من (١٢) طفلاً من غير ذوي اضطراب الانتباه المصحوب بالنشاط الزائد في عمر ما بين (٨-١٢) عاماً ، وتم استخدام بطاقة ملاحظة للسلوك من قبل المعلم والوالدين للتشخيص وبرنامج تدريبي سيكودرامي لأفراد عينة المجموعة الأولي وبرنامج إرشادي للمعلم والوالدين في كيفية الحد من اضطراب الانتباه المصحوب بالنشاط الحركي الزائد واستمر البرنامج التدريبي السيكودرامي لمدة (١٨) أسبوعاً وتضمن البرنامج عرضاً لنقص الانتباه وكيفية إحداث تنمية وتركيز له وكذلك خفض حدة الاندفاعية والنشاط الحركي الزائد وأسفرت نتائج الدراسة عن فعالية البرنامج التدريبي السيكودرامي باستخدام حل المشكلة في خفض حدة اضطراب الانتباه المصحوب بالنشاط الحركي الزائد بأعراضه الثلاثة : نقص الانتباه والاندفاعية والنشاط الحركي الزائد لدي أفراد عينة البرنامج.

بينما تناولت دراسة " ستيوارت ودانسينجر" Dansinger &Stuart (٢٠٠٠) في تناولها للسيكودراما ممثلة في حل المشكلة لخفض حدة اضطراب الانتباه المصحوب بالنشاط الزائد لدي التلاميذ الموهوبين من خلال برنامج تدريبي باستخدام حل المشكلة وذلك بمساعدة المعلم ، وتكونت عينة الدراسة من حالتان من التلاميذ الموهوبين الذين تتراوح أعمارهم ما بين (٩-١٠) أعوام ، واشتملت أدوات الدراسة علي بطاقة ملاحظة للسلوك من قبل المعلم والمشرفين بالمدرسة ، وكذلك اختيار القدرات الخاصة للموهوبين إعداد / الباحث.

وأعتمد البرنامج السيكودرامي علي عرض تمثيلي لحل المشكلة من خلال مواقف دراسة مشتملة علي : نقص الانتباه والاندفاعية والنشاط الحركي الزائد لدي أفراد العينة ويعتمد البرنامج كذلك علي إيجاد حلول للمشكلات الموقفية الممثلة ، وتم كذلك أجراء دراسة إكلينيكية بواسطة دراسة الحالة للتعرف علي البعد الدينامي لمضطربي الانتباه المصحوب بالنشاط الحركي الزائد ،وأسفرت نتائج الدراسة عن فعالية فنية حل المشكلة في خفض حدة اضطراب الانتباه المصحوب بالنشاط الحركي الزائد لدي أفراد العينة وانعكس ذلك علي زيادة التقبل الاجتماعي لديهم .

واتفقت دراسة " جوبنز وسيجل" (٢٠٠٠) Gubbins, E. & Siegle, D. مع الدراسة السابقة في خفض حدة اضطراب الانتباه المصحوب بالنشاط الزائد من خلال استخدام السيكودراما ممثلة في فنية حل المشكلة لدي أفراد عينة الدراسة المكونة من (٨) مراهقين منهم (٤) موهوبين ،(٤) غير موهوبين ممن تتراوح أعمارهم ما بين (١٥-١٨) عاماً ،وتم استخدام قائمة كور نزر لتقدير السلوك من قبل المعلمين والبرنامج السيكودرامي الذي تم تحت أشراف المعلم ، وذلك بأداء أفراد العينة للمشكلات التعليمية والاجتماعية ممثلة في بعض المواقف التمثيلية وتطويع تلك المشكلات للعمل غلي تركيز الانتباه والحد من الاندفاعية والنشاط الحركي الزائد لدي أفراد العينة وبذلك اثبت البرنامج فعاليته في خفض حدة هذا الاضطراب باستخدام السيكودراما .

أما دراسة " عادل غنايم" (٢٠٠١) فقد تناولت استخدام السيكودراما في تعديل بعض الاضطرابات السلوكية ومنها خفض مستوى النشاط الزائد لدي التلاميذ ذوي صعوبات التعليم وغير ذوي صعوبات التعليم من خلال استخدام : لعب الدور ، وتكونت عينة الدراسة من أربع مجموعات : الأولى تجريبية وتشمل (١٠) تلاميذ من ذوي صعوبات التعليم ، والثانية ضابطة وتشمل(١٠) تلاميذ من ذوي صعوبات التعليم والمجموعة الثالثة تجريبية : وتحتوي علي (١٠) تلاميذ من غير ذوي صعوبات التعليم والمجموعة الرابعة ضابطة وتشتمل علي (١٠) تلاميذ من غير ذوي صعوبات التعليم ، وتم استخدام : مقياس

النشاط الزائد إعداد/ عبد العزيز الشخص (١٩٩٣) ، واستبيان تشخيص صعوبات التعليم في مادة اللغة العربية لدي تلاميذ المرحلة الابتدائية إعداد/ شيرين دسوقي (١٩٩٦) ، وملحق استمارة التقييم إعداد/ الباحث ، واستمارة الملاحظة الأسبوعية للسلوك العدواني والنشاط لأفراد عينة البرامج من قبل المعلمين وأولياء الأمور إعداد/ الباحث ، وتوصلت الدراسة إلي فعالية السيكودراما استخدام لعب الدور في خفض حدة النشاط الحركي الزائد لدي أفراد العينة وذلك في المقياسين البعدي والقبلي .

بينما هدفت دراسة " جنسن وآخرين " Jensen, p. S. et al. (٢٠٠١) لخفض حدة اضطراب الانتباه المصحوب بالنشاط الزائد وذلك باستخدام السيكودراما ممثلة في فنية : لعب الدور وعكس الدور والذي يرتكز علي تمثيل وأداء مواقف سلوكية متعددة لمضطربي الانتباه مع عكس الدور بأداء السلوك المرغوب فيه ،وتكونت العينة من (٨) أطفال في عمر ما بين (٦-١٢) عاماً ، وتم استخدام الدراسة الإكلينيكية مع بطاقة ملاحظة للسلوك من قبل المعلمين وذلك للتشخيص وكذلك البرامج السيكودرامى والذي تم تطبيقه علي أفراد العينة لمدة شهرين بواقع ثلاث مرات أسبوعيا ، وتمخضت نتائج الدراسة عن فعالية البرامج السيكودرامي : بلعب الدور وعكس الدور في خفض حدة اضطراب الانتباه المصحوب بالنشاط الحركي الزائد من خلال حدوث تنمية وتركيز الانتباه ، وخفض حدة الاندفاعية ، وخفض مستوي النشاط الحركي الزائد .

دراسة " هارتمان" Hartman, T. (٢٠٠٣) والتي هدفت لخفض حدة اضطراب الانتباه المصحوب بالنشاط الزائد من خلال التدخل العلاجي بواسطة السيكودراما وذلك بفنيتي لعب الدور وعكس الدور لدى أفراد العينة المكونة من (١٦) طفلاً ممن تتراوح أعمارهم ما بين (٧-١٠) عاماً ؛ إذ تم تقسيم أفراد العينة إلى مجموعتين : الأولى تجريبية ، والثانية : ضابطة وكلاهما مكون من (٨) أطفال ، ولقد استخدم الباحث محكات مقياس اضطراب الانتباه المصحوب بالنشاط الزائد الإصدار الرابع للجمعية الأمريكية للتخلف العقلي D S M IV (١٩٩٨) وذلك لنمط نقص الانتباه فقط ، وكذلك احتوى البرنامج العلاجي باستخدام السيكودراما على مواقف تفاعلية منزلية كأداء دور الأب أو الأم

أو أحد الأخوة أو الأقارب من خلال أداء الدور وعكسه ، وتوصلت نتائج الدراسة إلى فعالية البرنامج العلاجي السيكودرامى في خفض حدة اضطراب الانتباه المصحوب بالنشاط الزائد.

الفصل الخامس

البرنامج العلاجي باستخدام السيكودراما في خفض حدة اضطراب الانتباه المصحوب بالنشاط الزائد لدى الأطفال ذوى الإعاقة السمعية

مقدمة البرنامج :

تمثل السيكودراما أحد أهم واجهة للتنفيس الانفعالي لدى الأطفال ذوي الإعاقة السمعية نظرا لاعتمادهم في تفاعلاتهم مع الغير على التعبير التمثيلي بلغة الإشارة أو بالتواصل الكلي الذي يلتقي مع البانتوميم " التمثيل الصامت "، ولذا فان استخدام السيكودراما مع ذوى الإعاقة السمعية قد يؤدى لاستبصارهم بسلوكياتهم الخاطئة والإتيان بالسلوكيات المرغوب فيها وذلك لتقارب فنياتها العلاجية التدريبية السيكودرامية مع ما يمارسونه في تفاعلاتهم الحياتية اليومية مع بعضهم البعض أو مع غيرهم .

وقد أشارت بعض الدراسات والبحوث السابقة والإطار النظري إلى أن اضطراب الانتباه المصحوب بالنشاط الحركي الزائد قد يؤدي لتأثيرات سلبية في مرحلة الطفولة بل تمتد إثارة لمرحلة المراهقة ومن تلك الآثار السلبية : سوء التوافق النفسي- " الشخصي- والاجتماعي والدراسي " ، وذلك في البيئة : المدرسية والأسرية ، والاجتماعية ....

وتلتقي السيكودراما بجلساتها التمثيلية في أوجه كثيرة مع اللعب ولذا تعد من الأساليب العلاجية المفضلة والمرغوبة لدي الأطفال ذوي الإعاقة السمعية.

* ولهذا فهناك أهمية لمحاولة استخدام السيكودرما كبرنامج محبب لدي الأطفال ذوي الإعاقة السمعية لخفض حدة اضطراب الانتباه المصحوب بالنشاط الحركي الزائد وبصفة خاصة إذا كانت العينة من ذوي التفاعل الإرشادي أو التفاعل الكلي " التواصل الكلي " وهو ما يطلق علية البانتوميم أي التمثيل الصامت .

كما أن الإعاقة السمعية لها آثار سلبية علي شخصية الأطفال وبصفة خاصة إذا صاحب تلك الإعاقة ظهور اضطراب سلوكي كاضطراب الانتباه المصحوب بالنشاط الحركي الزائد – منشاة عقلي الأمر الذي يصاحبه تشتت وعدم اتزان في تفاعلاتهم في شتي مناحي الحياة ومن ثم يحدث سوء توافق مع ذواتهم ومع الآخرين (والدين – معلمين – أخوه –

أصدقاء – زملاء – جيران ...). ولذا قد شعر هؤلاء الأطفال بالدونية والانعزالية ونقص وضعف في الثقة بالنفس وعدم تقبل الذات .

ومن ثم يشير كل من " كلايتون و روبنسون (١٩٧١) .Clayton, L. & Robinson, o و"سوينك " (١٩٨٥) Swink ,D.F إلى أن السيكودراما تعد من انسب وسائل تدريب وعلاج الأطفال ذوي الإعاقة السمعية ، إذ انه خلال التمثيل النفسي قد يحدث نوعا من التالف والثقة لدي ذوي الإعاقة السمعية إذ تعد السيكودراما جزء من الأنشطة التي يمارسونها في حياتهم ويتجلي ذلك من خلال : لعب الدور،وقلب الدور والمرآة في بيئة آمنة ومشجعة ولذا تعتمد علي الأداء التلقائي الارتجالي مصحوبا بتفريغ الطاقة الزائدة لديهم (Clayton, &Robinson, D.: ١٩٧١,٤١٨;Swink, D.F.: ١٩٨٥,٢٧٢-٢٧٤) .

وهناك برامج علاجية تناولت : فعالية السيكودراما في خفض حدة اضطراب الانتباه المصحوب بالنشاط الحركي الزائد كما في دراسة "بتر جنسن و آخرون "(٢٠٠١) Jensen ,P. S .et al . ، وعادل غنايم، (٢٠٠١)، وستيورات دانسنجر" (٢٠٠٠) .Dansinger , S ، و"مار جريت كليك مان – سيمرد وآخرين " (١٩٩٩) Semrud- Clikeman, Margaret al ، و" سبينيلي" (١٩٩٨) .Spinelli, C و " ايكوف" (١٩٩٢) Ecoff, E.,R . ، ووبل " (١٩٩٠) Woeppel ، وناي " (١٩٨٠) .Ney,J. W. .

أهمية البرنامج :

وتتضح أهمية برنامج تدريبي علاجي مقترح باستخدام السيكودرامي فيما يلي :

- يساعد البرنامج علي:-

- خفض حدة نقص الانتباه وذلك : من خلال تنمية وتركيز وزيادة مدة الانتباه أي زيادة السعة الانتباهية لدي الأطفال ذوي الإعاقة السمعية .

- خفض حدة النشاط الحركي الزائد وذلك : من خلال العمل علي أحداث اتزان في مستوي النشاط الحركي بتفريغ الطاقة الزائدة لدي أفراد عينة البرنامج في إطار تفاعلات ممثلة تعمل علي تناسب النشاط الحركي مع الفعل التمثيلي ذاته والنشاط الممارس .

- خفض حدة الاندفاعية وذلك : من خلال زيادة مستوي التروي لدي أفراد عينة البرنامج.

- تحسين وتنمية مستوي التوافق النفسي : ومنه الشخصي والدراسي والاجتماعي لدي أفراد عينة البرنامج.

- محاولة الاستفادة من المواقف التمثيلية الانتباهية التي تحتويها جلسات البرنامج بقياسها علي مواقف حياتية أخرى معاشه .

- التحفيز الفعال لعينة البرنامج بهدف المشاركة التمثيلية الفعالة لضمان الاستفادة من البرنامج وكذلك قياس ذلك علي أدائهم في مواقف الحياة المختلفة من خلال جدية المشاركة والعمل والتفاعل لزيادة السعة الانتباهية واثبات الذات والتوافق مع ذواتهم والمحيط الخارجي .

الخدمات التي يقدمها البرنامج

يقدم البرنامج التدريبي العلاجي باستخدام السيكودرامي عدداً من الخدمات منها:

١- الخدمات العلاجية :

تتمثل في مساعدة أفراد عينة البرنامج علي خفض حدة اضطراب الانتباه المصحوب النشاط الحركي الزائد ومن ثم يؤدي ذلك لتحسين وتنمية مستوي التوافق النفسي" الشخصي والاجتماعي والـدراسي " لديهم.

كذلك يتيح البرنامج لأفراد عينة البرنامج تفادي الوقوع في مواقف خطرة يمكن أن يتعرضوا لها في المواقف الحياتية المختلفة .

٢- الخدمات التربوية :

يؤدي خفض حدة اضطراب الانتباه المصحوب بالنشاط الحركي الزائد إلى تحسين التوافق النفسي" الشخصي والدراسي والاجتماعي " لدي عينة البرنامج الأمر الذي يؤدي لتحسين تفاعلاتهم في محيط المدرسة والأسرة والمجتمع ككل .

٣- الخدمات الترويحية :

ويتمثل ذلك في حث أفراد عينة البرنامج علي استغلال أوقات الفراغ في ممارسة أنشطة السيكودراما بالتدريب علي الأداء التمثيلي في شتي المواقف الحياتية ؛ إذ تلتقي السيكودراما مع اللعب ، ذلك النشاط الفطري المحبب لدي الأطفال - ومن ثم قد يؤدي ذلك لإضفاء الراحة النفسية داخلهم وكذلك تحقيق نوعا من التوافق النفسي " الشخصي والاجتماعي والدراسي " لديهم مع المواقف الحياتية المتباينة .

٤- الخدمات الاجتماعية :

ويتمثل ذلك في إضفاء جو من الدفء والحب والألفة والتفاعل الاجتماعي الجيد بين أفراد عينة البرنامج من خلال المشاركة والتواصل مع بعضهم البعض في الجلسات الأولى للبرنامج ويقابل ذلك التواصل الاجتماعي علي مدار الجلسات كلها .

٥- خدمات المتابعة :

تمثل ذلك في المتابعة الدورية لكل خطوات البرنامج وذلك للوقوف علي التغيرات السلوكية التي أحدثها البرنامج لدي أفراد مجموعة البرنامج العلاجي باستخدام السيكودراما.

الأسس التي يقوم عليها البرنامج .

يقوم البرنامج العلاجي باستخدام السيكودرامي علي مجموعة من الأسس الهامة تتمثل فيما يلي:

١- الأسس العامة للبرنامج :

- يتم مراعاة قابلية السلوك للتعديل والتغيير، وحق الفرد في العلاج باستخدام السيكودراما وذلك باشتراكه في الجلسات التمثيلية القائمة علي أنشطة السيكودراما لتدريبهم علي :

– تنمية وتحسين وتركيز و إطالة مدة الانتباه تنمية وأحداث اتزان في النشاط الحركي على وزيادة التروي: ويتم ذلك من خلال:

- يراعي البرنامج خصائص نمو الأطفال ذوي الإعاقة السمعية (أفراد البرنامج) في المرحلة العمرية من (٩-١٢) عاما من مرحلة الطفولة المتأخرة ، وكذلك حاجاتهم وقدراتهم وميولهم واستعداداتهم.

- يراعي البرنامج ظروف الإعاقة السمعية لدي أفراد عينة البرنامج.

- أن يراعي البرنامج أهمية مرحلة الطفولة لخفض حدة الاضطرابات السلوكية ومنها: اضطراب الانتباه المصحوب بالنشاط الحركي الزائد نظرا لصعوبة أجراء ذلك في المراحل العمرية التالية وكذلك للتأثير السلبي الذي يحدثه هذا الاضطراب علي شخصية هؤلاء الأفراد .

- يراعي البرنامج الاستخدام الفعال للإشارات والتواصل الكلي التي لها مدلولات فعالة ومفهومة لدي عينة البرنامج لكي يتحقق أهداف البرنامج ويتم أحداث تواصل مفهوم للأداء التمثيلي في الجلسات العلاجية

- أن يرتكز البرنامج علي المثيرات البصرية التي يعتمد عليها الأطفال ذوي الإعاقة السمعية (عينة البرنامج).

- تضمن البرنامج مواقف درامية واقعية ومعاشه من قبل أفراد عينة البرنامج علي المحيط الأسرى والدراسي والاجتماعي من خلال علاقته بالمعلم – بزملائه – (البائع) في كانتين المدرسة – بالأسرة (الوالدين – الأخوة) – بالسائق – بالبائع في السوبر ماركت والسوق.

- أن يراعي البرنامج ضرورة المشاركة السيكودرامية (التمثيلية) لكل فرد من أفراد عينة البرنامج .

- أتبع الباحث (المعالج) أسلوب التدعيم : التعزيز الإيجابي المادي والمعنوي مع أفراد عينة البرنامج عند إتيانهم بالسلوكيات المرغوبة .

- أن يراعي البرنامج ضرورة أن تضم كل جلسة سيكودرامية التالي :

أولا : في بداية الجلسة:مراجعة للواجبات المنزلية + تصوير تمثيلي ذاتي للجلسة السابقة .

ثانيا : في منتصف الجلسة : الأداء التمثيلي العلاجي للعرض الـذي تم تحديده مسبقا، ومناقشـة الأداء التمثيلي للسلوكيات غير المرغوبة ، وأداء تمثيلي للسلوكيات المرغوبة .

ثالثا: في نهاية الجلسة:مناقشة أوجه الاستفادة من الجلسة السيكودرامية (التغذية الراجعة) .

- أن يراعي عند تحديد مكان الجلسات العلاجية السيكودرامية مبدأ: السلامة والأمـن، وأن يخلـو مـن أي عوائق يمكن أن تضر بأفراد عينة البرنامج .

- أن يتم تنظيم مكان جلوس الأطفال المشاركين في البرنامج للمشـاهدة الدقيقـة للمواقف السـيكودرامية علي شكل نصف دائرة بتقريبهم إلى الممثلين بهدف المشاركة والتفاعل الجيد بيـنهم وكـذلك التعلم بالملاحظة.

- أن يتم مراعاة التدريب علي الجلسات السيكودرامية بالتدرج من الأسهل للأصعب .

- أن تكون الجلسات العلاجية التدريبية السيكودرامية سهلة الأداء وبسيطة وخاليـة مـن التعقيـد ومعبرة عن العرض المراد علاجه وخفضه .

- أن يكون الأداء التمثيلي لشخصيات قريبة التأثير من المحيط التفاعلي المعاش لأفراد عينة البرنامج .

- أن يتم مراعاة التدرج في زمن الجلسات من الأقل زمنا إلى الأعلى مثل أول جلسـة (٢٠) دقيقـة ثـم (٢٥) دقيقة ثم(٣٠) دقيقة وهكذا ...... وذلك نظرا لصعوبة جذب انتباه أفراد العينة لفترة زمنية طويلـة وذلك في بداية أجراء الجلسات العلاجية .

٢- الأسس الفلسفية :

يستمد البرنامج العلاجي السيكودرامي أصوله الفلسفية من نظرية التعلم الاجتماعي بالملاحظة ، وذلك من خلال السيكودراما " الأداء التمثيلي" الذي أسسه   "مورينو" Morino ؛إذ يعتمد التغيـير السلوكي لدي أفراد عينة البرنامج علي إحداث تنفيس انفعالي تلقائي يقـوم عـلي جوانـب معرفيـة انفعاليـة سلوكية .

٣- الأسس الاجتماعية :

يتم استخدام أسلوب العلاج الجمعي باشتراك جميـع أفراد البرنامج في الجلسـة السـيكودرامية سواء كانوا : أبطال - أو مساعدين - أو حتى متفرجين - أو شخصيات رئيسية .

شكل (٢)

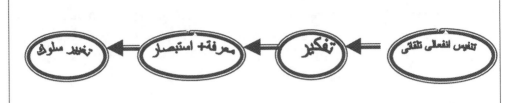

مراحل التغيير الحادث في السلوك خلال الأداء التمثيلي

مصادر محتوي البرنامج :

يعتمد الباحث في بناء محتوي البرنامج علي مصادر عدة منها:

١- الإطار النظري الذي يشتمل علي : الإعاقة السمعية و اضطراب الانتباه المصحوب بالنشاط الحركي الزائد والتوافق النفسي والسيكودراما.

٢- الدراسات والبحوث السابقة التي تتناول : برامج علاجية وإرشادية للأطفال ذوي الإعاقة السمعية وعادى السمع لخفض حدة اضطراب الانباه المصحوب بالنشاط الحركي الرائد سواء باستخدامها علي الأطفال أنفسهم أو بالمعلمين أو بالوالدين وكذلك تلك التي تناولت اثر اضطراب الانتباه علي التوافق النفسي.

٤- الزيارات الميدانية لمدرسة الأمل للصم وضعاف السمع بالزقازيق بمحافظة الشرقية. وإجراء مقابلات حرة مع الأطفال ذوي الإعاقة السمعية وكذلك مع بعض المعلمين وأولياء الأمور " الوالدين " والمشرفين حول اضطراب الانتباه المصحوب بالنشاط الحركي الزائد للتعرف علي المواقف السيكودرامية (التمثيل النفسي) المقترحة والبيئات المناسبة للأداء التمثيلي فيها .

٥- الاستبيانات المفتوحة التي تتضمن استفسارات تدور حول : أعراض اضطراب الانتباه المصحوب بالنشاط الزائد والتوافق النفسي " الشخصي والدراسي والاجتماعي " لدي الأطفال ذوي الإعاقة السمعية .

٦- بطاقة ملاحظة السلوك للمعلمين والمشرفين والوالدين : وذلك للمساعدة في تشخيص اضطراب الانتباه المصحوب بالنشاط الحركي الزائد من خلال أعراضه لدى أفراد عينة البرنامج، وكذلك استمارة البيانات العامة لهم .

٧- الإطلاع على بعض المقاييس : والتي تتناول اضطراب الانتباه المصحوب بالنشاط الحركي الزائد .

التخطيط العام للبرنامج:

- تحتوي عملية تخطيط البرنامج على :

تحديد الأهداف العامة والفرعية والخاصة والإجراءات العملية لتنفيذ البرنامج والتي تشتمل على الأعداد المبدئي للبرنامج والذي يحتوي على الخلفية العلاجية التدريبية السيكودرامية والبرنامج في صورته الأولية والأسلوب العلاجي والفنيات والوسائل المستخدمة في الجلسات السيكودرامية، ثم عرض البرنامج على المحكمين والقائم بالدراسة الاستطلاعية وتحديد المدى الزمني للبرنامج وعدد الجلسات المتوقعة ، ومدة كل منها ومكان إجراء البرنامج ، وإجراءات تقويم البرنامج وأخيرا توصيات برامج إرشادية مقترحة .

أولا: أهداف البرنامج :

تنقسم أهداف البرنامج إلى قسمين هما :-

أولا : الأهداف العامة

والتي تحتوي على :

١- هدف علاجي :

حيث يهدف البرنامج التدريبي العلاجي باستخدام السيكودرامي إلى خفض حدة اضطراب الانتباه المصحوب بالنشاط الحركي الزائد لدي الأطفال ذوي الإعاقة السمعية وذلك علي مستوي الجلسات التمثيلية التلقائية ، وبيان اثر ذلك علي التوافق النفسي "الشخصي والدراسي والاجتماعي " لديهم.

٢- هدف وقائي :

حيث يؤدي البرنامج إلى :

- عدم تعريض أفراد عينة البرنامج إلى مواقف خطرة في الشارع قد تؤذيهم وفي بعض الأحيان تودي بحياتهم.
- عدم تعريض أفراد عينة البرنامج إلى مواقف في المدرسة قد تؤدي لانخفاض المستوي التوافقي ولتحصيلي لديهم .
- عدم تعريض أفراد عينة البرنامج إلى مواقف مع زملائهم في الفصل الدراسي – فناء المدرسة (الحوش) – مطعم المدرسة -الشارع – الحدائق -السوبر ماركت – السوق . قد تؤدي إلى زيادة الانعزالية الاجتماعية لديهم والنفور منهم
-عدم تعريض أفراد عينة البرنامج لمواقف تصادمية نظرا لاحتمالية سوء العلاقة التفاعلية بينهم وبين ذواتهم – ووالديهم - ومعلميهم – ومشرفيهم – وزملائهم – وأخواتهم – وجيرانهم – وأقاربهم – والبائعين – والسائقين.....

ثانيا : الأهداف الخاصة الفرعية :

- وتتمثل فيما يلي :

-أن يتعرف أفراد عينة البرنامج علي الدور السيكودرامي المراد أدائه من خلال بيئة تفاعلية معاشه وواقعية وذلك في محاولة لتحقيق :

- خفض حدة نقص الانتباه لدي أفراد العينة من خلال العمل علي تنمية وزيادة السعة الانتباهية لديهم .

- خفض حدة النشاط الحركي الزائد لديهم بتفريغ الطاقة الزائدة وذلك بتنمية الاتزان في النشاط الحركي الزائد لديهم .

- خفض حدة الاندفاعية لديهم ويتم ذلك بتنمية التروي لديهم .

١- الأهداف المعرفية :

من المنتظر أن يكتسب الأطفال ذوي الإعاقة السمعية (عينة البرنامج) تفهما اكبر وأعمق لمشكلة اضطراب الانتباه المصحوب بالنشاط الحركي الزائد وأعراضه الثلاث : نقص الانتباه –النشاط الحركي الزائد الاندفاعية – مما قد يؤدي لزيادة فهمهم لأعراض هذا الاضطراب المراد خفضه .

- وكذلك الوعي بأهمية وفائدة علاج هذا الاضطراب والتي ستعود فائدته علي التوافق النفسي (الشخصي- والدراسي والاجتماعي) وزيادة استبصارهم بسلوكياتهم الخاطئة .

٢- الأهداف السلوكية

وتتمثل في:-

- ان يقوم أفراد العينة بأداء بعض الأدوار التي يخشي القيام بها وبذلك بمكنة مشاهدة المواقف التي يقع فيها: لنقص الانتباه – الاندفاعية – للنشاط الحركي الزائد .

- أن يتم تشجيع أفراد عينة البرنامج علي التفاعل والاندماج والتعبير عن ذواتهم في المجتمع والجماعة

- أن يحدث تحسين وعي أفراد عينة البرنامج بالمواقف والأماكن والأزمنة والأشخاص.

- أن يتم بث الطمأنينة والراحة النفسية والإيجابية في علاقته التفاعلية بأفراد عينة البرنامج مع أفراد المحيط الدراسي والأسرى والمجتمعي ، وإزالة الأسباب التي قد تكون كامنة وراء سوء علاقاتهم مع هؤلاء الأفراد.

- أن يحدث تنمية للوعي بمفهوم الذات لديهم من خلال تعايشهم مع مواقف ممثلة محاكية للواقع الذين يعيشون فيه بهدف زيادة قدراتهم على مواجهة المواقف التفاعلية بانتباهه أكثر .

- أن تحدث زيادة تقبلهم لإعاقاتهم من خلال تفاعلاتهم الإيجابية مع المواقف التي تواجههم وكذلك تقبلهم للآخرين.

- أن يتم علاج اضطراب الانتباه المصحوب بالنشاط الحركي الزائد وذلك بأحداث تنفيس انفعالي Abreaction لديهم من خلال الأداء التمثيلي التلقائي لمواقف حية ومعاشه بهدف التخلص من بواطن الخوف وبواعث مشكلة اضطراب الانتباه المصحوب بالنشاط الحركي الزائد الآمر الذي قد يؤدي لإزالة أسباب التوافق النفسي " الشخصي والاجتماعي والدراسي " بتحسين علاقاتهم مع الآخرين والانفتاح الإيجابي على الآخرين.

٣- الأهداف الإجرائية :

وتتمثل في :

- انخفاض الدرجة الكلية على مقياس : اضطراب الانتباه المصحوب بالنشاط الحركي الزائد لدى الأطفال ذوي الإعاقة السمعية .

- ارتفاع الدرجة الكلية على مقياس التوافق النفسي " الشخصي والاجتماعي والدراسي " لدى الأطفال ذوي الإعاقة السمعية ، وهذا يدل على فعالية البرنامج.

ثانيا: الأعداد المبدئي للبرنامج :

١- الخلفية التدريبية للباحث :

تم اعتماد الباحث على عدد من الإجراءات لكي يتم تأهيله لتطبيق البرنامج العلاجي التـدريبي السيكودرامي ومن بين هذه الإجراءات :

١ - التدريب على استخدام السيكودراما وإدارة الجلسـات العلاجيـة بمستشفي " شعلان للطب النفسي- والعلاقات الإنسانية " وذلك تحـت إشراف الأسـتاذ الـدكتور / محمـد شعلان أسـتاذ الطب النفسي- المتفرغ بجامعة الأزهر .

٢ -التدريب على فنيات العلاج النفسي السلوكي الانفعالي العقلاني وذلك بالحصول علـى دورة مـن أكاديميـة ميتشجان الأمريكية والتي عقدت في قسم الصحة النفسية بكلية التربيـة جامعـة الزقـازيق في الفـترة من ٢٠٠٢/٢/٤م حتى ٢٠٠٢/٢/٧م .

٣ -إطلاع الباحث على عدد من البرامج التـي قامت بخفض حـدة اضطراب الانتباه المصحوب بالنشاط الحركي الزائد ، وكذلك بعض البرامج التي استخدمت السيكودراما مع ذوي الإعاقة السمعية بهدف التعرف على المراحل والخطوات التي يمر بها العلاج وملخص كـل خطـوة لمراعـاة مـدي تناسبها مـع اضطراب الانتباه المصحوب بالنشاط الحركي الزائد مع الأطفال ذوي الإعاقة السمعية .

ب- البرنامج في صورته الأولية :

احتوى البرنامج العلاجي باستخدام السيكودراما لخفض حـدة اضطراب الانتبـاه المصحوب بالنشاط الحركي الزائد لدى الأطفال ذوى الإعاقة السمعية على عدد (٥٢) جلسة، وينقسم البرنامج إلى ثلاثة أقسـام هما :

شكل (٣)

المرحلة التمهيدية" التأهيلية " وتتضمن (٤) جلسات

المرحلة العلاجية وتتضمن (٣٦)جلسات

مرحلة إعادة العلاج وتتضمن (١٢) جلسا

توزيع جلسات العلاجية للبرنامج السيكودرامى

وتتضح مراحل البرنامج الثلاث كما يلي :-

١- مرحلة البدء التمهيدية :-

- وهي المرحلة التمهيدية أو التأهيلية التي يتم خلالها التعارف بين الباحث وأفراد العينة، وشرح أهداف البرنامج والإطار العام للعلاقة العلاجية التدريبية السيكودرامية وعدد جلساتها (٤) جلسات ، ويصاحب تلك المرحلة نشرات إرشادية للوالدين والمعلمين .
- ويتم فيها كذلك إيجاد علاقة آلفة ودفْ ومودة بين الباحث والمفحوصين من خلال مشاركتهم ألعابهم.
- وأيضا يتم تعريف المفحوصين باضطراب الانتباه المصحوب بالنشاط الحركي الزائد وأعراضه والآثار السلبية المتمخضة عنه ، ويتم ذلك في الأربع جلسات الأولى من البرنامج.

٢- مرحلة الانتقال العلاجية :

وهي المرحلة العلاجية التي تهدف للتركيز علي خفض حدة اضطراب الانتباه المصحوب بالنشاط الحركي الزائد وهم: نقص الانتباه والنشاط الحركي الزائد والاندفاعية ، وذلك بالعمل علي خفض حدتها ، وذلك ممارسة فنيات سيكودرامية تتلاءم مع هذا الاضطراب، وأيضا مع طبيعة الإعاقة السمعية مثل : لعب الدور وعكس الدور والمرآة، ويتم ذلك خلال (٣٦)جلسة .

٣- مرحلة الإغلاق "إعادة العلاج " :

ويقصد بها مرحلة إعادة للجلسات العلاجية السيكودرامية لأعراض اضطراب الانتباه المصحوب بالنشاط الحركي الزائد الثلاث : نقص الانتباه والنشاط الحركي الزائد والاندفاعية. وذلك بواقع ثلاث جلسات لكل عرض ليصبح عدد جلسات تلك المرحلة (١٢) جلسة.

ومن ثم يشار بها للمرحلة النهائية والتي تهدف للوقوف علي مدي تحقيق البرنامج لأهدافه وتهيئة عينة البرنامج علي إنهاء البرنامج مع تركيزهم بالانتباه الجيد لمواقف الحياة المختلفة .

جـ - الأسلوب العلاجي :

- يتم اتباع أسلوب العلاج السلوك الجماعي من خلال الاعتماد علي السيكودراما بالمشاركة الجماعية لأفراد عينة البرنامج سواء كانوا شخصيات رئيسية أو أبطال أو شخصيات مساعدة أو متفرجين .

- ويتم أثناء ذلك مشاهدة السلوكيات غير المرغوبة وتعديلها للسلوكيات المرغوبة .

د- الفنيات العلاجية باستخدام السيكودرامية :

- ويشتمل البرنامج العلاجي التدريبي السيكودرامي علي الفنيات التالية :

١- لعب الدور Role play

- ويتم استخدام الدور التمثيلي الذي يعتمد علي لعب الدور من خلال تمثيل دور شخصي آخر وذلك بإتيان السلوكيات والأفعال التي يفعلها بهدف توضيحها وبيانها .

٢- عكس الدور Role Reversal

- ويتم ذلك بقلب الدور أي يقوم الفرد الأول قائما بتمثيل دور الفرد الثاني والعكس وذلك بهدف المعاونة في فهم ورؤية السلوك المصاحب للعرض الذي يتم تجسيده .

٣- المرآة The Mirror

ويتم فيها اختيار شخصي من الانوات المساعدة ليجسد شخصية البطل في حالاته النفسية وانفعالاته أي أن تقوم الشخصية المساعدة بدور البطل الذي يكون في تلك الحالة متفرج وليس ممثلا علي خشبه المسرح وبذلك يمكنه ملاحظة سلوكياته والاستبصار بذاته وأعراض اضطراب الانتباه المصحوب بالنشاط الحركي الزائد الثلاثة.

٥ – الوسائل المستخدمة :

- يتم استخدام الوسائل التالية :-

الأدوات القياسية : وتشير إلى :

أ-مقياس اضطراب الانتباه المصحوب بالنشاط الحركي الزائد بأعراضه : (نقص الانتباه والنشاط الزائد - الاندفاعية) بصورة الثلاث (الصورة الأسرية - الصورة المدرسية - صورة الطفل المصورة) .

ب-المحتوي العملي للبرنامج العلاجي باستخدام السيكودراما .

جـ-العرض علي المحكمين:

- تشمل فئات المحكمين التالي :-

- بعض أولياء الأمور للأطفال ذوي الإعاقة السمعية .

- بعض أعضاء هيئة التدريس بالجامعات.

- بعض معلمي ومديري مدارس الأمل للصم وضعاف السمع.

- بعض مشرفي المسرح والدراما وقصور الثقافة .

وبعد أن تم تصميم البرنامج العلاجي التدريبي السيكودرامي في صورته النهائية يتم عرضه علي مجموعة من أعضاء هيئة التدريس لاستطلاع آرائهم حول :

- مدي تسلسل وترابط خطوات البرنامج العلاجي السيكودرامي.

- مدي مناسبة محتوي الجلسات للأطفال ذوي الإعاقة السمعية .

- مدي مناسبة محتوي الجلسات لخفض حدة اضطراب الانتباه المصحوب بالنشاط الزائد.

- مدي مناسبة الإجراءات المستخدمة في البرنامج.

د- الدراسة الاستطلاعية :

تم أجراء دراسة استطلاعية للبرنامج المستخدم في الدراسة الحالية علي اثنين من الأطفال ذوي الإعاقة السمعية ممن تنطبق عليهم نفس شروط العينة التجريبية وفي ضوء تلك الدراسة تم التعرف علي ما يلي :

أ- المدة الزمنية المناسبة لكل جلسة

ب-عدد الجلسات الملائمة .

جـ-الفنيات المستخدمة والمناسبة

د- المدى الزمني للجلسة :

- تستغرق الفترة الزمنية لكل جلسة ما بين(٢٥-٦٠) دقيقة بالتدرج بمعدل أربع جلسات أسبوعيا (السبت -الأحد - الأربعاء- الخميس) .

هـ - عدد أفراد المجموعة العلاجية :

تم تقسيم أفراد العينة إلى مجموعتين الأولى : تجريبية وتحتوي علي عدد (٤) تلاميذ من ذوي الإعاقة السمعية والثانية : ضابطة وتحتوي علي عدد (٤) تلاميذ من ذوي الإعاقة السمعية.

و- درجة الإعاقة السمعية :

تكونت عينة الدراسة من الأطفال ذوي الصمم الكلي ممن تبلغ درجة العجز السمعي لديهم من (٧٠) ديسيبل فأكثر.

ز- مكان البرنامج والجلسات العلاجية:

- تم تطبيق البرنامج بمدرسة الأمل للصم وضعاف السمع بالزقازيق بمحافظة الشرقية.

- وتم تطبيق الجلسات العلاجية للبرنامج في الأماكن التالية:

أولا : مواقف مدرسية : كما في التالي :(المسرح المدرسي- الفصل الدراسي- فناء المدرسة - كانتين المدرسة).

ثانيا : مواقف خارج المدرسة : في التالي :(الشارع " أمام المدرسة " - محل البقالة " السوبر ماركت "- الملاهي) .

ح - العمر الزمني لعينة البرنامج :

- يتراوح العمر الزمني لعينة البرنامج ما بين (٩-١٢) عاما.

- وذلك في مرحلة الطفولة المتأخرة لدي الأطفال ذوي الإعاقة السمعية في الصفوف الدراسية من الصف الرابع إلى الصف السابع الابتدائي بمدرسة الأمل للصم وضعاف السمع بالزقازيق بمحافظة الشرقية .

ك - عدد جلسات البرنامج ومدته :

يصل عدد جلسات البرنامج (٧٧) جلسة يتم توزيعهم كالتالي:-

- (٤) جلسات للمرحلة التمهيدية ، (٣٦) جلسة للمرحلة العلاجية، (١٢) جلسات إعادة العلاج.

- تصل مدة البرنامج حوالي ستة شهور.

ش - عينة البرنامج :

وصلت عينة البرنامج إلى (٨) أفراد ؛ إذ تنقسم تلك العينة إلى مجموعتين : الأولى : تجريبية : وتحتوى على (٤) أطفال من ذوى الإعاقة السمعية ، والثانية : ضابطة : وتتكون من(٤) أطفال من ذوى الإعاقة السمعية.

- محتوي الجلسات :

- يتم انتقاء محتوي الجلسات العلاجية السيكودرامية بناء علي الأهداف التي تم تحديدها للبرنامج، وكذا الإجراءات العلمية بما تتضمنه من الفنيات والأسلوب العلاجي .

الجلسات السيكودرامية لعلاج اضطراب الانتباه
المصحوب بالنشاط الزائد لدى الأطفال ذوى الإعاقة السمعية

إعداد : الباحث

المرحلة الأولى: التمهيدية " التأهيلية "

نظرا لكون تلك المرحلة تمثل التأهيل الأولى لأفراد عينة البرنامج ولذا تم من خلالها تـم تهيئتهم للمرحلة التالية وتم ذلك من خلال الجلسات التالية :

الجلسة الأولى : التعرف والتمهيد

أهداف الجلسة :

١-أن يتعرف أفراد العينة العلاجية علي بعضهم البعض وعلي الباحث (المعالج).

٢-أن يتعرف أفراد العينة العلاجية علي الغرض من انضمامهم لهذه الجلسات التدريبية التمثيلية

٣-أن يتعرفوا علي الخطوط الرئيسية للجلسات العلاجية السيكودرامية.

مكان الجلسة : مسرح المدرسة .

زمن الجلسة : استغرقت الجلسة حوالي ٢٥ دقيقة.

الفنيات المستخدمة : ١- المحاضرة البسيطة   ٢-المناقشة والحوار

المنظر التمثيلي :

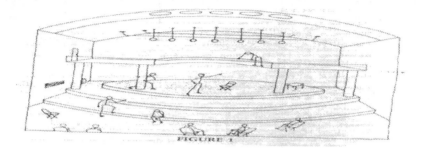

FIGURE 1

محتوي الجلسة :

تم التعارف بين أفراد العينة العلاجية بعضهم ببعض وبين الباحث (المعالج) إذ قام كل منهم بتقديم نفسه (أشاريا) للآخرين ثم قام الباحث (المعالج) بتقديم نفسه لهم وتوضيح الغرض من الجلسات العلاجية السيكودرامية ومراحلها ، وعدد جلساته الأسبوعية ومواعيدها ، إذ حدد الباحث معهم أيام الجلسات العلاجية " أيام السبت والأحد والثلاثاء والأربعاء " من كل أسبوع وهنا لاحظ الباحث شعور أفراد العينة بالرهبة إلا أن الباحث طمأنهم إلى أنهم في حاجة إلى أن يتخلصوا من بعض المشكلات التي تعتريهم.

الجلسة الثانية : اللعب

أهداف الجلسة:

١- إقامة علاقة علاجية إيجابية ودافئة يسودها الدف والمودة والحب والثقة بين الباحث (المعالج) وأفراد عينة البرنامج.

٢-مشاركة الباحث (المعالج) لأفراد المجموعة العلاجية (ألعابهم) في محاولة من الباحث لكسر الحاجز النفسي بينه وبينهم .

مكان الجلسة: فناء المدرسة (الحوش)

زمن الجلسة : تستغرق الجلسة حوالي ٣٠ دقيقة .

الفنيات المستخدمة: ١- لعب الدور ٢- التغذية الراجعة

المنظر التمثيلي :

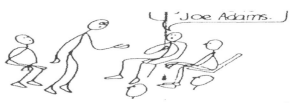

محتوي الجلسة :

تم ذكر اللعبة التي يفضل أفراد العينة وهى كرة القدم ، وهنا قام الباحث بسؤال أفراد العينة عن اختيار الأدوار ؛ إذ قاموا باختيار أداء الأدوار كالتالي :

الطفل (أ) سألعب دور المهاجم الذي يحرز أهدافا ، والطفل (ب) سألعب دور الحكم ، والطفل (ج) سألعب دور حارس المرمى ، والطفل (د) سألعب دور المدافع ، وقبل التمثيل قام

الطفل (أ) بارتداء شارة كابتن الفريق ،وقام الطفل (ب) بحمل الراية في يديه وقد قام الباحث برسم الملعب اللازم لذلك وإحضار الكرة ، واستنكر الطفل (د) أن يقوم بداء دور حارس المرمى وأعرب عن رغبته في لعب دور المهاجم وهنا تدخل الباحث وقام بتهدئته فوافق الطفل على هذا الوعد وإفهامه بأنه سوف يقوم بأداء دور اكبر في الجلسات القادمة ثم تم تجسيد الموقف على النحو التالي :

قام الحكم برفع الراية ثم إنزالها إيذانا ببدء المباراة و إعطاء الكرة في وسط الملعب وهنا قام الطفل (أ) المهاجم بركل الكرة برجلة بشدة وبدون تركيز فاصطدمت رجلة بأرض الملعب لأنه كان ينظر ناحية الرسم الموجود على حائط المدرسة في الحوش ولم تلمس الكرة فوقع (سقط) على الأرض وقد ظهر أن رجله قد جرحت ، وقام حارس المرمى بأخذ الكرة وقد أخطئ وقام بإعطائها للمهاجم-الذي قام من على الأرض- بدلا من إعطاءها للمدافع وهنا أحرز المهاجم في مرمى حارس المرمى هدفا ، وهنا قام الحكم بالإشارة برايته إيذانا بانتهاء المباراة ، وقد شرع الباحث بمناقشة أفراد العينة في أدائهم لتلك اللعبة والعيوب والمميزات " اوجه الاستفادة " من هذه الجلسة والتعرف علي العيوب" التغذية الراجعة " إذ قام الطفل (ب) بذكر أن الطفل (أ) قام بركل الكرة بدون تركيز مما أدى لإصابته في رجله، وقام الأطفال (أ ، ج ، د) بالتعليق بأنهم لم يلاحظوا أي شيئا على أفراد العينة أثناء العب ثم إنهاء الجلسة بإعطاء واجبات منزلية وتتمثل في لعب الأدوار مرة أخرى في لعبة كرة القدم ، والتذكير بميعاد الجلسة القادمة .

الجلسة الثالثة : التمثيل السيكودرامي (لعب أدوار الشخصيات أو المهن)

أهداف الجلسة :

ممارسة أفراد عينة البرنامج التمثيل النفسي " السيكودراما " كلعب أدوار لأصحاب المهن .

مكان الجلسة : مسرح المدرسة .

زمن الجلسة: تستغرق الجلسة حوالي ٣٥ دقيقة .

الفنيات المستخدمة : لعب الدور

الدور التمثيلي : المهن مثل : الحلاق والجزار والنجار والشحاذ .

المنظر التمثيلي :

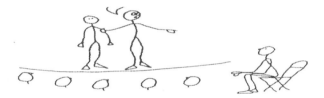

محتوي الجلسة :

تم تخصيص ٥ دقائق للتعرف علي الواجبات المنزلية ومراجعتها والمهن والفنانين والشخصيات التي تم أعدادها من قبل أفراد العينة لأدائها ثم يقوم أفراد العينة بلعب الدور التمثيلي وعكسه وهنا قام الطفل (أ) باختيار دور الجزار ، والطفل (ب) اختيار دور الحلاق، والطفل (ج) اختيار دور الحلاق ، والطفل (د) قام باختيار دور الشحاذ، وقد قام الأطفال بتقلد ومحاكاة أصحاب تلك المهن بصورة كوميدية أسعدتهم وأضافت نوع من الألفة

بين أفراد المجموعة بعضهم البعض وبين الباحث ، وقد نال طفلان إعجاب وتصفيق باقي أفراد لعينة وهنا قام الباحث بمكافأتهم بإعطاء هؤلاء الطفلين حلوى نظرا لإجادتهم لأدوارهم، وعندئذ أبدي أفراد العينة في تكرار الأداء التمثيلي لأصحاب المهن مرة أخرى رغبة في الحصول على الاستحسان ، وقد قام الباحث بإنهاء الجلسة بعد إعطاء واجبات منزلية في صورة لعب الدور لأصحاب المهن مرة أخرى مرة أخرى في البيئة الأسرية .

الجلسة الرابعة : التعرف علي أعراض اضطراب الانتباه المصحوب بالنشاط الحركي الزائد

أهداف الجلسة : أن يتعرف أفراد العينة علي طبيعة اضطراب الانتباه المصحوب بالنشاط الحركي الزائد وأعراضه الثلاثة (نقص الانتباه – النشاط الحركي الزائد – الاندفاعية).

مكان الجلسة : مسرح المدرسة .

زمن الجلسة : استغرقت الجلسة حوالي ٣٥ دقيقة.

الفنيات المستخدمة : لعب الدور

المنظر التمثيلي :

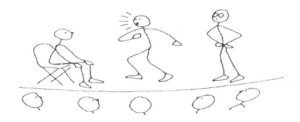

محتوي الجلسة :

تم في بداية الجلسة التعرف علي الواجبات المنزلية التي تم إعطائها في الجلسة السابقة إذ قام الباحث بجعل كل طفل من افرد المجموعة يلعب دور أصحاب المهن مرة أخرى " دور الحلاق والجزار والنجار والشحاذ " ، ثم قام الباحث بتوضيح طبيعة اضطراب الانتباه المصحوب بالنشاط الحركي الزائد من خلال تعريف أفراد المجموعة علي أعراضه الثلاثة ومناقشتهم حول المواقف التي يمكن أن تصاحب كل عرض من تلك الأعراض ، وقام الباحث بتجسيد تلك الأدوار وذلك في الفصل الدراسي والمنزل وفي الشارع : كأن يسرح الطفل وينظر خارج الفصل والمعلم يقوم بشرح الدرس على السبورة ، أو أن ينزل الطفل من على ترابزين السلم بصورة خاطئة أو ينزل درجات كثيرة للسلم مما يعرضه للإصابة والضرر ، أو أن يتسرـع ذلك الطفل يعبر الشارع والسيارة قادمة دون النظر إلى الطريق يعرضه للخطر.

ثانيا : المرحلة العلاجية :

(أ) : الجلسة الخامسة: نقص الانتباه :

أهداف الجلسة : أن يتعرف أفراد العينة علي المواقف التي يظهر خلالها : نقص الانتباه مـن خـلال تمثيـل دور التلميذ غير المنتبه والمعلم (ومشاركة باقي تلاميذ الفصل) .

مكان الجلسة : الفصل الدراسي .

زمن الجلسة : استغرقت الجلسة حوالي ٣٥ دقيقة .

الفنيات المستخدمة: لعب الدور

الدور التمثيلي: التلميذ غير المنتبه في الفصل .

المنظر التمثيلي :

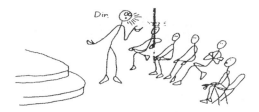

محتوي الجلسة :

احضر الباحث معه في بداية هذه الجلسة بعض الوسائل مثل طباشير وعصا لدور المعلم، وأقلام وكراسـات وكتب لدور التلميذ في بداية الجلسة ، وقد تسأل أفراد العينة عن أهمية إحضار هـذه الأشياء فـاخبرهم الباحث أن الموقف التمثيلي لهذه الجلسة يدور حول التلميذ غير المنتبه والمعلم ، وقد طلب الباحـث مـن الأطفال اختيار الأدوار المناسبة لهم وقد تم توزيع الأدوار كالتالي :

الطفل (ج) سألعب دور البطل(التلميذ غير المنتبه)

الطفل (ب) سألعب دور (المعلم)

الطفل (أ) سألعب دور (تلميذ بالفصل)

الطفل (د) سألعب دور (تلميذ بالفصل)

ثم وزع الباحث الطباشير و العصي على الطفل (د) والكتب والأقلام والكراسات على باقي الأطفال (أ) و (ب) و(ج) وقد دار تجسيد الموقف التمثيلي كالتالي :

المعلم : يقوم بالدخول و إلقاء تحية الصباح ويشير بيديه إلى الأطفال بالجلوس .

الأطفال : يقومون بالإشارة إلى المعلم لرد التحية ثم يجلسون .

المعلم : يقوم بشرح الدرس على السبورة .

الطفل (ج) : يقوم بالنظر إلى الأطفال الذين يتحركون خارج الفصل وذلك من شباك الفصل .

المعلم : يلاحظ أن الطفل (ج) لا ينظر إلى الشرح ، ويسرح بعدا عن الحصة .

المعلم : يقوم بسؤال الطفل (ج) عن الدرس الذي يشرحه .

الطفل (ب) : يخبر المعلم بالإجابة على السؤال .

الطفل (أ) : يخبر المعلم أن الطفل (ج) ينظر إلى الصور المعلقة على جد\ران الفصل وأيضا ينظر إلى الأطفال الذين يتحرون في فناء المدرسة (شباك الفصل الذي قام الباحث بالتطبيق فيه يطل على فناء المدرسة) .

وهنا شرع الباحث إلى مناقشة الموقف التمثيلي مع أفراد العينة والذي دار حول مميزات دور المعلم وأخطاء الطفل غير المنتبه ، فذكر الطفل (أ) أن الطفل (ج) لا ينظر إلى الشرح ولذلك فهو لا ينتبه لشرح المعلم ، وعقب الطفل (ب) بان الطفل (د) قد نسى وهو يقوم بدور المعلم أن يمر على كراساتهم ليصححها

الجلسة السادسة : نقص الانتباه :

أهداف الجلسة : أن يتعرف أفراد العينة على المواقف التي يحدث خلالها : تنمية وتركيز الانتباه وذلك من خلال تمثيل دور التلميذ المنتبه والمعلم " قلب الدور" (ومشاركة باقي تلاميذ الفصل) .

مكان الجلسة : الفصل الدراسي .

زمن الجلسة : استغرقت الجلسة حوالي ٣٥ دقيقة .

الفنيات المستخدمة: عكس الدور

الدور التمثيلي: التلميذ المنتبه في الفصل .

المنظر التمثيلي :

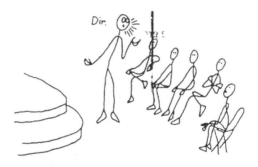

محتوى الجلسة :

احضرـ الباحث معـه في نفس الوسائل كـما في الجلسـة السـابقة وقـام الباحـث بأخبار أفـراد المجموعة بان الموقف التمثيلي لهذه الجلسة يدور حول التلميذ المنتبه في الفصل أثناء شرح المعلم،وقد طلب الباحث من الأطفال اختيار الأدوار المناسبة لهم وقد تم توزيع الأدوار كالتالي:

الطفل (ب) سألعب دور البطل (التلميذ المنتبه)

الطفل (ج) سألعب دور (المعلم)

الطفل (أ) سألعب دور(تلميذ بالفصل)

الطفل(د) سألعب دور (تلميذ بالفصل)

ثم وزع الباحث الطباشير والعصي على الطفل (ج) والكتب والأقلام والكراسات على باقي الأطفال (أ) و (د) و(ب) وقد دار تجسيد الموقف التمثيلي كالتالي :

المعلم : يقوم بكتابة الدرس على السبورة ويطلب من الأطفال كتابة هذا الدرس في كراساتهم.

الأطفال : يقوم بكتابة الشرح من على السبورة .

المعلم : يمر على الأطفال ليرى الشرح الذي كتبوه في كراساتهم .

المعلم : يلاحظ أن الطفل (ب) قد انتهى من كتابة الشرح مثل باقي زملائه ، وان نقله للكتابة قد تم بدون أخطاء .

وقد قام الباحث بمناقشة الموقف التمثيلي مع أفراد العينة والذي دار حول كيفيه انتباه الطفل (ب) عند قيامه بكتابة الشرح الموجود على السبورة ، فذكر الطفل (ج) أن الطفل (ب) كان ينظر جيدا إلى السبوره عند قيام المعلم بكتابه الشرح ، وانه قد ركز بصره على الكتابه فقط ، وأشار الطفل (د) بان الطفل (ب) لم يقوم بالنظر من شباك الفصل إلى الأطفال الموجودين في فناء المدرسة كما فعل الطفل (ج) في الجلسة السابقة .

الجلسة السابعة: نقص الانتباه :

أهداف الجلسة : أن يتعرف أفراد العينة علي المواقف التي يظهر خلالها : نقص الانتباه من خلال تمثيل دور التلميذ غير المنتبه .

مكان الجلسة : سلم المدرسة .

زمن الجلسة : استغرقت الجلسة حوالي ٣٥ دقيقة .

الفنيات المستخدمة: لعب الدور

الدور التمثيلي: التلميذ غير المنتبه أثناء نزوله من على سلم المدرسة .

المنظر التمثيلي :

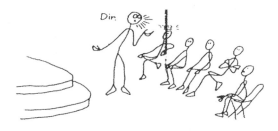

محتوى الجلسة :

يدور الموقف التمثيلي لهذه الجلسة حول التلميذ غير المنتبه أثناء نزوله من على سلم المدرسة، وقد طلب الباحث من الأطفال اختيار الأدوار المناسبة لهم وقد تم توزيع الأدوار كالتالي :

الطفل (ج) سألعب دور البطل(التلميذ غير المنتبه أثناء نزوله من على سلم المدرسة)

الطفل (د) سألعب دور(تلميذ أثناء نزوله من على سلم المدرسة)

الطفل (ب) سألعب دور(تلميذ أثناء نزوله من على سلم المدرسة)

الطفل (أ) سألعب دور(تلميذ يقف في منتصف السلم)

وقد تم تجسيد الموقف التمثيلي كالتالي :

الطفل (ج) : يقوم بالنزول من على السلم ، وبجواره الطفل (د) والطفل (ب) بينما نلاحظ أن الطفل (أ) يقف في منتصف السلم .

الطفل (ج) : يصطدم بالطفل (د) أثناء نزوله من على السلم .

وقد بدأ الباحث في مناقشة الموقف التمثيلي مع أفراد المجموعة والذي تمثل في أخطاء الطفل (ج) غير المنتبه أثناء نزوله من على السلم ، فذكر الطفل (أ) بأن الطفل (ج) كان ينظر إلى سور " ترابزين " سلم المدرسة ولذلك فهو لم ينتبه أثناء نزوله من على السلم واصطدم بالطفل (د) ، وعقب الطفل (ب) بان الطفل (ج) لم ينظر أمامه وهو ينزل على السلالم .

الجلسة الثامنة : نقص الانتباه :

أهداف الجلسة : أن يتعرف أفراد العينة على المواقف التي يحدث خلالها : تنمية وتركيز الانتباه وذلك من خلال تمثيل دور التلميذ المنتبه والمعلم " قلب الدور" (ومشاركة باقي تلاميذ الفصل) .

مكان الجلسة : سلم المدرسة .

زمن الجلسة : استغرقت الجلسة حوالي ٣٥ دقيقة .

الفنيات المستخدمة: عكس الدور

الدور التمثيلي: التلميذ المنتبه أثناء نزوله من على سلم المدرسة .

المنظر التمثيلي :

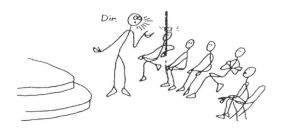

محتوى الجلسة :

قام الباحث بأخبار أفراد المجموعة بان الموقف التمثيلي لهذه الجلسة يدور حول التلميذ المنتبه أثناء نزوله من على سلم المدرسة ، تم اختيار الأدوار المناسبة لأفراد المجموعة إذ تم توزيعها كالتالي :

الطفل (د) سألعب دور البطل(التلميذ المنتبه) أثناء نزوله من على سلم المدرسة

الطفل (ج) سألعب دور (تلميذ أثناء نزوله من على سلم المدرسة)

الطفل (أ) سألعب دور (تلميذ أثناء صعوده على سلم المدرسة)

الطفل(ب) سألعب دور (تلميذ يقف في أسفل السلم)

وقد تم تجسيد الموقف التمثيلي كالتالي :

الطفل (د) يقوم بالنزول من على سلم المدرسة .

وبعد انتهاء المشهد التمثيلي قام الباحث بمناقشته مع أفراد العينة والذي دار حول كيفيه انتباه الطفل (د) عند قيامه بالنزول من على سلم المدرسة أثناء ذهابه إلى حصة الألعاب في فناء المدرسة ، فذكر الطفل (ب) أن الطفل (أ) كان ينظر جيدا أمامه أثناء نزوله من على السلم ويحرص على النظر إلى درجات السلم والى زميله الطفل (ج) .

الجلسة التاسعة: نقص الانتباه :

أهداف الجلسة : أن يتعرف أفراد العينة علي المواقف التي يظهر خلالها : نقص الانتباه مـن خـلال تمثيـل دور التلميذ غير المنتبه والمعلم (ومشاركة باقي تلاميذ الفصل).

مكان الجلسة : الفصل الدراسي .

زمن الجلسة : استغرقت الجلسة حوالي ٣٥ دقيقة .

الفنيات المستخدمة: لعب الدور

الدور التمثيلي: التلميذ غير المنتبه والمعلم (وباقي تلاميذ الفصل) .

المنظر التمثيلي :

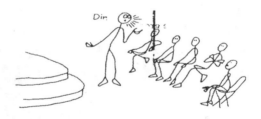

محتوي الجلسة :

احضر الباحث معه في بداية هذه الجلسة نفس الأدوات المستخدمة في الجلسة الخامسـة، وقام الباحث بتعريف أفراد المجموعة بان الموقف التمثيلي لهذه الجلسة يدور حول التلميذ غير المنتبه والمعلـم ، وقد طلب الباحث من الأطفال اختيار الأدوار المناسبة لهم وقد تم توزيع الأدوار كالتالي :

الطفل (د) سألعب دور البطل(التلميذ غير المنتبه)

الطفل (ج) سألعب دور (المعلم)

الطفل (ب) سألعب دور (تلميذ بالفصل)

الطفل (أ) سألعب دور (تلميذ بالفصل)

ثم وزع الباحث الطباشير والعصي على الطفل (ج) والكتب والأقلام والكراسات على باقي الأطفال (د) و(أ) و(ب) وقد دار تجسيد الموقف التمثيلي كالتالي :

المعلم : يقوم بشرح الدرس على السبورة .

الطفل (د) : يقوم بالنظر إلى اللوحات والصور المعلقة في الفصل .

المعلم : يلاحظ أن الطفل (د) لا ينظر إلى الشرح ، ويسرح بنظره بعيدا عن الحصة .

المعلم : يقوم بإعطاء مثال في الحساب مثل : ٤ χ ٢ - ٥ = ؟ .

المعلم : يقوم بالإجابة على السؤال كالتالي : إذ يشرح ذلك قائلا أننا نقوم أولا بضرب ٤ χ ٢ =٨ ثم نقوم بطرح ٨-٥= ٣

المعلم : يقوم بإعطاء سؤال أخر مثل : ٤ χ ٢ - ٥ = ؟ ويطلب من الطفل (ج) الإجابة على السؤال .

الطفل (د) : ينظر إلى " يحملق في " المعلم دون الإجابة على السؤال .

الطفل (أ) : يخبر المعلم أن الطفل (د) كان ينظر إلى الصور المعلقة على جد\ران الفصل ولم ينتبه إلى شرح المعلم للمثال الأول .

وهنا بدأ الباحث في مناقشة الموقف التمثيلي مع أفراد العينة والذي دار حول أخطاء الطفل غير المنتبه ، فعلق الطفل (أ) أن الطفل (د) لم يتابع شرح المعلم ومن ثم لم ينتبه لشرح المعلم ، وعقب الطفل (ب) بان الطفل (أ) قام بالإشارة إلى الطفل (د) بقلمه والذي نظر إلى الطفل (د) وترك متابعة شرح المعلم للدرس .

الجلسة العاشرة : نقص الانتباه :

أهداف الجلسة : أن يتعرف أفراد العينة علي المواقف التي يحدث خلالها : تنمية وتركيز الانتباه وذلك من خلال تمثيل دور التلميذ المنتبه والمعلم " قلب الدور" (ومشاركة باقي تلاميذ الفصل) .

مكان الجلسة : الفصل الدراسي .

زمن الجلسة : تستغرق الجلسة حوالي ٣٥ دقيقة .

الفنيات المستخدمة: عكس الدور

الدور التمثيلي: التلميذ المنتبه والمعلم (وباقي تلاميذ الفصل) .

المنظر التمثيلي :

محتوي الجلسة :

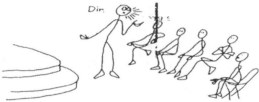

احضر الباحث معه في نفس الوسائل كما في الجلسة السابقة وقام الباحث بأخبار أفراد المجموعة بان الموقف التمثيلي لهذه الجلسة يدور حول التلميذ المنتبه والمعلم ، وقد طلب الباحث من الأطفال اختيار الأدوار المناسبة لهم وقد تم توزيع الأدوار كالتالي :

الطفل (ج) سألعب دور البطل(التلميذ المنتبه)

الطفل (د) سألعب دور (المعلم)

الطفل(أ) سألعب دور (تلميذ بالفصل)

الطفل (ب) سألعب دور (تلميذ بالفصل)

ثم وزع الباحث الطباشير والعصي على الطفل (د) والكتب والأقلام والكراسات على بقى الأطفال (أ) و (ب) و(ج) وقد دار تجسيد الموقف التمثيلي كالتالي :

المعلم : يقوم بكتابة شرح سؤال على السبورة ويطلب من الأطفال متابعة الشرح .

المعلم : يقوم بإعطاء مثال ويجيب عليه كالتالي ٥ χ ٣ - ١٣ = ؟

المعلم : يقوم بالإجابة على السؤال كالتالي : نضرب ٥ χ ٣ = ١٥ ثم نقوم بطرح ١٥ - ١٣= ٢

المعلم : يقوم بإعطاء بالأطفال مثال ليجيبوا عليه كالتالي ٤ χ ٣ - ٩ = ؟

المعلم : يطلب من الطفل (ج) أن يقوم بالإجابة على هذا السؤال .

الطفل (ج) يخبر المعلم بان الإجابة على السؤال هي كالتالي : أولا نقوم بضرب ٤ χ ٣ = ١٢ ثم نطرح ١٢- ٩ = ٣

ثم قام الباحث بمناقشة الموقف التمثيلي مع أفراد المجموعة والذي دار حول كيفيه إجابة الطفل (ج) على سؤال المعلم ، فعلق الطفل (ب) أن الطفل (ج) كان يتابع شرح المعلم للمثال الأول الذي قام المعلم بالإجابة عليه ، ولذا فهو قد انتبه لشرح المعلم ، وأضاف الطفل (د) بان الطفل (ج) قد وجه بصره " نظره " إلى المعلم ولم يهتم بالطفل (ب) الذي حاول أن يكلمه إشاريا أثناء شرح المعلم للدرس .

الجلسة الحادية عشر: نقص الانتباه :

أهداف الجلسة : أن يتعرف أفراد العينة علي المواقف التي يظهر خلالها : نقص الانتباه مـن خـلال تمثيـل دور التلميذ غير المنتبه أثناء كسر أحد زملائه لقلم زميله.

مكان الجلسة : الفصل الدراسي .

زمن الجلسة : استغرقت الجلسة حوالي ٣٥ دقيقة .

الفنيات المستخدمة: لعب الدور

الدور التمثيلي: التلميذ غير المنتبه أثناء كسر أحد زملائه لقلم زميله.

المنظر التمثيلي :

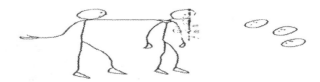

محتوي الجلسة :

احضر الباحث معه في بداية هذه الجلسة نفس الأدوات المستخدمة في الجلسة السـابقة، وقـام الباحـث بتعريف أفراد المجموعة بان الموقف التمثيلي لهذه الجلسة يدور حول التلميذ غير المنتبه أثناء حـواره مـع المعلم في الفصل ، وقد طلب الباحث من الأطفال اختيار الأدوار التي تناسبهم وتم ذلك كالتالي :

الطفل (ب) سألعب دور البطل(التلميذ غير المنتبه) أثناء حواره مع المعلم في الفصل

الطفل (د) سألعب دور(المعلم)

الطفل (أ) سألعب دور (تلميذ بالفصل)

الطفل (ج) سألعب دور (تلميذ بالفصل)

ثم وزع الباحث الطباشير والدفتر على الطفل (د) والكتب والأقلام والكراسات على باقي الأطفال (د) و (أ) و(ج) وقد دار تجسيد الموقف التمثيلي كالتالي :

المعلم : يقوم بالحديث إشاريا مع الطفل (ب) ويسأله عن سبب كسر الطفل (أ) لقلم الطفل (ج).

الطفل (ب) : يخبر المعلم بأنه لم يرى شيئا .

الطفل (ج): يقول للمعلم أن الطفل (ب) كان حاضرا أثناء كسر القلم .

المعلم : يلاحظ أثناء حديثه مع الطفل (ب) ينظر إلى زملائه تارة والى باب الفصل تارة أخرى أو إلى اللوحات المعلقة على الحائط أو إلى كراسات زملائه على تختت الفصل .

وقد بدأ الباحث في مناقشة الموقف التمثيلي مع أفراد العينة والذي دار حول أخطاء الطفل (ب) غير المنتبه على واقعة كسر القلم ، فعلق الطفل (ج) أن الطفل (ب) كان يتلفت في اتجاهات كثيرة أثناء كسر القلم وبالتالي لم ينتبه لموقف كسر القلم .

الجلسة الثانية عشر: نقص الانتباه :

أهداف الجلسة : أن يتعرف أفراد العينة علي المواقف التي يظهر خلالها : نقص الانتباه مـن خـلال تمثيـل دور التلميذ المنتبه أثناء حضوره لموقف كسر قلم زميله .

مكان الجلسة : الفصل الدراسي .

زمن الجلسة : استغرقت الجلسة حوالي ٣٥ دقيقة .

الفنيات المستخدمة: عكس الدور

الدور التمثيلي: التلميذ المنتبه أثناء حضوره لكسر أحد زملائه لقلم زميله.

المنظر التمثيلي :

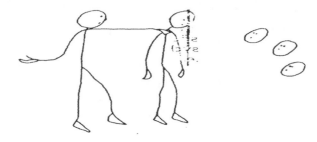

محتوي الجلسة :

قام الباحث بتعريف أفراد المجموعة بان الموقف التمثيلي لهذه الجلسة يـدور حـول التلميذ المنتبـه أثناء حواره مع المعلم في الفصل حول حضوره لشجار زميلين من زملائه ، وقد طلب الباحث من الأطفال اختيار الأدوار التي تناسبهم وتم ذلك كالتالي :

الطفل (د) سألعب دور البطل(التلميذ المنتبه) أثناء حضوره لكسر أحد زملائه لقلم زميله

الطفل (ب) سألعب دور(المعلم)

الطفل (ج) سألعب دور (تلميذ بالفصل)

الطفل (أ) سألعب دور (تلميذ بالفصل)

ثم وزع الباحث الطباشير والدفتر على الطفل (ب) والكتب والأقلام والكراسات على باقي الأطفال (د) و (أ) و(ج) وقد دار تجسيد الموقف التمثيلي كالتالي :

الطفل (ج) : يقوم بكسر قلم الطفل (أ) بعد شجار تم بينهم .

المعلم : يقوم بالحديث إشاريا مع الطفل (د) بعد أن لاحظ بكاء الطفل (أ) ويسأله عن سبب بكاء هذا الطفل .

الطفل (د) : يخبر المعلم بان الطفل (ج) قام بكسر قلم الطفل (أ) بعد أن تشاجرا معا قبل دخول الفصل .

وقام الباحث بمناقشة الموقف التمثيلي مع الطفل (د) راد العينة والذي دار حول كيفيه انتباه الطفل (أ) لواقعة كسر القلم في الفصل الدراسي ، فعلق الطفل (ج) أن الطفل (ب) كان ينظر في اتجاه زملائه أثناء شجارهما وقد ركز انتباه على الموقف فلذلك قام بأخبار لمعلم بكل التفاصيل الدقيقة للموقف .

الجلسة الثالثة عشر : نقص الانتباه :

أهداف الجلسة : أن يتعرف أفراد العينة علي المواقف التي يحدث خلالها : نقص الانتباه وذلك مـن خـلال تمثيل دور التلميذ (المشترى) غير المنتبه والبائع في كانتين المدرسة (ومشاركة باقي تلاميذ الفصل)

مكان الجلسة : كانتين المدرسة .

زمن الجلسة : استغرقت الجلسة حوالي ٤٠ دقيقة .

الفنيات المستخدمة: لعب الدور

الدور التمثيلي: التلميذ (المشترى) غير المنتبه أثناء شراءه للحلوى.

المنظر التمثيلي :

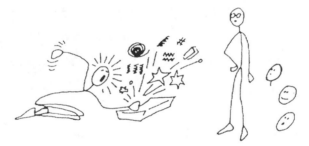

محتوي الجلسة :

قام الباحث بإحضار علب للحلوى و إعطاء أفراد المجموعة لنقود ومنديل ، واخبرهم بان الموقف التمثيلي لهذه الجلسة يدور حول التلميذ (المشترى) المنتبه والبائع ، وقد طلب الباحث من الأطفال اختيار الأدوار المناسبة لهم وقد تم توزيع الأدوار كالتالي :

الطفل (ب) سألعب دور البطل(غير المنتبه) أثناء شراءه للحلوى

الطفل (أ) سألعب دور (البائع)

الطفل (ج) سألعب دور(تلميذ يريد شراء الحلوى)

الطفل (د) سألعب دور (تلميذ أخر يريد شراء الحلوى)

ثم وزع الباحث علب الحلوى على الطفل (أ) والنقود على باقي الأطفال (ج) و (ب) و(د) وقد تم تجسيد الموقف التمثيلي كالتالي :

البائع : يقوم بفتح علب الحلوى ، ويشير بيده إلى باقي الأطفال لشراء الحلوى

الطفل (ج) والطفل (ب) والطفل (د): يقومون بالذهاب نحو البائع لشراء الحلوى .

الطفل (ج) : يقوم بإخراج النقود ليعطيها للبائع لشراء الحلوى فلم يجدها في جيبه .

الطفل (د) : يخبر الطفل (ج) بأنه عثر على نقود في فناء ويسأله إذا كانت تخصه أم لا .

الطفل (ج): يأخذ النقود من الطفل (د) بعد أن يخبره بأنها قد ضاعت منه في فناء المدرسة .

الطفل (ج) : يقوم بإعطاء النقود للبائع ويأخذ الحلوى لم يمسكها جيدا بيده فتسقط منه على الأرض فيبكى.

وهنا شرع الباحث إلى بحث الموقف التمثيلي مع أفراد المجموعة والذي دار حول كيفيه إضاعة الطفل (ج) نقوده، وأيضا سقوط قطعة الحلوى من يده على الأرض ، فعلق الطفل (ب) بأن الطفل (ج) كان مشغولا في الفرجة على الأطفال الذين يلعبون الكرة في فناء المدرسة ولذلك فعند قيامه بإخراج المنديل من جيبه لم ينتبه لضياع النقود من جيبه ، وأضاف الطفل (أ) بان الطفل (ج) لم يمسك الحلوى جيدا بعد أن أخذها من البائع ولذلك سقط منه ولم يحافظ عليها ولذا حرم منها.

الجلسة الرابعة عشر : نقص الانتباه :

أهداف الجلسة : أن يتعرف أفراد العينة على المواقف التي يحدث خلالها : نقص الانتباه وذلك من خلال تمثيل دور التلميذ المنتبه والبائع في كانتين المدرسة (ومشاركة باقي تلاميذ الفصل)

مكان الجلسة : كانتين المدرسة .

زمن الجلسة : استغرقت الجلسة حوالي ٤٠ دقيقة .

الفنيات المستخدمة: عكس الدور

الدور التمثيلي: التلميذ (المشتري) المنتبه أثناء شراءه للحلوى.

المنظر التمثيلي :

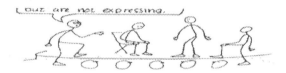

محتوي الجلسة :

احضر الباحث معه نفس الوسائل كما في الجلسة السابقة وقام الباحث بأخبار أفراد المجموعة بان الموقف التمثيلي لهذه الجلسة يدور حول التلميذ (المشتري) المنتبه مع البائع ، وقد طلب الباحث من الأطفال اختيار الأدوار المناسبة لهم وقد تم توزيع الأدوار كالتالي :

الطفل (أ) سألعب دور البطل (المشتري) المنتبه أثناء شراءه للحلوى

الطفل (ب) سألعب دور (البائع)

الطفل (د) سألعب دور(تلميذ يريد شراء الحلوى)

الطفل (ج) سألعب دور (تلميذ أخر يريد شراء الحلوى)

ثم وزع الباحث علب الحلوى على الطفل (ب) والنقود على باقي الأطفال (أ) و (ب) و(د) وقد تم تجسيد الموقف التمثيلي كالتالي :

البائع : يشير بيده إلى باقي الأطفال لشراء الحلوى .

الطفل (أ) : يقوم بإخراج المنديل بحرص من جيبه دون أن تسقط النقود التي به ، ويتجه نحو البائع لشراء الحلوى.

الطفل (د) والطفل (ج): يقفون أمام البائع لشراء الحلوى .

الطفل (أ) : يقوم بإخراج النقود ليعطيها للبائع لشراء الحلوى .

البائع : يعطى الطفل (أ) الحلوى .

الطفل (أ) : يطلب من البائع أن يعطيه باقي النقود .

البائع : يعتذر للطفل (أ) قائلا انه نسى إعطاءه باقي النقود ، ويحرص الطفل (أ) على الانتباه للحلوى حتى لا تسقط منه أمام تداع باقي التلاميذ على البائع .

وفى إطار هذا الموقف التمثيلي قام الباحث مع أفراد المجموعة والـذي دار حـول كيفيه انتباه الطفل (أ) أثناء الموقف التمثيلي ، فأشار الطفل (د) إلى كيفية محافظة الطفل (أ) على نقوده، وبـين الطفل (ب) بأن الطفل (أ) كان حريصا على اخذ باقي النقود من البائع ، وعلق الطفل (ج) عـلى عـدم إسقاط البطل للحلوى من يده بأنه كان ينظر جيدا عند مروره بين الأطفال الموجودين حول البائع .

الجلسة الخامسة عشر : نقص الانتباه :

أهداف الجلسة : أن يتعرف أفراد العينة علي المواقف التي يحدث خلالها : نقص الانتباه وذلك مـن خـلال تمثيل دور التلميذ غير المنتبه أثناء وقوفه في طابور الصباح والمعلم يقوم بتنظيم الطابور (ومشاركة بـاقي تلاميذ المدرسة) .

مكان الجلسة : فناء المدرسة .

زمن الجلسة : استغرقت الجلسة حوالي ٤٠ دقيقة .

الفنيات المستخدمة: لعب الدور

الدور التمثيلي: التلميذ غير المنتبه أثناء وقوفه في طابور الصباح.

المنظر التمثيلي :

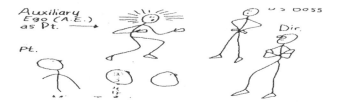

محتوي الجلسة :

قام الباحث بجعل أفراد المجموعة يحضرون معهم حقائبهم (شنطهم) ، وقام الباحث بإحضار عصا معه ، واخبرهم بان الموقف التمثيلي لهذه الجلسة يدور حول التلميذ غير المنتبه أثناء وقوفه في طابور الصباح، وقد طلب الباحث من الأطفال اختيار الأدوار المناسبة لهم وقد تم توزيع الأدوار كالتالي :

الطفل (د) سألعب دور البطل(التلميذ غير المنتبه) أثناء وقوفه في طابور الصباح

الطفل (ب) سألعب دور المعلم

الطفل (أ) سألعب دور تلميذ أثناء وقوفه في طابور الصباح

الطفل (ج) سألعب دور تلميذ أخر أثناء وقوفه في طابور الصباح

ثم قام الباحث بتوزيع العصا على الطفل (ب) والحقائب على الأطفال (ج) و(ب) و(أ) وقد تم تجسيد الموقف التمثيلي كالتالي :

المعلم : يقوم بالإشارة إلى الأطفال لكي يصطفوا في طابور الصباح

الطفل (أ) والطفل (ج): يقفون في طابور المدرسة بانتظام.

الطفل (د) : يتلفت حوله في اتجاه باقي التلاميذ في لفصول الأخرى ولاينته لتعليمات المعلم عند ما يقوم بأخبارهم بان يقوموا بتحية العلم .

الطفل (أ) : يخبر الطفل (د) بأن يقف في مكانه ثابتا أثناء تحية العلم وان ينظر إلى الأمام ولا يتلفت حوله.

الأطفال (أ) و (ج) : يقفون بانتظام وثبات أثناء قيام المعلم بإدارة تحية العلم إشاريا.

الطفل (د) : لا يستجيب لتعليمات المعلم ويحرك رأسه في جميع الاتجاهات أثناء تحية العلم.

وهنا قام الباحث بتناول الموقف التمثيلي مع أفراد المجموعة والذي دار حول عدم انتباه الطفل (د) لتعليمات المعلم أثناء طابور الصباح وتحية العلم ، وقيامه بالنظر إلى الفصول الدراسية تارة وأخرى إلى كانتين المدرسة ...، واتفق مع ذلك الرأي الطفل (أ) والطفل (ج) .

الجلسة السادسة عشر : نقص الانتباه :

أهداف الجلسة : أن يتعرف أفراد العينة علي المواقف التي يحدث خلالها : نقص الانتباه وذلك مـن خـلال تمثيل دور التلميذ المنتبه أثناء وقوفه في طابور الصباح والمعلم يقوم بتنظيم الطابور(ومشاركة باقي تلاميذ المدرسة)

مكان الجلسة : فناء المدرسة .

زمن الجلسة : استغرقت الجلسة حوالي ٤٠ دقيقة .

الفنيات المستخدمة: عكس الدور

الدور التمثيلي: التلميذ المنتبه أثناء وقوفه في طابور الصباح.

المنظر التمثيلي :

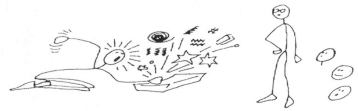

محتوي الجلسة :

قام الباحث بجعل أفراد المجموعة يحضـرون معهـم حقائبهم (شـنطهم) ثم قـام بإحضـار عصـا معـه ، واخبرهم بان الموقف التمثيلي لهذه الجلسة يدور حول التلميذ المنتبه أثناء وقوفه في طابور الصباح، وقـد طلب الباحث من الأطفال اختيار الأدوار المناسبة لهم وقد تم توزيع الأدوار كالتالي :

الطفل (ب) سألعب دور البطل(التلميذ المنتبه) أثناء وقوفه في طابور الصباح

الطفل (د) سألعب دور المعلم

الطفل (ج) سألعب دور تلميذ أثناء وقوفه في طابور الصباح

الطفل (أ) سألعب دور تلميذ أخر أثناء وقوفه في طابور الصباح

ثم قام الباحث بتوزيع العصا على الطفل (د) والحقائب على الأطفال (ج) و(ب) و(أ) وقد تم تجسيد الموقف التمثيلي كالتالي :

المعلم : يقوم بالإشارة إلى الأطفال لكي يصطفوا في طابور الصباح

الطفل (أ) والطفل (ج) والطفل (ب) : يقفون في طابور المدرسة بانتظام.

الطفل(ب) : يحرص على الانتباه لتعليمات المعلم عند ما يقوم بأخبارهم بان يقوموا بتحية العلم .

الطفل (ب) : يقف في مكانه ثابتا أثناء تحية العلم و ينظر إلى إشارات المعلم ولا يتلفت حوله.

الأطفال (أ) و (ج) : يقفون بانتظام وثبات أثناء قيام المعلم بإدارة تحية العلم إشاريا.

الطفل (ب) : ينظر إلى المعلم ويقوم بأداء التمارين التي تطلب منه .

ثم قام الباحث بشرح الموقف التمثيلي مع أفراد المجموعة والذي دار حول كيفيه انتباه الطفل (ب) لتعليمات المعلم أثناء طابور الصباح وتحية العلم ، وقيامه بالنظر إلى المعلم، وعقب الطفل (أ) بـان الطفل (ب) حرص على الاصطفاف مع زملائه في الطابور بدون أن يحدث إرباك لباقي زملائه .

الجلسة السابعة عشر : خفض حدة النشاط الحركي الزائد

أهداف الجلسة :

أن يتعرف أفراد العينة علي المواقف التي يظهر فيها:النشاط الحركي الزائد من خلال لعب دور التلميذ ذي النشاط الحركي الزائد والمعلم والزملاء ومن أمثلة تلك المواقف:-

أ-يتلوي بيديه ورجليه ورآسة في مقعدة في الفصل الدراسي.

ب-لا يثبت علي طريقة معينة في الجلوس في مقعدة الدراسي ويغير جلسته سريعا.

مكان الجلسة: الفصل الدراسي

زمن الجلسة: استغرقت الجلسة حوالي ٤٥ دقيقة٠

الفنيات المستخدمة : لعب الدور

الدور التمثيلي: دور التلميذ ذي النشاط الحركي الزائد

المنظر التمثيلي :

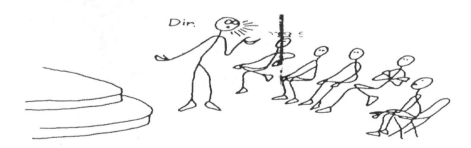

محتوي الجلسة:

قام الباحث بجعل أفراد المجموعة يحضرون معهم كراساتهم وأقلامهم ، ثم قام بإحضار عصا معه وطباشير ، واخبرهم بان الموقف التمثيلي لهذه الجلسة يدور حول التلميذ ذي النشاط الحركي الزائد أثناء جلوسه في الفصل المدرسي، وقد طلب الباحث من الأطفال اختيار الأدوار المناسبة لهم وقد تم توزيع الأدوار كالتالي :

الطفل (أ) سألعب دور البطل(التلميذ ذي النشاط الحركي الزائد) أثناء جلوسه في الفصل المدرسي

الطفل (ب) سألعب دور التلميذ(ذي النشاط الحركي المتزن) أثناء جلوسه في الفصل المدرسي

الطفل (ج) سألعب دور المعلم

الطفل (د) سألعب دور تلميذ أخر أثناء جلوسه في الفصل المدرسي

ثم قام الباحث بتوزيع العصا على الطفل (ج) والكراسات والأقلام على الأطفال (د) و (ب) و(أ) وقد تم تجسيد الموقف التمثيلي كالتالي :

المعلم : يقوم بشرح الدرس على السبورة

الطفل (ب) : يجلس في مقعده بدون حركة

الطفل (د) : يكتب شرح المعلم .

الطفل (أ) : يتلوي بيديه ورجليه ورأسه في مقعدة في الفصل الدراسي أثناء شرح المعلم للدرس

الطفل (د) : يلاحظ الحركة الكثيرة للطفل (أ) .

الطفل (أ) : لا يثبت علي طريقة معينة في الجلوس في مقعدة الدراسي ويغير جلسته سريعا.

المعلم : ينظر إلى الطفل (أ) أثناء حركته الكثيرة في مقعده .

ثم قام الباحث بشرح الموقف التمثيلي مع أفراد المجموعة والذي دار حول النشاط الحركي الزائد لدى الطفل (أ) وقيامه بـالتحرك كثيرا أثنـاء جلوسه في مقعده ، وعقـب الطفـل (ج) بان الطفل (أ) يقـوم بتحريك أجزاء جسمه (رأسه ورجليه ويديه) كثيرا أثنـاء وجـوده في مقعـده في الفصـل الـدراسي بعكـس الطفل (ب) الذي يجلس في مكنه بهدوء وبدون حركة، وأضاف الطفـل (ب) بـان الطفـل (أ) يغـير مـن جلوسه في مقعده كثيرا .

الجلسة الثامنة عشر : خفض حدة النشاط الحركي الزائد

أهداف الجلسة :

أن يتعرف أفراد العينة علي المواقف التي يظهر فيها:النشاط الحركي المتزن من خلال لعب دور التلميذ ذي النشاط الحركي المتزن والمعلم والزملاء ومن أمثلة تلك المواقف:-

أ-يجلس بهدوء في مقعده .

ب-لا يتحرك من مقعده أثناء شرح المعلم للدرس .

مكان الجلسة: الفصل الدراسي

زمن الجلسة: استغرقت الجلسة حوالي ٤٥ دقيقة .

الفنيات المستخدمة : عكس الدور

الدور التمثيلي: دور التلميذ ذي النشاط الحركي المتزن

المنظر التمثيلي :

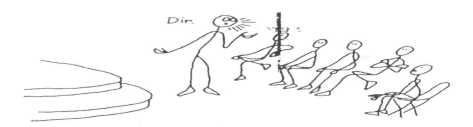

محتوى الجلسة: قـام الباحـث بجعـل أفـراد المجموعـة يحضـرون معهـم نفـس أدوات الجلسـة السـابقة، واخبرهم بان الموقف التمثيلي لهذه الجلسة يدور حول التلميذ ذي النشاط الحركي الزائد أثنـاء جلوسـه في الفصل المدرسي، وقد طلب الباحث من الأطفال اختيار الأدوار المناسبة لهم وقد تم توزيع الأدوار كالتالي :

الطفل (ب) سألعب دور البطل(التلميذ ذي النشاط الحركي الزائد) أثناء جلوسه في الفصل المدرسي

الطفل (أ) سألعب دور التلميذ(ذي النشاط الحركي المتزن) أثناء جلوسه في الفصل المدرسي

الطفل (ج) سألعب دور المعلم

الطفل (د) سألعب دور تلميذ أخر أثناء جلوسه في الفصل المدرسي

ثم قـام الباحـث بتوزيـع العصا على الطفل (ج) والكراسات والأقلام على الأطفـال (د) و(ب) و(أ) وقـد تـم تجسيد الموقف التمثيلي كالتالي :

المعلم : يقوم بشرح الدرس على السبورة

الطفل (أ) : يجلس في مقعده بدون حركة

الطفل (د) : يكتب شرح المعلم .

الطفل (ب) : يتلوي بيديه ورجليه ورأسه في مقعدة في الفصل الدراسي أثناء شرح المعلم للدرس

الطفل (د) : يلاحظ الحركة الكثيرة للطفل (ب) .

الطفل (ب) :لا يثبت على طريقة معينة في الجلوس في مقعدة الدراسي ويغير جلسته سريعا.

المعلم : ينظر إلى الطفل (ب) أثناء حركته الكثيرة في مقعده .

ثم قام الباحث بشرح الموقف التمثيلي مع أفراد المجموعة والذي دار حول النشاط الحركي الزائد لدى الطفل (ب) وقيامه بالتحرك كثيرا أثناء جلوسه في مقعده ، وعقب الطفل (ج) بان الطفل (ب) قام بالجلوس في مقعده باتزان وبدون حركه ، في حين أشار الطفل (د) بينما نجد العكس لدى الطفل(أ) الذي يتحرك في مقعده بدون ضرورة ، وعلق الطفل (ب) بان الطفل (أ) يجلس في مقعده " تختته " بدون حركة وانه ينظر إلى شرح المعلم .

الجلسة التاسعة عشر : خفض حدة النشاط الزائد

أهداف الجلسة :

أن يتعرف أفراد العينة علي المواقف التي يظهر فيها:النشاط الحركي الزائد من خلال لعب دور التلميذ ذي النشاط الحركي الزائد والمعلم والزملاء ومن أمثلة تلك المواقف:-

أ-يغير مقعدة في الفصل الدراسي باستمرار.

ب-يخرج من الفصل بدون اذن.

مكان الجلسة: الفصل الدراسي

زمن الجلسة: استغرقت الجلسة حوالي ٤٥ دقيقة.

الفنيات المستخدمة   : لعب الدور

الدور التمثيلي: دور التلميذ ذي النشاط الحركي الزائد" غير المتزن حركيا"

المنظر التمثيلي :

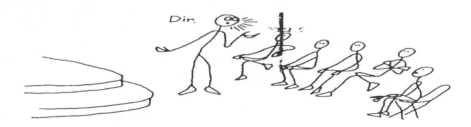

محتوي الجلسة : قام الباحث بجعل أفراد المجموعة يحضرون نفس أدوات الجلسة السابقة، ثم قام بإحضار عصا وطباشير ، واخبرهم بان الموقف التمثيلي لهذه الجلسة يدور حول

التلميذ ذي النشاط الحركي الزائد أثناء جلوسه في الفصل المدرسي، وقد طلب الباحث من الأطفال اختيار الأدوار المناسبة لهم وقد تم توزيع الأدوار كالتالي :

الطفل (د) سألعب دور البطل(التلميذ ذي النشاط الحركي الزائد) أثناء جلوسه في الفصل المدرسي

الطفل (ج) سألعب دور التلميذ(ذي النشاط الحركي المتزن) أثناء جلوسه في الفصل المدرسي

الطفل (أ) سألعب دور المعلم

الطفل (ب) سألعب دور تلميذ أخر أثناء جلوسه في الفصل المدرسي

ثم قام الباحث بتوزيع العصا والطباشير على الطفل (أ) والكراسات والأقلام على الأطفال (د) و(ب) و(ج) وقد دار تجسيد الموقف التمثيلي كالتالي :

المعلم : يقوم بشرح الدرس على السبورة

الطفل (ج) : يجلس في مقعده بدون حركة

الطفل (ب) : يكتب شرح المعلم .

الطفل (د) : يخرج من الفصل بدون اذن.

الطفل (ج) : يلاحظ أن الطفل (د) يغير من مقعده باستمرار أثناء شرح المعلم للدرس، وانه يخرج من الفصل بدون أذن .

ثم بدأ الباحث في شرح الموقف التمثيلي مع أفراد المجموعة والذي دار حول النشاط الحركي الزائد لدى الطفل (د) فعقب الطفل (أ) بان الطفل (د) يقوم بالانتقال من مقعده كثيرا

أثناء الحصة المدرسية بعكس الطفل (ب) الذي يجلس في مكنه بهدوء وبدون حركة، وأضاف الطفل (ج) بان الطفل (د) يغير من جلوسه في مقعده كثيرا .

الجلسة العشرون : خفض حدة النشاط الزائد

أهداف الجلسة :

أن يتعرف أفراد العينة علي المواقف التي يظهر فيها:النشاط الحركي الزائد مـن خـلال لعـب دور التلميذ ذي النشاط الحركي الزائد والمعلم والزملاء ومن أمثلة تلك المواقف:-

أ-يجلس في مقعده بثبات في الفصل .

ب-يستأذن عندما يريد الخروج من الفصل .

مكان الجلسة: الفصل الدراسي

زمن الجلسة: استغرقت الجلسة حوالي ٤٥ دقيقة .

الفنيات المستخدمة : عكس الدور

الدور التمثيلي: دور التلميذ ذي النشاط الحركي المتزن

المنظر التمثيلي :

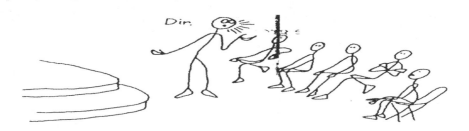

محتوي الجلسة : قام الباحث بجعل أفراد المجموعة يحضرون نفس أدوات الجلسة السابقة، ثم قام بإحضار عصا وطباشير ، واخبرهم بان الموقف التمثيلي لهذه الجلسة يدور حول التلميذ ذي النشاط الحركي الزائد أثناء جلوسه في الفصل المدرسي، وقد طلب الباحث من الأطفال اختيار الأدوار المناسبة لهم وقد تم توزيع الأدوار كالتالي :

الطفل (ج) سألعب دور البطل(التلميذ ذي النشاط الحركي الزائد) أثناء جلوسه في الفصل المدرسي

الطفل (د) سألعب دور التلميذ(ذي النشاط الحركي المتزن) أثناء جلوسه في الفصل المدرسي

الطفل (أ) سألعب دور المعلم

الطفل (ب) سألعب دور تلميذ أخر أثناء جلوسه في الفصل المدرسي

ثم قام الباحث بتوزيع العصا والطباشير على الطفل (أ) والكراسات والأقلام على الأطفال (د) و(ب) و(ج) وقد دار تجسيد الموقف التمثيلي كالتالي :

المعلم : يقوم بشرح الدرس على السبورة

الطفل (د) : يجلس في مقعده بثبات

المعلم : يكتب شرح الدرس على السبورة

الطفل (ب) : يكتب شرح المعلم .

الطفل (ج) : يخرج من الفصل بدون اذن.

الطفل (د) : يلاحظ أن الطفل (ج) يغير من مقعده باستمرار أثناء شرح المعلم للدرس، وانه يخرج من الفصل بدون أذن .

الطفل (د) : يقوم بنقل الدرس من على السبورة بدون أن ينتقل من مقعده

ثم قام الباحث في شرح الموقف التمثيلي مع أفراد المجموعة والذي دار حول النشاط الحركي الزائد لـدى الطفل (د) فأشار الطفل (أ) بان الطفل (د) قد قام بالجلوس في مقعده بهدوء ونقل الـدرس بـدون أن ينتقل من مكانه، أما الطفل (ب) فذكر العكس بالنسبة للطفل (ج) من حيث انتقالـه مـن مقعده إلى مقعد أخر أثناء الحصة المدرسية ، وأضاف الطفل (ب) بان الطفل (د) لا يتحرك كثيرا مـن مقعـده أثنـاء شرح المعلم للدرس ، وعندما أراد الخروج من الفصل للذهاب لدورة المياه " الحمام " قـام بالاستئذان مـن المعلم .

الجلسة الحادية والعشرون : خفض حدة النشاط الزائد

أهداف الجلسة :

أن يتعرف أفراد العينة علي المواقف التي يظهر فيها:النشاط الحركي الزائد من خلال لعب دور التلميـذ ذي النشاط الحركي الزائد والمعلم والزملاء ومن أمثلة تلك المواقف:-

يقفز من الشباك عند الدخول أو الخروج من الفصل.

مكان الجلسة : الفصل الدراسي

زمن الجلسة: استغرقت الجلسة حوالي ٤٥ دقيقة.

الفنيات المستخدمة : لعب الدور

الدور التمثيلي: دور التلميذ ذي النشاط الحركي الزائد

المنظر التمثيلي :

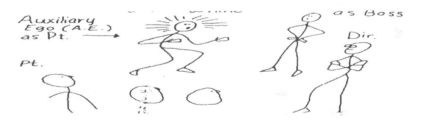

محتوي الجلسة: قام الباحث بجعل أفراد المجموعة يحضرون معهم نفس الأدوات المدرسية كما في الجلسة السابقة، بالإضافة للعصا والطباشير و" ميكروكروم "، كما اخبرهم بان الموقف التمثيلي لهذه الجلسة يـدور حول التلميذ ذي النشاط الحركي الزائد أثناء قيامه بالقفز من على الشباك عند خروجه أو دخوله للفصل ، وقد طلب الباحث من الأطفال اختيار الأدوار المناسبة لهم وقد تم توزيع الأدوار كالتالي :

الطفل (ب) سألعب دور البطل (التلميذ ذي النشاط الحركي الزائد) أثناء قيامه بالقفز من على الشباك عند خروجه أو دخوله للفصل

الطفل (أ) سألعب دور التلميذ (ذي النشاط الحركي المتزن) أثناء دخوله أو خروجه من باب الفصل .

الطفل (د) سألعب دور تلميذ أخر أثناء دخوله في الفصل المدرسي

الطفل (ج) سألعب دور تلميذ أخر أثناء جلوسه في الفصل المدرسي

الباحث : سألعب دور المعلم

ثم دار تجسيد الموقف التمثيلي كالتالي :

الطفل (د) : يقوم بإخراج كتاب مادة اللغة العربية " القراءة " من حقيبته .

الطفل (ب) : يقوم بالقفز من شباك الفصل .

الطفل (ج) : يلاحظ أن الطفل (ب) قد وقع على رجله فجرحت أثناء قفزه من الشباك .

الطفل (ب): بعد أن قام على قدميه يعيد دخول الفصل من الشباك

الطفل (أ) : يخبر المعلم (الباحث) بقيام الطفل (ب) بالقفز من شباك الفصل ، وهنا يقوم المعلم بعقاب الطفل (ب) بضربه بالعصا على يديه .

ثم شرع الباحث في مناقشة الموقف التمثيلي مع أفراد المجموعة والذي دار حول النشاط الحركي الزائد لدى الطفل (ب) فأشار الطفل (أ) بان الطفل (ب) قد قام بالقفز من الشباك ولذلك جرحت قدمه ، أما الطفل (ج) فذكر أن الطفل (ب) قد عاقبه المعلم بالضرب لأنه قام بعمل حاجة وحشه " وهو القفز من الشباك ، وعلق الباحث بان الطفل (أ) قد قام بالدخول ثم الخروج من الفصل من الباب وليس من الشباك كما فعل الطفل (ب) .

الجلسة الثانية والعشرون : خفض حدة النشاط الزائد

أهداف الجلسة :

أن يتعرف أفراد العينة علي المواقف التي يظهر فيها:النشاط الحركي المتزن من خلال عكس الدور ، ومن أمثلة تلك المواقف :-

يدخل ويخرج من باب الفصل

مكان الجلسة: الفصل الدراسي

زمن الجلسة: استغرقت الجلسة حوالي ٤٥ دقيقة.

الفنيات المستخدمة : عكس الدور

الدور التمثيلي : دور التلميذ ذي النشاط الحركي المتزن

المنظر التمثيلي :

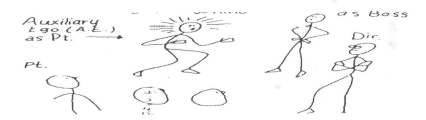

محتوي الجلسة : قام الباحث بجعل أفراد المجموعة يحضرون معهم نفس الأدوات المدرسية كما في الجلسة السابقة، كما اخبرهم بان الموقف التمثيلي لهذه الجلسة يدور حول التلميذ ذي النشاط الحركي المتزن أثناء قيامه بالدخول والخرج من باب الفصل ، وقد طلب الباحث من الأطفال اختيار الأدوار المناسبة لهم وقد تم توزيع الأدوار كالتالي :

الطفل (أ) سألعب دور البطل (التلميذ ذي النشاط الحركي الزائد) أثناء قيامه بالقفز من على الشباك عند خروجه أو دخوله للفصل

الطفل (ب) سألعب دور التلميذ(ذي النشاط الحركي المتزن) أثناء دخوله أو خروجه من باب الفصل .

الطفل (د) سألعب دور تلميذ أخر أثناء دخوله في الفصل المدرسي

الطفل (ج) سألعب دور تلميذ أخر أثناء جلوسه في الفصل المدرسي

الباحث : سألعب دور المعلم

ثم تم تجسيد الموقف التمثيلي كالتالي :

الطفل (ب) : يقوم بدخول الفصل من الباب .

الطفل (ج) : يلاحظ أن الطفل (أ) قد وقع على رجله أثناء قفزه من الشباك فجرحت أثناء قفزه من الشباك .

الطفل (د) : يخبر المعلم (الباحث) بقيام الطفل (ب) بدخول الفصل من الباب .

ثم قام الباحث في مناقشة الموقف التمثيلي مع أفراد المجموعة والذي دار حول النشاط الحركي الزائد لدى الطفل (أ)، والنشاط الحركي المتزن لدى الطفل (ب) فأشار الطفل (ج) بان الطفل (ب) قد قام بالدخول والخروج من باب الفصل ، أما الطفل (د) فذكر أن الطفل (ب) قد رفض سماع كلام الطفل (أ) والذي طلب منه أن يخرج معه من شباك الفصل ، وقام بالخروج من باب الفصل .

الجلسة الثالثة والعشرون : خفض حدة النشاط الزائد

أهداف الجلسة :

أن يتعرف أفراد العينة علي المواقف التي يظهر فيها:النشاط الحركي الزائد من خلال لعب دور التلميـذ ذي النشاط الحركي الزائد والمعلم والزملاء ومن أمثلة تلك المواقف:-

يقفز من على سور سلم المدرسة عندما يريد النزول لفناء المدرسة

مكان الجلسة: سلم المدرسة

زمن الجلسة: استغرقت الجلسة حوالي ٤٥ دقيقة .

الفنيات المستخدمة : لعب الدور

الدور التمثيلي: دور التلميذ ذي النشاط الحركي الزائد

المنظر التمثيلي :

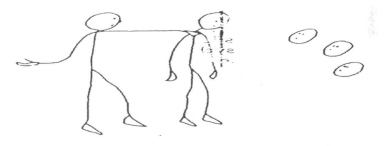

محتوي الجلسة: قام الباحث بتجميع أفراد المجموعة ثم اخبرهم بان الموقف التمثيلي لهذه الجلسة يـدور حول التلميذ ذي النشاط الحركي الزائد أثناء قيامه بالنزول من على سلم المدرسة للذهاب إلى فناء المدرسة أثناء الفسحة المدرسية ، وقد تم توزيع الأدوار كالتالي :

الطفل (ج) سألعب دور البطل(التلميذ ذي النشاط الحركي الزائد) أثناء قيامه بالقفز من على سلم المدرسة.

الطفل (أ) سألعب دور التلميذ(ذي النشاط الحركي المتزن) أثناء نزوله من على سلم المدرسة.

الطفل (ب) سألعب دور ناظرة المدرسة .

الطفل (د) سألعب دور تلميذ أخر أثناء نزوله من على سلم المدرسة.

ثم دار تجسيد الموقف التمثيلي كالتالي :

الطفل (أ) : بانتظار زميله الطفل (د).

الطفل (ج) : يقوم بالنزول من على ترابين سلم المدرسة .

الطفل (د) : يلاحظ أن الطفل (ج) قد وقع من على ترابزين السلم .

ناظرة المدرسة : تشاهد الموقف فتقوم بمعاقبة الطفل (ج) بالضرب أمام زملائه.

وهنا شرع الباحث في مناقشة الموقف التمثيلي مع أفراد المجموعة والذي دار حول النشاط الحركي الزائد لدى الطفل (ج) والنشاط الحركي المتزن لدى الطفل (أ) فعلق الطفل (د) بان الطفل (ج) قد قام بالقفز من على ترابزين السلم فوقع مما أدى إلى جرح يده ورجله ، أما الطفل   (د) فذكر أن الطفل (أ) قد نزل من على سلم المدرسة بانتظام وبدون استعجال ولذلك لم تعاقبه ناظرة المدرسة بالضرب كما فعلت مع الطفل (ج).

الجلسة الرابعة والعشرون : خفض حدة النشاط الزائد

أهداف الجلسة :

أن يتعرف أفراد العينة على المواقف التي يظهر فيها:النشاط الحركي المتزن من خلال عكس الدور وذلك" التلميذ ذي النشاط الحركي المتزن " ومن أمثلة تلك المواقف:-

يقوم بالنزول على سلم المدرسة عندما يريد الذهاب لفناء المدرسة

مكان الجلسة: سلم المدرسة

زمن الجلسة: استغرقت الجلسة حوالي ٤٥ دقيقة .

الفنيات المستخدمة : عكس الدور

الدور التمثيلي: دور التلميذ ذي النشاط الحركي المتزن

المنظر التمثيلي :

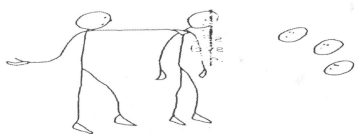

محتوى الجلسة: قام أفراد المجموعة بالالتفاف حول الباحث بمجرد رؤيتهم له ثم اخبرهم بان الموقف التمثيلي لهذه الجلسة يدور حول التلميذ ذي النشاط الحركي المتزن أثناء قيامه بالنزول من على سلم المدرسة للذهاب إلى فناء المدرسة أثناء الفسحة المدرسية ، وقد تم توزيع الأدوار كالتالي :

الطفل (أ) : سألعب دور البطل(التلميذ ذي النشاط الحركي الزائد) أثناء قيامه بالقفز مـن عـلى سـلم المدرسة.

الطفل (ج) : سألعب دور التلميذ(ذي النشاط الحركي المتزن) أثناء نزوله من على سلم المدرسة.

الطفل (ب) : سألعب دور ناظرة المدرسة .

الطفل (د) : سألعب دور تلميذ أخر أثناء نزوله من على سلم المدرسة.

ثم دار تجسيد الموقف التمثيلي كالتالي :

الطفل (ج) : يقوم يخبر الطفل (د) بأنه سوف يذهب إلى فناء المدرة لراء الحلوى من البائع .

الطفل (أ) : يقوم بالنزول من على ترابزين سلم المدرسة .

الطفل (ج) : يقوم بالنزول من على سلم المدرسة وهو ينظر إلى خطواته على السلم حتى   لا يقـع " يتلعبك " .

ناظرة المدرسة : تشاهد الموقف فتقوم بإعطاء الطفل (ج) حلوى مكافأة له لأنه قام بالنزل مـن عـلى سـلم المدرسة بصورة صحيحة.

ثم قام الباحث لمناقشة الموقف التمثيلي مع أفراد المجموعة والـذي دار حـول النشاط الحركي المتزن لدى الطفل (ج) والنشاط الحركي الزائد لدى الطفل (أ) أشار الطفل (د) بان الطفل (ج) قد قام بعمل حاجة صحيحة وهي : انه نزل من على سلالم المدرسة وهـو ينظر إلى درجات السلم التـي أمامـه ولذلك لم يجرح مثل الطفل (أ) ، في حين أن الطفل   (أ) قام بالإشارة إلى قيام ناظرة المدرسة بإعطاء الطفل (ج) حلوى .

الجلسة الخامسة والعشرون: خفض حدة النشاط الزائد

أهداف الجلسة :

أن يتعرف أفراد العينة علي المواقف التي يظهر فيها:النشاط الحركي الزائد من خلال لعب دور التلميذ ذي النشاط الحركي الزائد في الملاهي ومن أمثلة تلك المواقف:-

يحرك يديه ورجليه في الهواء أثناء ركوبه للمرجيحة .

مكان الجلسة: الملاهي

زمن الجلسة: استغرقت الجلسة حوالي ٤٥ دقيقة .

الفنيات المستخدمة : لعب الدور

الدور التمثيلي: دور التلميذ ذي النشاط الحركي الزائد في الملاهي عند قيامه برحلة مدرسية مع زملائه.

المنظر التمثيلي :

محتوي الجلسة: محتوي الجلسة: قام أفراد المجموعة بالالتفاف حول الباحث مما يدل على تعلقهم

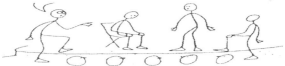

بالباحث والذي اخبرهم بان الموقف التمثيلي لهذه الجلسة يدور حول دور التلميذ ذي النشاط الحركي الزائد في الملاهي عند قيامه برحلة مدرسية مع زملائه، وقد قام الباحث بإحضار معه تذاكر ورقية وطاقية " برنيطة " وعصا وقلم ، وقد تم توزيع الأدوار كالتالي :

الطفل (ب) سألعب دور البطل(التلميذ ذي النشاط الحركي الزائد) أثناء ركوبه في المرجيحة.

الطفل (د) سألعب دور التلميذ(ذي النشاط الحركي المتزن) أثناء ركوبه في المرجيحة.

الطفل (ج) سألعب دور مشرف المدرسة .

الطفل (أ) سألعب دور عامل الملاهي .

ثم دار تجسيد الموقف التمثيلي كالتالي :

قام الباحث بإعطاء الطفل (ج) العصا والقلم ، والطفل (أ) التذاكر الورقية والطاقية "البرنيطة "

الطفل (ب) : يسرع إلى دخول الملاهي عند رؤيته للمراجيح .

الطفل (د) : يقوم بانتظار دخول مشرف المدرسة للملاهي .

مشرف المدرسة الطفل (ج) : يقوم بقطع تذاكر للمجموعة من عامل الملاهي .

الطفل (ب) : يقوم بركوب المرجيحة باستعجال وبدون تمهل الأمر الـذي جعـل رجليـه تقـع الأولى خـارج المرجيحة والثانية داخلها .

الطفل (د) : يقوم بركوب المرجيحة بهدوء وذلك بوضع رجلـه الأولى داخـل المرجيحة بعـد أن يكـون قـد امسك جيدا بكلتا يديه .

الطفل (ب) : يقوم أثناء وجوده في المرجيحة بتحريك يديه ورجليـه في الهـواء مـما أدي إلى وقوعـه مـن المرجيحة وأصابته في رأسه .

وعندئذ قام الباحث بمناقشة الموقف التمثيلي مع أفراد المجموعة والذي دار حـول النشـاط الحركي الزائـد لدى الطفل (ب) والنشاط الحركي المتزن لدى الطفل (د) فأشـار الطفـل (أ) بـان الطفـل (ب) قـد قـام بالجري نحو المراجيح عندما رؤيته لها ، ولم يهتم بسلامته عندما اخذ يحرك يديـه ورجليـه في الهـواء أثنـاء وجوده في المرجيحة ، إلا أن الطفل (ج) ذكر أن الطفل (د) قـد انتظر لحـين انتهاء المشرف مـن قطـع التذاكر لدخولهم الملاهي ، وأيضا قام بركوب المرجيحة بدون استعجال وكان حريصا عـلى الإمسـاك جيـدا بالمرجيحة حتى لا يصاب كما حدث مع الطفل (ب) .

الجلسة السادسة والعشرون: خفض حدة النشاط الزائد

أهداف الجلسة :

أن يتعرف أفراد العينة علي المواقف التي يظهر فيها:النشاط الحركي المتزن من خلال لعب دور التلميذ ذي النشاط الحركي الزائد في الملاهي ومن أمثلة تلك المواقف:-

يقوم بالإمساك جيدا أثناء ركوبه للمرجيحة.

مكان الجلسة: الملاهي

زمن الجلسة: استغرقت الجلسة حوالي ٤٥ دقيقة .

الفنيات المستخدمة : عكس الدور

الدور التمثيلي: دور التلميذ ذي النشاط الحركي المتزن في الملاهي عند قيامه برحلة مدرسية مع زملائه.

المنظر التمثيلي :

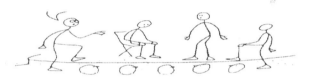

محتوي الجلسة: قام الباحث بإحضار نفس أدوات الجلسة السابقة ثم اخبرهم بان الموقف التمثيلي لهذه الجلسة يدور حول دور التلميذ ذي النشاط الحركي المتزن في الملاهي عند قيامه برحلة مدرسية مع زملائه، وقد تم توزيع الأدوار كالتالي :

الطفل (د) سألعب دور البطل(التلميذ ذي النشاط الحركي الزائد) أثناء ركوبه في المرجيحة.

الطفل (ب) سألعب دور التلميذ(ذي النشاط الحركي المتزن) أثناء ركوبه في المرجيحة.

الطفل (ج) سألعب دور مشرف المدرسة .

الطفل (أ) سألعب دور عامل الملاهي .

ثم دار تجسيد الموقف التمثيلي كالتالي :

قام الباحث بإعطاء الطفل (ج) العصا والقلم ، والطفل (أ) التذاكر الورقية والطاقية "البرنيطة "

الطفل (ب) : ينتظر حتى ينتهي مشرف المدرسة من قطع التذاكر ثم يقوم بدخول الملاهي مع زملائه .

الطفل (د) : لا ينتظر زملائه ويسرع في ركوب المرجيحة.

مشرف المدرسة الطفل (ج) : يقوم بالتنبيه على أفراد المجموعة بان يكونوا حريصين أثناء قيامهم بركوب المرجيحة.

الطفل (د) : يقوم بركوب المرجيحة باستعجال وبدون تمهل الأمر الذي جعل رجليه تقع الأولى خارج المرجيحة والثانية داخلها .

الطفل (ب) : يقوم بركوب المرجيحة بهدوء وذلك بوضع رجله الأولى داخل المرجيحة بعد أن يكون قد امسك جيدا بكلتا يديه .

وهنا قام الباحث بمناقشة الموقف التمثيلي مع أفراد المجموعة والذي دار حول النشاط الحركي المتزن لدى الطفل (ب) والنشاط الحركي الزائد لدى الطفل (د) فعلق الطفل (أ) بان الطفل (ب) قد انتظر لحين انتهاء المشرف من قطع التذاكر لدخوله الملاهي ، وأيضا قام بركوب المرجيحة بدون استعجال وكان حريصا على الإمساك جيدا بالمرجيحة حتى لا يصاب كما حدث مع الطفل (د) ، وهنا تدخل الطفل (ج) مشيرا إلى أن الطفل (ب) قد سمع كلام المشرف ولم يتسرع أثناء دخوله للملاهي ، وكان حريصا على سلامته وقت قيامه بركوب المرجيحة ، ولهذا قام المشرف بإعطائه حلوى .

الجلسة السابعة والعشرون: خفض حدة النشاط الزائد

أهداف الجلسة :

أن يتعرف أفراد العينة علي المواقف التي يظهر فيها:النشاط الحركي الزائد من خلال لعب دور التلميذ ذي النشاط الحركي الزائد في المنزل ومن أمثلة تلك المواقف:-

يتحرك كثيرا أثناء جلوسه لتناول الطعام مع أسرته .

مكان الجلسة: حجرة الطعام في مطعم المدرسة

زمن الجلسة: استغرقت الجلسة حوالي ٤٥ دقيقة .

الفنيات المستخدمة : لعب الدور

الدور التمثيلي: دور التلميذ ذي النشاط الحركي الزائد في المنزل أثناء تناوله للطعام مع أسرته.

المنظر التمثيلي :

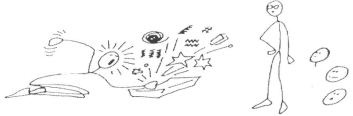

محتوي الجلسة: قام أفراد المجموعة بالحضور إلى الباحث بمجرد وصوله إليهم ، وقد قام الباحث بأخبارهم أن الموقف التمثيلي لهذه الجلسة يدور حول دور التلميذ ذي النشاط الحركي الزائد في المنزل، وقد قام الباحث بإحضار معه أطباق بها بعض المأكولات البسيطة مثل الأرز ، والعدس " البارد " والبيض، بالإضافة للملاعق، وقد تم توزيع الأدوار كالتالي:

الطفل (أ) سألعب دور البطل(التلميذ ذي النشاط الحركي الزائد) أثناء إسقاطه "سكبه" للأكل مـن عـلى مائدة الطعام "السفرة" .

الطفل (ج) سألعب دور التلميذ (ذي النشاط الحركي المتزن) قيامه بتناول الطعام بصورة صحيحة .

الطفل (د) سألعب دور الأب.

الطفل (ب) سألعب دور الأم .

ثم دار تجسيد الموقف التمثيلي كالتالي :

قام الباحث بتنظيم الطعام على مائدة الطعام في مطعم المدرسة ،ثم أعطى أفراد المجموعة الملاعق.

الطفل (ج): يأكل من الطبق الذي أمامه ثم ينظر جيدا إلى الطبق البعيد عنه فيوجه ملعقته إليـه بحرص ثم يأكل منه .

الطفل (أ) : يقوم بتحريك يده في الهواء فيسقط :" يسكب " طبق "العدس " الذي تحمله الأم عند قيامها بوضعه على المائدة .

الأب: يقوم بضرب الطفل(أ) لأنه يتحرك كثيرا ولا يجلس بثبات في مقعده أثناء تناوله للطعام.

الأم : تقوم بتنظيف المكان الذي سقط " انسكب " فيه الأكل .

وهنا قام الباحث بمناقشة الموقف التمثيلي مع أفراد المجموعة والذي دار حول النشاط الحركي الزائد لـدى الطفل (أ) ، فعلق الطفل (ب) بان الطفل (أ) قد قام بتحريك يديه في الهواء فاسقط " فسكب "الطعام ، وذلك لأنه يتحرك دائما "على طول " ، بينما أشار الطفل (د) إلى أن الطفل (ب) قـد حـرص عـلى النظر جيدا إلى حركة يديه أثناء تناوله للطعام .

الجلسة الثامنة والعشرون: خفض حدة النشاط الزائد

أهداف الجلسة :

أن يتعرف أفراد العينة علي المواقف التي يظهر فيها:النشاط الحركي المتزن من خلال لعب دور التلميذ ذي النشاط الحركي الزائد في الملاهي ومن أمثلة تلك المواقف:-

يقوم بالإمساك جيدا أثناء ركوبه للمرجيحة.

مكان الجلسة: حجرة الطعام في مطعم المدرسة

زمن الجلسة: استغرقت الجلسة حوالي ٤٥ دقيقة .

الفنيات المستخدمة : عكس الدور

الدور التمثيلي: دور التلميذ ذي النشاط الحركي المتزن في المنزل أثناء تناوله للطعام مع أسرته.

المنظر التمثيلي :

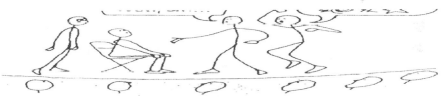

محتوي الجلسة :

قام أفراد المجموعة بالحضور للباحث في الميعاد المتفق عليه ، وقد قام الباحث بأخبارهم أن الموقف التمثيلي لهذه الجلسة يدور حول دور التلميذ ذي النشاط الحركي المتزن في المنزل أثناء تناول الأسرة للطعام ، وقد قام الباحث بإحضار نفس الأدوات كما في الجلسة السابقة، وقد جرى توزيع الأدوار كالتالي :

الطفل (ج) سألعب دور البطل(التلميذ ذي النشاط الحركي الزائد) أثناء إسقاطه "سكبه" للأكل مـن عـلى مائدة الطعام "السفرة" .

الطفل (أ) سألعب دور التلميذ(ذي النشاط الحركي المتزن) قيامه بتناول الطعام بصورة صحيحة .

الطفل (د) سألعب دور الأب.

الطفل (ب) سألعب دور الأم .

ثم دار تجسيد الموقف التمثيلي كالتالي :

قام الباحث بتنظيم الطعام على مائدة الطعام في مطعـم المدرسـة ،ثـم أعطـى أفـراد المجموعـة الملاعق.

الأب: يطلب من الطفل (أ) أن يحضر الطعام مع أمه .

الطفل (أ) : قام بإحضار الأكل مع أمه ووضعه على المائدة .

الأم : تقوم بإحضار طبق الطعام " العدس " لوضعه على مائدة الطعام

الطفل (أ) : يحرص على عدم تحريك يده والتي يحمل فيها الملعقة .

الأب: يقوم بالثناء على " شكر " الطفل (أ) لأنه لم يتحرك أثناء إحضار الأم لطبق الطعام وقد جلس بثبات في مقعده أثناء تناوله الطعام .

وهنا قام الباحث بمناقشة الموقف التمثيلي مع أفراد المجموعة والذي دار حول النشـاط الحـركي المتزن لدى الطفل (أ) ، فقال الطفل (ب) بان الطفل (أ) لا يقوم بتحريك يديـه أو رجليـه أثنـاء جلوسـه على مائدة الطعام بدون داع ، وقد أشار الطفل (د) إلى أن الأب قام بشكر الطفل (أ) لأنـه لا يتحرك كثيرا ويجلس بثبات في مقعده أثناء تناوله للطعام .

الجلسة التاسعة والعشرون: خفض حدة الاندفاعية

أهداف الجلسة :

أن يتعرف أفراد العينة علي المواقف التي تظهر خلالها: الاندفاعية من خلال لعب الدور التلميذ المندفع والمعلم ومشاركة باقي أفراد العينة (تلاميذ الفصل) ومن أمثلة تلك المواقف:-

- يتسرع في الإجابة علي أسئلة المعلم دون انتظار لإنهاء المعلم لسؤاله أو استكماله .

- يجيب علي الأسئلة بأول خاطر أو أول إجابة تخطر علي بالة دون تفكير .

- لا ينتظر دورة للإجابة عن الأسئلة التي يوجهها المعلم لزملائه ويجيب بإجابات خاطئة.

مكان الجلسة: الفصل الدراسي

زمن الجلسة : استغرقت الجلسة حوالي ٥ دقيقة .

الفنيات المستخدمة: المرأة

الدور التمثيلي: التلميذ المندفع والمعلم .

المنظر التمثيلي :

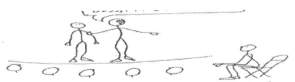

محتوي الجلسة: قام أفراد المجموعة بالتجمع حول الباحث بمجرد رؤيته ، ثم قام الباحث بأخبارهم بأن الموقف التمثيلي لهذه الجلسة يدور حول دور التلميذ المندفع والمعلم في الفصل

الدراسي ، وقد قام الباحث بإحضار عصا ونظارة وطباشير وأقلام كتب وكراسات ، وقد تم توزيع الأدوار كالتالي :

الباحث : سألعب دور البطل(التلميذ المندفع).

الطفل (ب) : سألعب دور التلميذ(التلميذ المتروي) .

الطفل (أ) : سألعب دور المعلم .

الطفل (ج) : سألعب دور تلميذ أخر يجلس في الفصل .

الطفل (د) : سألعب دور تلميذ أخر يجلس في الفصل .

قام الباحث بإعطاء الطفل (أ) العصا والنظارة والطباشير ثم أعطى بأفراد المجموعة الأقلام والكتب والكراسات، ثم تم تجسيد الموقف التمثيلي كالتالي :

المعلم : يقوم بشرح درس اللغة العربية على السبورة إشاريا .

الطفل (ب) والطفل (ج) والطفل (د) : يقومون بالاستماع لشرح الدرس إشاريا .

المعلم : يوجه للطفل (ب) سؤال حول الدرس الذي شرحه المعلم .

الباحث : يتسرع في الإجابة علي سؤال المعلم دون انتظار إنهائه للسؤال أو استكماله ثم قام بالإجابة علي الأسئلة بأول خاطر أو أول إجابة تخطر علي بالة دون تفكير .

المعلم : يخبر الباحث بان الإجابة خاطئة .

المعلم : يقوم بتوجيه سؤال للطفل (د) .

الباحث : لا ينتظر دورة للإجابة عن سؤال المعلم التي يوجهها المعلم لزملائه يجيب بإجابة خطأ.

وهنا قام الباحث بمناقشة الموقف التمثيلي مع أفراد المجموعة والذي دار حـول تصرفات التلميذ المندفع (الباحث) ، فعلق الطفل (ج) بان الباحث قد يتسـرع في الإجابـة علـي سـؤال المعلـم دون انتظـار لإنهـاء المعلم لسؤاله أو استكماله ، في حين علق الطفل (د) قد قام بالإجابة علي سؤال المعلم بأول خـاطر أو أول إجابة تخطر علي بالة دون تفكير .وقد أشار الطفل (ب) إلى أن الباحث قد قام بمقاطعة زميله ولم ينتظر دورة للإجابة عن السؤال الذي وجهه المعلم لزميله.

الجلسة الثلاثون: خفض حدة الاندفاعية

أهداف الجلسة :

أن يتعرف أفراد العينة علي المواقف التي تظهر خلالها: الاندفاعيـة مـن خـلال لعـب الـدور التلميـذ المندفع والمعلم ومشاركة باقي أفراد العينة (تلاميذ الفصل) ومن أمثلة تلك المواقف:-

-ينتظر حتى انتهاء المعلم (استكماله) للسؤال .

-يفكر(يتمهل) أثناء الإجابة علي أسئلة المعلم .

-ينتظر دورة للإجابة عن الأسئلة والتي يوجهها المعلم لزملائه.

مكان الجلسة: الفصل الدراسي

زمن الجلسة : استغرقت الجلسة حوالي ٥٠ دقيقة .

الفنيات المستخدمة: عكس الدور

الدور التمثيلي: التلميذ المتروي .

المنظر التمثيلي :

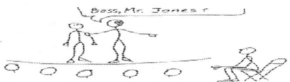

محتوي الجلسة: قام أفراد المجموعة بالالتفاف حول الباحث ، وهنا قـام الباحـث بأخبارهـم بـأن الموقـف التمثيلي لهذه الجلسة يدور حول دور التلميذ المتروي في الفصل الدراسي وذلك

من خلال قلب الدور، وقد قام الباحث بإحضـار نفـس أدوات الجلسـة السـابقة ، وقد تـم توزيـع الأدوار كالتالي :

الباحث : سألعب دور التلميذ (التلميذ المتروي) .

الطفل (ب) : سألعب دور البطل (التلميذ المندفع).

الطفل (أ) : سألعب دور المعلم .

الطفل (ج) : سألعب دور تلميذ أخر يجلس في الفصل .

الطفل (د) : سألعب دور تلميذ يجلس في الفصل .

قام الباحث بإعطاء الطفل (أ) العصا والنظارة والطباشـير ثـم أعطـى بـأفراد المجموعـة الأقـلام والكتب والكراسات، ثم تم تجسيد الموقف التمثيلي كالتالي :

المعلم : يقوم بشرح درس اللغة العربية على السبورة إشاريا .

الطفل (ب) والطفل (ج) والطفل (د) : يقومون بالاستماع لشرح الدرس إشاريا .

المعلم : يوجه للباحث سؤال حول الدرس الذي قام المعلم بشرحه .

الباحث : يقوم بالتفكير في سؤال المعلم بعد انتهائه منه ثم يقوم بالإجابة عليه بعد ن فكر فيه.

المعلم : يخبر الباحث بان إجابته صحيحة .

المعلم : يقوم بتوجيه سؤال للطفل (د) .

الطفل (ج) : يسأل الباحث إذا كان يعرف الإجابة على سؤال المعلم للطفل (د) .

الباحث : يخبر الطفل (ج) بأنه يعرف الإجابة ولكنه سـوف ينتظـر دوره حتـى يوجـه المعلـم السـؤال لـه للإجابة عليه .

وهنا قام الباحث بمناقشة الموقف التمثيلي مع أفراد المجموعة والذي دار حول تصرفات التلميذ المتروي فعلق الطفل (د) بان (الباحث) كان يعرف الإجابة على السؤال الـذي وجهـه المعلـم للطفل (د) ولكنه فضل أن ينتظر دوره حتى يوجه المعلم السؤال له للإجابة عليه ، ولم يتسرع ويقاطع زميله الطفل (د) في الإجابة علي سؤال المعلم ، وأشار الطفل (ج) إلى أن الباحث قد قام بالتفكير (بالتمهل) قبل الإجابة علي سؤال المعلم ، وقد أضاف الطفل (أ) بان الباحث قد انتظر دورة للإجابة عن سؤال المعلم .

الجلسة الحادية والثلاثون: خفض حدة الاندفاعية

أهداف الجلسة :

أن يتعرف أفراد العينة علي المواقف التي تظهر خلالها: الاندفاعية من خلال لعب الدور التلميذ المندفع والمعلم ومشاركة باقي أفراد العينة ، ومن أمثلة تلك المواقف:-

- يدافع عن زملائه بالفصل أمام المعلم ضد زميل أخر دون معرفة سبب العقاب من قبل المعلم أو سبب الشجار من قبل بعضهم .

مكان الجلسة: الفصل الدراسي

زمن الجلسة : استغرقت الجلسة حوالي ٥٠ دقيقة .

الفنيات المستخدمة : لعب الدور

الدور التمثيلي : التلميذ المندفع .

المنظر التمثيلي :

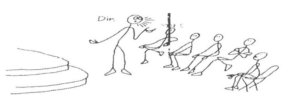

محتوي الجلسة: التف أفراد المجموعة حول الباحث عند رؤيته ، ثم شرع الباحث لأخبارهم بأن الموقف التمثيلي لهذه الجلسة يدور حول دور التلميذ المندفع والمعلم في الفصل الدراسي، وقد قام الباحث بإحضار نفس أدوات الجلسة السابقة ، وقد تم توزيع الأدوار - من قبل الباحث وبموافقة الأطفال (د) و (ب)و (أ) واعتراض الطفل (ج)على دوره فاخبره الباحث بان ذلك ليس سوى تجربة تمثيلية وذلك في محاولة لتهدئته وإدخاله في الدور- وتم تجسيد الأدوار كالتالي :

الطفل (ج): سألعب دور البطل(التلميذ المندفع).

الطفل (د): سألعب دور التلميذ(التلميذ المتروي) .

الباحث : سألعب دور المعلم .

الطفل (أ) : سألعب دور تلميذ يجلس في الفصل .

الطفل (ب): سألعب دور تلميذ أخر يجلس في الفصل .

قام الباحث بأخذ العصا والطباشير وارتداء النظارة ثم أعطى باقي أفراد المجموعة الأقلام والكتب والكراسات، وقد تم تجسيد الموقف التمثيلي كالتالي :

المعلم : يقوم بكتابة درس الحساب على السبورة أشاريا .

الأطفال : يجلسون على مقاعدهم للاستماع لشرح المعلم ، ثم يحدث شجار بين الطفلين (أ) و(ب) .

الطفل (أ): يقوم بضرب الطفل (ب) في رجله أثناء جلوسه في المقعد .

الطفل (ب) : يقوم بالصراخ ويتحرك من مكانه لشعوره بالألم في رجله.

المعلم : يسأل الأطفال عن الطفل الذي ضرب الطفل (ب) .

الطفل (ب) : يقوم بأخبار المعلم بان الطفل (أ) قام بضربه في رجله.

المعلم : يقوم بسؤال الطفل (د) حول الشجار بين الطفلين .

الطفل (د): يخبر المعلم بالحقيقة التي شاهدها أثناء جلوسه في مقعده عندما قام الطفل (أ) بضرب الطفل (ب) .

المعلم : يقوم بإحضار العصا لضرب الطفل (أ) .

الطفل (ج): يدافع عن زميله الطفل (أ) ضد زميله الثاني الطفل (ب) دون معرفة سبب الشجار أو مـن المخطئ .

وهنا قام الباحث بمناقشة الموقف التمثيلي مع أفراد المجموعة والذي دار حول تصرفات التلميذ المندفع ، فأشار الطفل (د) بان الطفل (ج) قد تسرع في الدفاع عن زميله الطفل (أ) ضد زميله الثاني

الطفل (ب) دون معرفة سبب الشجار أو من المخطئ ، في حين أشار الطفل (ب) قد علق بـان الطفـل (ج) لم يرى الشجار الذي حدث بين الطفل (أ) والطفل (ب) .

الجلسة الثانية والثلاثون: خفض حدة الاندفاعية

أهداف الجلسة :

أن يتعرف أفراد العينة علي المواقف التي تظهر خلالها: التروي مـن خـلال لعـب الـدور التلميـذ المتروي والمعلم ومشاركة باقي أفراد العينة ، ومن أمثلة تلك المواقف:-

- يقوم بأخبار المعلم عن سبب الشجار بين زملائه دون التحيز لأحد منهم .

مكان الجلسة: الفصل الدراسي

زمن الجلسة :استغرقت الجلسة حوالي ٥٠ دقيقة .

الفنيات المستخدمة: عكس الدور

الدور التمثيلي: التلميذ المتروي.

المنظر التمثيلي :

محتوي الجلسة: تجمع أفراد المجموعة حول الباحث عند رؤيته ، ثم اخبرهم الباحث بأن الموقف التمثيلي

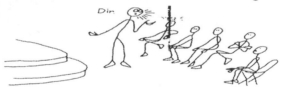

لهذه الجلسة يدور حول دور التلميذ المتروي والمعلم في الفصل الدراسي ، وقد قام الباحث بإحضار نفس أدوات الجلسة السابقة ، وقد تم توزيع الأدوار كالتالي :

الطفل (د): سألعب دور البطل(التلميذ المندفع).

الطفل (ج): سألعب دور التلميذ(التلميذ المتروي) .

الباحث : سألعب دور المعلم .

الطفل (أ) : سألعب دور تلميذ يجلس في الفصل .

الطفل (ب): سألعب دور تلميذ أخر يجلس في الفصل .

قام الباحث بأخذ العصا والطباشير وارتداء النظارة ثم أعطى باقي أفراد المجموعة الأقلام والكتب والكراسات، وقد دار تجسيد الموقف التمثيلي كالتالي :

المعلم : يقوم بكتابة درس الحساب على السبورة أشاريا .

الأطفال : يجلسون على مقاعدهم للاستماع لشرح المعلم ، ثم يحدث شجار بين الطفلين (أ)   و (ب) .

الطفل (أ): يقوم بضرب الطفل (ب) في رجله أثناء جلوسه في المقعد .

الطفل (ب) : يقوم بالصراخ ويتحرك من مكانه لشعوره بالألم في رجله.

المعلم : يسأل الأطفال عن الطفل الذي ضرب الطفل (ب) .

الطفل (ب) : يقوم بأخبار المعلم بان الطفل (أ) قام بضربه في رجله.

المعلم : يقوم بسؤال الطفل (ج) حول الشجار الذي دار بين الطفلين .

الطفل (ج): يخبر المعلم بالحقيقة التي شاهدها أثناء جلوسه في مقعده وذلك عندما قام الطفل (أ) بضرب الطفل (ب) .

المعلم : يقوم بشكر الطفل (ج) .

الطفل (د): يدافع عن زميله الطفل (أ) ضد زميله الثاني الطفل (ب) دون معرفة سبب الشجار أو من المخطئ .

وعندئذ قام الباحث بمناقشة الموقف التمثيلي مع أفراد المجموعة والذي دار حول تصرفات التلميذ المتروي ، فأشار الطفل (أ) بان الطفل (ج) قد قام بأخبار المعلم بحقيقة الشجار الذي دار بين الطفلين ، بينما تسرع الطفل (د) في الدفاع عن زميله الطفل (أ) ضد زميله الثاني الطفل (ب) دون معرفة سبب الشجار أو من المخطئ ، في حين علق الطفل (ب) بان الطفل (ج) قد شاهد الشجار الذي حدث بين الطفلين ثم قام بأخبار المعلم بما دار بدون تحيز وذلك عندما قام المعلم بسؤاله .

الجلسة الثالثة والثلاثون: خفض حدة الاندفاعية

أهداف الجلسة :

أن يتعرف أفراد العينة علي المواقف التي تظهر خلالها: الاندفاعية من خلال لعب الدور التلميذ المندفع والمعلم ومشاركة باقي أفراد العينة ، ومن أمثلة تلك المواقف:-

يتسرع في عبور الشارع عند خروجه من باب المدرسة دون الانتظار لعبور السيارات .

مكان الجلسة: الشارع أمام باب المدرسة .

زمن الجلسة : استغرقت الجلسة حوالي ٥٠ دقيقة .

الفنيات المستخدمة: المرآة

الدور التمثيلي : التلميذ المندفع وسائق السيارة

المنظر التمثيلي :

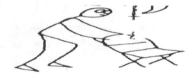 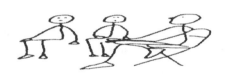

محتوي الجلسة:

استدعى الباحث أفراد المجموعة من فصولهم ، ثم اخبرهم الباحث بأن الموقف التمثيلي لهذه الجلسة يدور حول دور التلميذ المندفع الشارع أثناء خروجه من باب المدرسة وسائق السيارة ، وقد قام الباحث بجعل أفراد المجموعة يحملون معهم حقائبهم ، وقد تم توزيع الأدوار كالتالي :

الطفل (ب): سألعب دور البطل(التلميذ المندفع).

الطفل (د): سألعب دور التلميذ(التلميذ المتروي) .

الباحث : سألعب دور البطل " مكرر "(التلميذ المندفع).

الطفل (أ) : سألعب دور تلميذ يخرج من باب المدرسة .

الطفل (ج): سألعب دور سائق السيارة .

وقد دار تجسيد الموقف التمثيلي كالتالي :

الطفل (ب) : يحمل حقيبته ويتجه نحو باب المدرسة للخروج .

الطفل (أ): يتجه للخروج مَن باب المدرسة بصحبة الطفل (ب) .

الطفل (ج): يقوم بتحريك يديه ويمشى ببطيء في الشارع الموجود أمام المدرسة كأنه سائق التاكسي .

الطفل (د): يقف أمام باب المدرسة وينظر إلى الشارع والسيارات القادمة في اتجاهه .

الطفل (ب): لا ينظر إلى السيارة القادمة في الشارع .

وهنا لاحظ الباحث أن الموقف السيكودرامى بحاجة إلى أداء تمثيلي أكثر لتوضيح الموقف للمجموعة ، فقام الباحث بلعب دور التلميذ المندفع وذلك بان قام بحمل حقيبته الطفل (ب)، وقام بالتسرع وعدم انتظار دوره في الخروج من باب المدرسة وذلك بان سبق زملائه الذين كانوا في طريقهم للخروج من الباب ، ولم ينظر بحرص للسيارات القادمة أثناء عبوره للشارع أمام باب المدرسة ، ولهذا صدمته السيارة القادمة وقد جرحت يديه وقدماه وتبعثرت كتبه الموجودة في الحقيبة التي يحملها على الأرض .

وعند انتهاء هذه الجلسة قام الباحث بمناقشة الموقف التمثيلي مع أفراد المجموعة والذي دار حول تصرفات التلميذ المندفع ، فأشار الطفل (أ) بان الطفل (ب) قد قام بالخروج من بابا المدرسة دون النظر للسيارات القادمة في الشارع ، بينما ذكر الطفل (ج): بان الباحث قد تسرع عند خروجه من المدرسة وذلك عندما قام بالاصطدام بزملائه أثناء وجودهم بفناء المدرسة وهم يتجهون للخروج باب المدرسة وهذا لأنه بدا عليه الاستعجال ، وقد أشار الطفل (ج)

بان الباحث قد لقي جزاء عدم انتظاره خلو الشـارع مـن السـيارات مـن خلال الجـروح التـي
تعرض لها وذلك على عكس الطفل (د) .

الجلسة الرابعة والثلاثون: خفض حدة الاندفاعية

أهداف الجلسة :

أن يتعرف أفراد العينة على المواقف التي يظهر خلالها: التروي مـن خـلال عكـس دور التلميـذ المندفع أي تمثيل دور التلميذ المتروي والمعلم ومشاركة باقي أفراد العينة ، ومن أمثلة تلك المواقف:-

يتمهل أثناء عبوره للشارع عند خروجه من باب المدرسة وينظر إلى الشارع قبـل العبور ، وينتظر لحـين عبور السيارات وخلو الطريق منها.

مكان الجلسة: الشارع أمام باب المدرسة

زمن الجلسة :استغرقت الجلسة حوالي ٥٠ دقيقة .

الفنيات المستخدمة : عكس الدور

الدور التمثيلي: التلميذ المتروي وسائق السيارة

المنظر التمثيلي :

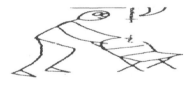 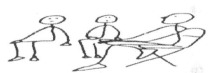

محتوى الجلسة:

تجمع أفراد المجموعة حول الباحث بمجرد رؤيتهم له ، وقد قام بأخبارهم بأن الموقف التمثيلي لهذه الجلسة يدور حول دور التلميذ المتروي أثناء خروجه من باب المدرسة

وسائق السيارة ، وقد قام الباحث بجعل أفراد المجموعة يحملون معهم حقائبهم ، وقد تـم توزيـع الأدوار كالتالي :

الطفل (د): سألعب دور البطل(التلميذ المندفع).

الطفل (ب): سألعب دور التلميذ(التلميذ المتروي) .

الطفل (أ) : سألعب دور تلميذ يخرج من باب المدرسة .

الطفل (ج): سألعب دور سائق السيارة .

وقد تم تجسيد الموقف التمثيلي كالتالي :

الطفل (أ) : يحمل حقيبته ويتجه نحو باب المدرسة للخروج .

الطفل (ب): يتجه للخروج من باب المدرسة بصحبة الطفل (د) .

الطفل (ج): يقوم بتحريك يديه ويمشى ببطيء في الشارع الموجود أمام المدرسة كأنه سائق التاكسي .

الطفل (د): يصل إلى باب المدرسة ولا ينظر إلى خلو الشارع من السيارات الشارع .

الطفل (ب): ينظر إلى الشارع بحرص ويقف أمام باب المدرسة لحين النظر إلى الشارع ، ولا يقـوم بعبـور الشارع إلا بعد أن عبرت السيارة التي تسير في الشارع ، وذلك عـلى عكس مـا قـام بـه الطفل (د) والـذي تسرع وعبر الشارع دون الانتظار لحين عبور السيارة التي تسير في الشارع ولذلك تعرض للجرح في يديه ورجليه.

وقد قام الباحث بمناقشة الموقف التمثيلي مع أفراد المجموعة والذي دار حول تصرفات التلميـذ المتروي ، فأوضح الطفل (أ) بان الطفل (ب) قد قام بالانتظار أمـام بـاب المدرسة لحـين عبـور السـيارة القادمة في الشارع ، بينما أشار الطفل (ج): بان الطفل (ب) قـد حـرص عـلى عـدم التسـرـع أثنـاء عبـوره للشارع ولذلك لم تصدمه السيارة كما حدث للطفل (د) .

الجلسة الخامسة والثلاثون : خفض حدة الاندفاعية

أهداف الجلسة :

أن يتعرف أفراد العينة علي المواقف التي تظهر خلالها: الاندفاعية من خلال لعب الدور التلميذ المندفع والمعلم ومشاركة باقي أفراد العينة ، ومن أمثلة تلك المواقف:-

أ- يتسرع في الدفاع عن أخوته بالمنزل دون معرفة سبب العقاب من قبل الأب أو سبب الشجار من قبل بعضهم.

ب- لا ينتظر لحين انتهاء الأب من سؤال أحد أخوته عن أدواته " قلمه " .

مكان الجلسة: المنزل " مسرح المدرسة "

زمن الجلسة :استغرقت الجلسة حوالي ٥٠ دقيقة .

الفنيات المستخدمة : لعب الدور

الدور التمثيلي: الابن المندفع

المنظر التمثيلي :

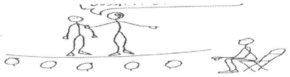

محتوي الجلسة:

قام أفراد المجموعة بالجمع حول الباحث وذلك للتعرف على الموقف التمثيلي لهذه الجلسة فقام بأخبارهم بأنه يدور حول دور الابن المندفع أثناء وجوده مع أخوته وأبوه في حجرة

المذاكرة ، وقد قام الباحث بجعل أفراد المجموعة يحضرون معهم كتبهم (أقلامهم وكراساتهم) ، وقد تم توزيع الأدوار كالتالي :

الطفل (د): سألعب دور البطل (الابن المندفع).

الطفل (ب) سألعب دور الأب .

الطفل (ج): سألعب دور الأخ .

الطفل(أ): سألعب دور الأخت.

وقد دار تجسيد الموقف التمثيلي كالتالي :

الطفل (أ) : يقوم يخرج كتابه من حقيبته لكي يعمل الواجب .

الطفل (د): يقوم باللعب في كراسته ومسطرته وذلك من خلال قذفهم في الهواء.

الطفل (ج): يقوم بضرب الطفل (أ) بيده اليمنى على كتفه، فيصرخ الطفل (أ) .

الطفل (ب)" الأب " : يستمع لبكاء الطفل (أ): فيدخل حجرة المذاكرة الخاصة بالأطفال، ويقوم بسؤالهم عما حدث .

الطفل (د): يخبر الأب قبل أن ينتهي من كلامه معهم " إشاريا " بان الطفل (ج) لم يقوم بضرب الطفل (أ)

الطفل(أ): تخبر الأب بان الطفل (د) ينحاز للطفل (ج) ولم يرى شيئا لأنه كان يلعب بأدواته المدرسية .

الطفل (ب)" الأب " :يسأل الطفل (ج): عن سبب ضربه للطفل (أ) .

الطفل (ج): يخبر الأب بان الطفل (أ) قد اخذ قلمه .

الطفل (ب)" الأب " :يخبر الطفل (ج) بان قلمه قد وجده في صالة المنزل بعد رجوعه من المدرسة ، ثم قام الأب بعقاب الطفل (ج) بضربه أمام أخوته على يديه .

وقد قام الباحث بمناقشة الموقف التمثيلي مع أفراد المجموعة والذي دار حول تصرفات الابن المندفع ، فأشار الطفل (أ) بان الطفل (د) قد قام تسرع في الدفاع عن الطفل (ج) في حين انه كان يلعب بأدواته المدرسية ولم يشاهد موقف الضرب من قبل الطفل (ج) ، بينما أوضح الطفل (ب) أن الطفل (د) لم ينتظر لحين انتهاء سؤاله عن سبب الشجار والموقف الذي حدث بين الطفلين، وتسرع في الإجابة على الرغم من انشغاله في اللعب .

الجلسة السادسة والثلاثون: خفض حدة الاندفاعية

أهداف الجلسة :

أن يتعرف أفراد العينة علي المواقف التي يظهر خلالها: التروي مـن خـلال عكـس دور الابـن المندفع أي تمثيل دور الابن المتروي والأب ومشاركة باقي أفراد الأسرة ، ومن أمثلة تلك المواقف:-

أ-يتمهل عندما يطلب منه الأب ذكر سبب الشجار بين أخوته.

ب-ينتظر لحين انتهاء الأب من السؤال عن أدواته " قلمه " أحد أخوته ثم يقوم الإجابة عن استفسار الأب.

مكان الجلسة: المنزل " مسرح المدرسة "

زمن الجلسة :استغرقت الجلسة حوالي ٥٠ دقيقة .

الفنيات المستخدمة : عكس الدور

الدور التمثيلي: الابن المتروي

المنظر التمثيلي :

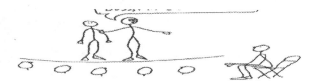

محتوي الجلسة:

قام أفراد المجموعة بالجمع حول الباحث وذلك للتعرف علـى الموقـف التمثيلـي لهـذه الجلسـة فقام بأخبارهم بأنه يدور حول دور الابن المتروي أثناء وجوده مع أخوته وأبوه في

حجرة المذاكرة ، وقد قام الباحث بجعل أفراد المجموعة يحضرون معهـم كتبهـم (أقلامهـم وكراساتهم) ، وقد تم توزيع الأدوار كالتالي :

الطفل (د): سألعب دور البطل (الابن المتروي).

الطفل (ب) سألعب دور الأب .

الطفل (ج): سألعب دور الأخ .

الطفل (أ): سألعب دور الأخت.

وقد تم تجسيد الموقف التمثيلي كالتالي :

الطفل (أ) : يقوم يخرج كتابه من حقيبته لكي يعمل الواجب .

الطفل (د): يقوم باللعب في كراساته ومسطرته وذلك من خلال قذفهم في الهواء.

الطفل (ج): يقوم بضرب الطفل (أ) بيده اليمنى على كتفه، فيصرخ الطفل (أ) .

الطفل (ب)" الأب " : يستمع لبكاء الطفل (أ): فيدخل حجرة المذاكرة الخاصة بالأطفال، ويقـوم بسـؤال الطفل (د) عما حدث .

الطفل (د): ينتظر لحين انتهاء الأب من سؤاله " أشاريا " ويخبره بأنه كان يلعب ولم يشاهد ما حدث .

الطفل (أ): تخبر الأب بان الطفل (د) كان يلعب بأدواته المدرسية ولم يشاهد موقف الضرب .

الطفل (ب)" الأب " :يسأل الطفل (ج): عن سبب ضربه للطفل (أ) .

الطفل (ج): يخبر الأب بان الطفل (أ) قد اخذ قلمه .

الطفل (ب)" الأب " : يخبر الطفل (ج) بان قلمه قد وجده في صالة المنزل بعد رجوعه من المدرسـة ، ثـم قام الأب بعقاب الطفل (ج) بضربه أمام أخوته على يديه .

وعند انتهاء الموقف التمثيلي قام الباحث بمناقشته مع أفراد المجموعة والذي دار حول تصرفات الابن المتروي ، فبين الطفل (أ) بان الطفل (د) لم ينحاز للطفل (ج) ، وقام بقول الحقيقة لأنه كـان يلعب

بأدواته المدرسية ولم يشاهد موقف الضرب من قبل الطفل (ج) ، بينما أوضح الطفل (ب) أن الطفـل (د) قد انتظر لحين انتهاء الأب من سؤاله عن سبب الشجار والموقف الذي حدث بين الطفلين، ثم قام بالإجابـة بعد ذلك .

الجلسة السابعة والثلاثون : خفض حدة الاندفاعية

أهداف الجلسة :

أن يتعرف أفراد العينة علي المواقف التي تظهر خلالها: الاندفاعية من خلال لعب الدور التلميذ " المار " المندفع ومشاركة باقي أفراد العينة ، ومن أمثلة تلك المواقف:-

يتسرع عند عبوره لمزلقان السكة الحديد ويترك العبور من على سلم المشاة .

مكان الجلسة: مزلقان السكة الحديد

زمن الجلسة :استغرقت الجلسة حوالي ٥٠ دقيقة .

الفنيات المستخدمة: المرآة

الدور التمثيلي : التلميذ " المار " المندفع

المنظر التمثيلي :

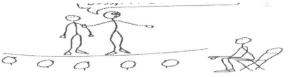

محتوي الجلسة:

التف أفراد المجموعة حول الباحث من فصولهم ، ثم اخبرهم الباحث بأن الموقف التمثيلي لهذه الجلسة يدور حول دور التلميذ " المار " المندفع وسائق القطار ، وقد قام الباحث بجعل أفراد المجموعة يحملون معهم حقائبهم ، وقد تم توزيع الأدوار كالتالي :

الطفل (ب): سألعب دور البطل(التلميذ المندفع) .

الطفل (د): سألعب دور سائق القطار.

الباحث : سألعب دور البطل " مكرر "(التلميذ المندفع).

الطفل (أ) : سألعب دور تلميذ يعبر المزلقان .

الطفل (ج): سألعب دور المعلم.

وقد تم تجسيد الموقف التمثيلي كالتالي :

الطفل (ب) : يحمل حقيبته بعد انتهاء اليوم الدراسي وخروجه من المدرسة في طريقه للمنزل، ويتجه إلى عبور مزلقان السكة الحديد وذلك بصحبة الأطفال (أ) و (ج).

الطفل (د): يقوم بتحرك يديه والنظر من نافذة القطار وذلك خلال سير القطار في منطقة المزلقان والمزدحمة بالمارة .

الطفل (ب) : يترك أيدي زملائه ويعبر مزلقان السكة الحديد دون النظر إلى وجود قطارات قادمة .

وهنا قام الباحث بأخذ الدور من الطفل (ب) لتوضيح الموقف السيكودرامى ، فقام الباحث بلعب دور التلميذ المندفع وذلك بان قام بحمل حقيبته ثم قام بالتسرع وعدم الانتظار لحين النظر إلى خلو مزلقان السكة الحديد من القطارات وذلك بان سبق زملائه الذين كانوا يمشون معه وقام بعبور المزلقان وعند ذلك قام القطار بالاصطدام به وجرحه .

الطفل (ج) " المعلم " :كان يعبر المزلقان عن طريق كوبري المشاة ، وشاهد الحادثة .

الطفل (أ) : قام مع المعلم بتفحص إصابة الطفل (ب) .

وعند انتهاء هذه الجلسة قام الباحث بمناقشة الموقف التمثيلي مع أفراد المجموعة والذي دار حول تصرفات التلميذ المندفع ، فأوضح الطفل (أ) بان الطفل (ب) قد قام بالتسرع وعبور المزلقان من على قضبان السكة الحديد ولذلك تعرض للإصابة ، بينما ذكر الطفل (ج): بان الباحث قد تسرع ولم ينظر إلى القطار القادم على الرغم من تلويح سائق القطار بيديه له، وقد أشار الطفل (د) بان الباحث قد لقي جزاء تسرعه لعبور المزلقان ولذلك تعرض للإصابة .

الجلسة الثامنة والثلاثون : خفض حدة الاندفاعية

أهداف الجلسة

أن يتعرف أفراد العينة علي المواقف التي يظهر خلالها: التروي من خلال أداء دور التلميذ" المـار " المتروي وسائق القطار ومشاركة باقي أفراد العينة ، ومن أمثلة تلك المواقف :

يتمهل عندما يريد عبور مزلقان السكة الحديد أو يعبر المزلقان من على سلم المشاة .

مكان الجلسة: مزلقان السكة الحديد

زمن الجلسة : استغرقت الجلسة حوالي ٥٠ دقيقة .

الفنيات المستخدمة: عكس الدور

الدور التمثيلي : التلميذ " المار " المتروي

المنظر التمثيلي :

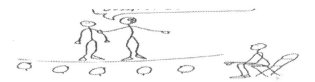

محتوي الجلسة:

تجمع أفراد المجموعة حول الباحث من فصولهم ، ثم اخبرهم الباحـث بـأن الموقف التمثيلي لهذه الجلسة يدور حول دور التلميذ المتروي ، وقد قام الباحث بجعل أفراد المجموعـة يحملون معهـم حقائبهم ، وقد تم توزيع الأدوار كالتالي :

الطفل (ب): سألعب دور البطل(التلميذ المتروي) .

الطفل (د): سألعب دور سائق القطار.

الطفل (أ) : سألعب دور تلميذ يعبر المزلقان .

الطفل (ج): سألعب دور تلميذ أخر يعبر المزلقان .

وقد تم تجسيد الموقف التمثيلي كالتالي :

الطفل (ب) : يحمل حقيبته بعد انتهاء اليوم الدراسي وخروجه من المدرسة في طريقه للمنزل، ويتجه إلى عبور مزلقان السكة الحديد وذلك بصحبة الأطفال (أ) و (ج).

الطفل (د): يقوم بتحرك يديه والنظر من نافذة القطار وذلك خلال سير القطار في منطقة المزلقان والمزدحمة بالمارة .

الطفل (ب) : يخبر زملاؤه بأنه سوف يعبر المزلقان من على كوبري المشاة .

الطفل (د): يقوم بالتحرك في طريق سيره .

الأطفال (أ) و (ج): يوافقون الطفل (ب) على رأيه وذلك عندما يخبر بأنه يشاهد قطارا يتحرك نحو الطريق للمزلقان ، ويقومون بعبور المزلقان من على الكوبري مع الطفل (ب) .

وعند ذلك الحد قام الباحث بمناقشة الموقف التمثيلي مع أفراد المجموعة والذي دار حول تصرفات التلميذ المتروي ، فأوضح الطفل (أ) بان الطفل (ب) قد نظر جيدا إلى طريق مزلقان السكة الحديد وشاهد قطارا قادما ، ولذلك لم يعبر الطريق حتى لا يصاب من القطار ،وقد ذكر الطفل (ج): بان الطفل (ب) لم يتسرع وكان حريصا عندما شاهد سائق القطار يلوح بيديه حتى لا يعبر أحد المارة القضبان فيصاب وللدلالة على تحرك القطار وسيره نحو منطقة المزلقان ، واقترح على بقية زملائه أن يعروا المزلقان من على الكوبري.

الجلسة التاسعة والثلاثون : خفض حدة الاندفاعية

أهداف الجلسة :

أن يتعرف أفراد العينة علي المواقف التي تظهر خلالها الاندفاعية من خلال لعب الدور المشترى
" الزبون " المندفع والبائع ومشاركة باقي أفراد العينة ، ومن أمثلة تلك المواقف:-

يتسرع بالانصراف عند قيامه بحساب البائع على السلع التي قام بشرائها ويقوم بإعطائه النقود دون
الانتظار لحين اخذ الباقي منه .

مكان الجلسة: السوبر ماركت " محل البقالة "

زمن الجلسة : تستغرق الجلسة حوالي ٥٠ دقيقة .

الفنيات المستخدمة: لعب الدور

الدور التمثيلي: المشترى " الزبون" المندفع

المنظر التمثيلي :

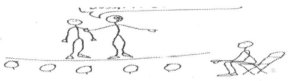

محتوي الجلسة:

تجمع أفراد المجموعة ثم اخبرهم الباحث بأن الموقف التمثيلي لهذه الجلسة يدور حول دور المشترى "
الزبون " المتروي ، وقد قام الباحث بإحضار حقيبة قماش كبيرة و أربعة بيضات وكيس به كيلو لبن مغلق ،
وقد تم توزيع الأدوار كالتالي :

الطفل (د): سألعب دور البطل(المشترى" الزبون" المندفع) .

الطفل (أ): سألعب دور البائع.

الطفل (ب) : سألعب دور مشترى" زبون" أخر .

الطفل (ج): سألعب دور الأم .

وقد دار الموقف التمثيلي كالتالي :

الطفل (ج) " الأم " : تطلب من الطفل (د) الخروج لشراء البيض واللبن وشراء حلوى "عسلية " له من محل البقالة " السوبر ماركت " ، وقامت بإعطائه عشرة جنيهات .

الطفل (د): يقوم بالذهاب إلى محل البقالة .

الطفل (أ): يقوم بإعطاء الطفل (ب)علبة السمن التي طلبها ثم قام بإعطائه باقي الحساب .

الطفل (د): يطلب من البائع البيض واللبن والحلوى "العسلية " .

الطفل (أ): يقوم بإعطاء الطفل (ب) طلبه وهو أربعة بيضات وكيلو لبن والحلوى "العسلية " .

الطفل (ب) : يعطى البائع عشرة جنيهات .

الطفل (ب) : يأخذ البيض واللبن ويرجع المنزل ويقوم بإعطائهما للأم.

الطفل (ج) " الأم " : تطلب من الطفل (د) باقي النقود التي أعطته إياها " باقي العشرة   جنيهات ".

الطفل (ب) : يخبر أمه بأنه نسي إحضار الباقي من البائع فقامت الأم بإرساله مرة أخرى إلى محل البقالة لإحضار باقي النقود ، وأخذت منه الحلوى " العسلية " التي اشتراها له ، وعندما رجع بباقي النقود قامت بحرمانه من الحلوى " العسلية " جزاء له لتسرعه في شراء طلبات المنزل وعدم انتظاره لأخذ باقي النقود.

وهنا قام الباحث بمناقشة الموقف التمثيلي مع أفراد المجموعة والذي دار حول تصرفات المشترى " الزبون " المندفع ، فبين أن الطفل (د) قد تسرع بالانصراف عند قيامه بحساب البائع على الأشياء التي قام بشرائها ولم ينتظر لحين إعطائه البائع لباقي النقود ،وقد أشار الطفل (ب): بان الطفل (د) تسرع في

الحصول على الحلوى "العسلية" ولم يطلب من البائع باقي النقود بل اخذ الأشياء التي اشتراها وخرج مـن محل البقالة سريعا.

الجلسة الأربعون : خفض حدة الاندفاعية

أهداف الجلسة :

أن يتعرف أفراد العينة على المواقف التي يظهر خلالها: التروي من خلال عكس الـدور أي تمثيل دور المشترى " الزبون " المتروي والبائع ومشاركة باقي أفراد العينة ، ومن أمثلة تلك المواقف :

يتمهل قبل قيامه بالانصراف عندما يقوم بحساب البائع على السلع التي قـام بشرائها وينتظر اخـذ بـاقي النقود التي أعطاها للبائع .

مكان الجلسة: السوبر ماركت " محل البقالة "

زمن الجلسة :استغرقت الجلسة حوالي ٥٠ دقيقة .

الفنيات المستخدمة: عكس الدور

الدور التمثيلي: المشترى " الزبون" المتروي .

المنظر التمثيلي :

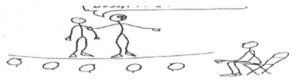

محتوى الجلسة:

تجمع أفراد المجموعة ثم اخبرهم الباحث بأن الموقف التمثيلي لهذه الجلسة يـدور حـول دور المشترى " الزبون " المتروي ، وقد قام الباحث بإحضار نفس أدوات الجلسة السابقة ، وقد تم توزيع الأدوار كالتالي :

الطفل (د): سألعب دور البطل(المشترى" الزبون" المتروي) .

الطفل (أ): سألعب دور البائع.

الطفل (ب) : سألعب دور مشترى" زبون" أخر .

الطفل (ج): سألعب دور الأم .

وقد دار الموقف التمثيلي كالتالي :

الطفل (ج) " الأم " : تطلب من الطفل (د) الخروج لشراء البيض واللبن وشراء حلوى "عسلية " له من محل البقالة " السوبر ماركت " ، وقامت بإعطائه عشرة جنيهات .

الطفل (د): يقوم بالذهاب إلى محل البقالة فيجد البائع يعطى الطفل (أ) علبة السمن التي طلبها .

الطفل (د): يطلب من البائع البيض واللبن والحلوى "العسلية " .

الطفل (أ)" البائع ": يقوم بإعطاء الطفل (د) طلبه وهو أربعة بيضات وكيلو لبن والحلوى "العسلية " .

الطفل (د) : يعطى البائع عشرة جنيهات .

الطفل (ب) : يطلب من البائع إعطائه بعض من الحلوى والبسكويت بالإضافة إلى السكر .

الطفل (د) : يأخذ البيض واللبن والحلوى ثم يطلب من البائع أن يعطيه باقي العشرة جنيهات التي قام بإعطائها له .

الطفل (د) : يرجع للمنزل ويقوم بإعطاء أمه البن والبيض والحلوى التي اشتراها له وباقي العشرة جنيهات التي أعطتها له ليشترى منها تلك الأشياء.

الطفل (ج) " الأم " : تشكر الطفل (د) وتقوم بإخراج الحلوى " العسلية " من الحقيبة وإعطائها له .

ثم قام الباحث بمناقشة الموقف التمثيلي مع أفراد المجموعة والذي دار حول تصرفات المشترى "الزبون " المتروي ، فأشار إلى أن الطفل (د) لم يتسرع بالانصراف ويترك باقي نقوده لدى البائع ، وأوضح الطفل (ج)

" بان الطفل (د) لم ينشغل بالنظر إلى الهدايا الموجودة في محل البقالة أو بالحلوى الموجودة فيه وحرص على الانتظار لحين انتهاء البائع من حواره إشاريا مع الطفل (ب) لأخذ باقي نقوده من البائع ، وأشار الطفل (أ) إلى أن الطفل (د) قد تمهل قبل قيامه بالانصراف وذلك لكي يأخذ باقي النقود التي أعطاها للبائع .

(ج) : مرحلة إعادة العلاج :

الجلسة الحادية والأربعون : نقص الانتباه :

أهداف الجلسة : أن يتعرف أفراد العينة علي المواقف التي تظهر خلالها : نقص الانتباه وتركيز الانتباه وذلك من خلال تمثيل دور التلميذ غير المنتبه وعكس الدور أي أداء دور التلميذ المنتبه .

مكان الجلسة : الفصل الدراسي .

زمن الجلسة : استغرقت الجلسة حوالي ٦٠ دقيقة .

الفنيات المستخدمة: ١- لعب الدور ٢- عكس الدور

الدور التمثيلي: ١-التلميذ غير المنتبه ٢- التلميذ المنتبه.

المنظر التمثيلي :

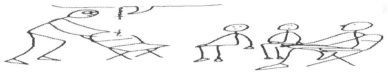

محتوي الجلسة :

احضر الباحث معه في بداية هذه الجلسة بعض الوسائل مثل طباشير وعصا لدور المعلم، وأقلام وكراسات وكتب لدور التلميذ ، وقد تذكر أفراد العينة عن انه سبق أن قام الباحث بإحضار تلك الوسائل في جلسات سابقة ، وقد قام الباحث بأخبار أفراد المجموعة بان الغرض من تلك الجلسة هو إعادة العلاج مرة أخرى لجلسة نقص الانتباه من خلال أداء دور التلميذ غير المنتبه وعكس الدور، وهنا قام أفراد المجموعة باختيار الأدوار كالتالي :

الطفل (د) سألعب دور البطل (التلميذ غير المنتبه)

الطفل (أ) سألعب دور (المعلم)

الطفل (ب) سألعب دور (تلميذ بالفصل)

الطفل (ج) سألعب دور (تلميذ بالفصل)

ثم وزع الباحث الطباشير و العصي على الطفل (أ) والكتب والأقلام والكراسات على باقي الأطفال (د) و (ب) و(ج) وقد دار تجسيد الموقف التمثيلي كالتالي :

الطفل (أ) (المعلم) : يقوم بالدخول إلى الفصل وإلقاء تحية الصباح ويشير بيديه إلى الأطفال بالجلوس .

الأطفال : يقومون بالإشارة إلى المعلم لرد التحية ثم يجلسون .

المعلم : يقوم بشرح الدرس على السبورة .

الطفل (د) : يقوم بالنظر إلى الأطفال الذين يتحركون خارج الفصل وذلك من شباك الفصل .

المعلم : يلاحظ أن الطفل (ج) لا ينظر إلى الشرح.

المعلم : يقوم بسؤال الطفل (ج) عن الدرس الذي يشرحه .

الطفل (ب) : يخبر المعلم بالإجابة على السؤال .

الطفل (أ) : يخبر المعلم أن الطفل (ج) ينظر إلى الصور المعلقة على جد\ران الفصل وأيضا ينظر إلى الأطفال الذين يتحرون في فناء المدرسة .

وهنا قام الباحث بأخبار أفراد المجموعة بان يقوموا بعكس الدور أي أداء دور التلميذ المنتبه في الفصل أثناء شرح المعلم ، وقد تم توزيع الأدوار كالتالي :

الطفل (د) سألعب دور البطل(التلميذ المنتبه)

الطفل (أ) سألعب دور (المعلم)

الطفل (ب) سألعب دور(تلميذ بالفصل)

الطفل(ج) سألعب دور (تلميذ بالفصل)

وقد دار تجسيد الموقف التمثيلي كالتالي :

الطفل (أ) (المعلم) : يقوم بالدخول إلى الفصل وإلقاء تحية الصباح ويشير بيديه إلى الأطفال بالجلوس .

الأطفال : يقومون بالإشارة إلى المعلم لرد التحية ثم يجلسون .

المعلم : يقوم بشرح الدرس على السبورة .

الطفل (د) : يقوم بالنظر إلى شرح المعلم على السبورة .

المعلم : يلاحظ أن الطفل (د) ينظر إلى الشرح.

ثم شرع الباحث إلى مناقشة الموقف التمثيلي مع أفراد العينة والذي دار حول دور التلميذ غير المنتبه وكذلك التلميذ المنتبه ، والذي تم من خلال عكس الدور، فذكر الطفل (أ) أن الطفل (د) لم ينظر إلى الشرح على السبورة عند آخذه للدور في بداية الجلسة ثم ظهر العكس عند قلبه للـدور ، ولـذلك كـان غير منتبه لشرح المعلم في الدور الأول ومنتبه في الثاني ، وعقب الطفل (ب) بـان الطفـل (د) كـان ينظـر إلى الأطفال الذين يتحركون في فناء المدرسة (الحوش) ، أما عند عكسه للدور فقام وانه قد ركز بصره علـى شرح المعلم من خلال النظر إلى السبورة.

الجلسة الثانية والأربعون : نقص الانتباه :

أهداف الجلسة : أن يتعرف أفراد العينة علي المواقف التي تظهر خلالها: الاندفاعية من خلال لعب الـدور التلميذ المندفع والمعلم ومشاركة باقي أفراد العينة (تلاميذ الفصل) ومن أمثلة تلك المواقف:-

يتسرع في عبور الشارع عند خروجه من باب المدرسة دون الانتظار لعبور السيارات .

مكان الجلسة : الشارع أمام باب المدرسة

زمن الجلسة : استغرقت الجلسة حوالي ٦٠ دقيقة .

الفنيات المستخدمة: ١- لعب الدور   ٢- عكس الدور

الدور التمثيلي: ١- التلميذ غير المنتبه ٢- التلميذ المنتبه

المنظر التمثيلي :

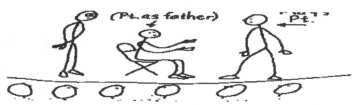

محتوي الجلسة :

تجمع أفراد المجموعة حول الباحث ، ثم اخبرهم الباحث بأن الموقف التمثيلي لهذه الجلسـة يـدور حـول إعادة العلاج لدور التلميذ المندفع والتلميذ المتروي أثناء عبوره للشارع أثناء خروجـه مـن بـاب المدرسـة وسائق السيارة والتلميذ المتروي، وقد قام الباحث بجعل أفراد المجموعة يحملون معهـم حقـائبهم ، وقـد تم توزيع الأدوار كالتالي :

الطفل (ج) : سألعب دور التلميذ غير المنتبه

الطفل (ب) : سألعب دور سائق السيارة

الطفل (أ) : سألعب دور تلميذ يخرج من باب المدرسة

الطفل (د) : سألعب دور أخر تلميذ يخرج من باب المدرسة

وقد دار تجسيد الموقف التمثيلي كالتالي :

الطفل (ج) : يحمل حقيبته ويتجه نحو باب المدرسة للخروج .

الطفل (د): يتجه للخروج من باب المدرسة بصحبة الطفل (أ) .

الطفل (ب) سائق السيارة: يقوم بتحريك يديه ويمشى ببطيء في الشارع الموجود أمام المدرسة كأنه سائق سيارة.

الطفل (ج): لا ينظر إلى السيارة القادمة في الشارع وقام بالتحرك لعبور الشارع .

الطفل (ب) سائق السيارة: يسير بسيارته في الشارع ويفاجئ بعبور الطفل (أ)للشارع دون النظر إلى خلو الشارع من السيارات فيصدمه ويجرح الطفل (ج)في يديه .

وهنا طلب الباحث من أفراد المجموعة قلب الدور ، وقد تم توزيع الأدوار كالتالي :

الطفل (ج) : سألعب دور التلميذ المنتبه

الطفل (ب) : سألعب دور سائق السيارة

الطفل (أ) : سألعب دور تلميذ يخرج من باب المدرسة

الطفل (د) : سألعب دور أخر تلميذ يخرج من باب المدرسة

وقد جرى استكمال الموقف التمثيلي كالتالي :

الطفل (ج) : يحمل حقيبته ويتجه نحو باب المدرسة للخروج .

الطفل (ب): يتجه للخروج من باب المدرسة بصحبة الطفل (د) .

الطفل (ب) سائق السيارة: يقوم بتحريك يديه ويمشي ببطيء في الشارع الموجود أمام المدرسة كأنه سائق التاكسي .

الطفل (أ): ينظر إلى السيارة القادمة في الشارع وينتظر لحين عبور السيارة الشارع ولا يعبر الشارع إلا بعد أن ينظر يمينا ويسارا إلى خلوه من السيارات .

وفور انتهاء هذه الجلسة قام الباحث بمناقشة الموقف التمثيلي مع أفراد المجموعة والذي دار حول تصرفات التلميذ المندفع والتلميذ المتروي، فأشار الطفل (ب) بان الطفل (ج) قد قام بالخروج من باب المدرسة دون النظر للسيارات القادمة في الشارع وذلك في المشهد الأول على العكس الذي حدث في المشهد الثاني ، بينما أشار الطفل (د): بان الطفل (ج): قد تسرع عند خروجه من المدرسة بينما تمهل في سيره أثناء عبوره للشارع في المشهد الثاني ، وقد بين الطفل (أ) بان الطفل (ج): قد تعرض للإصابة نتيجة عدم انتظاره لخلو الشارع من السيارات وذلك على عكس الطفل (د) الذي قام بعبور الشارع بأمان.

الجلسة الثالثة والأربعون نقص الانتباه :

أهداف الجلسة : أن يتعرف أفراد العينة علي المواقف التي يظهر خلالها : نقص الانتباه مـن خـلال تمثيـل دور التلميذ غير المنتبه ثم عكس الدور أي أداء دور التلميذ المنتبه.

مكان الجلسة : سلم المدرسة .

زمن الجلسة : استغرقت الجلسة حوالي ٦٠ دقيقة .

الفنيات المستخدمة: ١- لعب الدور   ٢- عكس الدور

الدور التمثيلي: التلميذ غير المنتبه والتلميذ المنتبه أثناء نزوله من على سلم المدرسة .

المنظر التمثيلي :

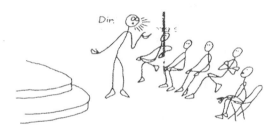

محتوي الجلسة :

دار الموقف التمثيلي لهذه الجلسة حول التلميذ غير المنتبه أثناء نزوله من على سلم المدرسـة ، وقد طلـب الباحث من الأطفال اختيار الأدوار المناسبة لهم والتي تم توزيعها كالتالي :

الطفل (ب) سألعب دور البطل (التلميذ غير المنتبه أثناء نزوله من على سلم المدرسة)

الطفل (د) سألعب دور(تلميذ أثناء نزوله من على سلم المدرسة)

الطفل (أ) سألعب دور(تلميذ أثناء نزوله من على سلم المدرسة)

الطفل (ج) سألعب دور(تلميذ يقف في منتصف السلم)

وقد تم تجسيد الموقف التمثيلي كالتالي :

الطفل (د) : يقوم بالنزول من على السلم .

الطفل (ب) : ينزل من على سلم المدرسة ويمسك في يديه حقيبته .

الطفل (أ) : يقف في منتصف السلم .

الطفل (ب) : يصطدم بالطفل (د) أثناء نزوله من على السلم فيقع فيجرح في قدميه ويديه.

ثم تم قام الباحث بأخبار أفراد المجموعة بان يقوموا بقلب الموقف التمثيلي أي أداء دور التلميذ المنتبه أثناء نزوله من على سلم المدرسة ، و تم توزيع الأدوار كالتالي :

الطفل (ب) سألعب دور البطل(التلميذ المنتبه) أثناء نزوله من على سلم المدرسة

الطفل (د) سألعب دور (تلميذ أثناء نزوله من على سلم المدرسة)

الطفل (أ) سألعب دور (تلميذ أثناء صعوده على سلم المدرسة)

الطفل(ج) سألعب دور (تلميذ يقف في أسفل السلم)

وقد تم تجسيد الموقف التمثيلي كالتالي :

الطفل (د) : يقوم بالنزول من على السلم .

الطفل (ب) : ينزل من على سلم المدرسة ويمسك في يديه الملابس الرياضية الخاصة بحصة الألعاب .

الطفل (أ) يقف في منتصف السلم .

الطفل (ب) : يحرص على النظر أمامه أثناء نزوله لسلم المدرسة حتى لا يصطدم بأحد من زملائه .

وقد بدأ الباحث في مناقشة الموقف التمثيلي مع أفراد المجموعة والـذي تمثـل في أخطـاء الطفـل (ب) غير المنتبه وكذلك كيفيه انتباهه أثناء نزوله من على السلم ، فذكر الطفل (أ) بـأن الطفـل (ب) كـان ينظر إلى سور " ترابزين " سلم المدرسة ولذلك فهو لم ينتبه أثناء نزوله من على السلم واصطدم بالطفل (د) بينما نجد العكس عند قلب الدور إذ انه كان ينظر جيدا أمامه أثناء نزوله من على السـلم ويحـرص على النظر إلى درجات السلم والى زملائه حتى لا يصطدم بهم .

الجلسة الرابعة والأربعون : نقص الانتباه :

أهداف الجلسة : أن يتعرف أفراد العينة علي المواقف التي يحدث خلالها : نقص الانتباه وتركيز الانتباه وذلك من خلال تمثيل دور التلميذ (المشتري) غير المنتبه والبائع في كانتين المدرسة (ومشاركة باقي تلاميذ الفصل)

مكان الجلسة : كانتين المدرسة .

زمن الجلسة : استغرقت الجلسة حوالي ٦٠ دقيقة .

الفنيات المستخدمة: ١- لعب الدور   ٢- عكس الدور

الدور التمثيلي: التلميذ (المشتري) غير المنتبه والمنتبه أثناء شراءه للحلوى.

المنظر التمثيلي :

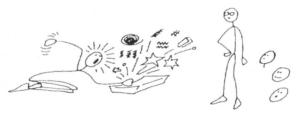

محتوي الجلسة :

قام الباحث بإحضار علب للحلوى و إعطاء أفراد المجموعة لنقود ومنديل ، واخبرهم بان الموقف التمثيلي لهذه الجلسة يدور حول التلميذ (المشتري) المنتبه والبائع ، وقد طلب الباحث من الأطفال اختيار الأدوار المناسبة لهم وقد تم توزيع الأدوار كالتالي :

الطفل (أ) سألعب دور البطل(غير المنتبه) أثناء شراءه للحلوى

الطفل (ب) سألعب دور (البائع)

الطفل (د) سألعب دور (تلميذ يريد شراء الحلوى)

الطفل (ج) سألعب دور (تلميذ أخر يريد شراء الحلوى)

ثم وزع الباحث علب الحلوى على الطفل (ب) والنقود على باقي الأطفال (أ) و (ج) و(د) وقد تم تجسيد الموقف التمثيلي كالتالي :

البائع : يقوم بفتح علب الحلوى ، ويشير بيده إلى باقي الأطفال لشراء الحلوى

الطفل (ج) والطفل (أ) والطفل (د): يقومون بالذهاب نحو البائع لشراء الحلوى .

الطفل (أ) : يقوم بإخراج النقود ليعطيها للبائع لشراء الحلوى فلم يجدها في جيبه .

الطفل (د) : يخبر الطفل (ج) بأنه عثر على نقود في فناء ويسأله إذا كانت تخصه أم لا.

الطفل (أ) : يأخذ النقود من الطفل (د) بعد أن يخبره بأنها قد ضاعت منه في فناء المدرسة .

الطفل (أ) : يقوم بإعطاء النقود للبائع ويأخذ الحلوى، ولكنه لم يمسكها جيدا بيده فتسقط منه على الأرض فيبكى.

ثم قام الباحث بأخبار أفراد المجموعة بقلب الدور ، والذي يدور حول التلميذ (المشترى) المنتبه مع البائع ، وقد طلب الباحث من الأطفال اختيار الأدوار المناسبة لهم ، والذي تم توزيعها كالتالي :

الطفل (أ) سألعب دور البطل (المشترى) المنتبه أثناء شراءه للحلوى

الطفل (ب) سألعب دور (البائع)

الطفل (د) سألعب دور (تلميذ يريد شراء الحلوى)

الطفل (ج) سألعب دور (تلميذ أخر يريد شراء الحلوى)

وقد تم تجسيد الموقف التمثيلي كالتالي :

البائع : يشير بيده إلى الأطفال لشراء الحلوى .

الطفل (أ) : يقوم بإخراج النقود بحرص من جيبه دون أن تسقط النقود التي به ، ويتجه نحو البائع لشراء الحلوى.

الطفل (د) والطفل (ج): يقفون أمام البائع لشراء الحلوى .

الطفل (أ) : يقوم بإخراج النقود ليعطيها للبائع لشراء الحلوى .

البائع : يعطى الطفل (أ) الحلوى .

الطفل (أ) : يطلب من البائع أن يعطيه باقي النقود .

البائع : يعتذر للطفل (أ) قائلا انه نسى إعطاءه باقي النقود ، ويحرص الطفل (أ) على الانتباه للحلوى حتى لا تسقط منه أمام تداع باقي التلاميذ على البائع .

وهنا قام الباحث بمناقشة الموقف التمثيلي مع أفراد المجموعة والذي دار حول كيفيه إضاعة و انتباه الطفل (أ) نقوده، وأيضا سقوط قطعة الحلوى من يده على الأرض وعند عكس الدور حرص الطفل (أ) على نقوده، وعلق الطفل (ب) بأن الطفل (أ) كان مشغولا في الفرجة على الأطفال الذين يلعبون الكرة في فناء المدرسة ولذلك عند قيامه بإخراج المنديل من جيبه لم ينتبه لسقوط النقود من جيبه ، أما في المشهد الثاني فكان حريصا على اخذ باقي النقود من البائع ، وأضاف الطفل (ج) بان الطفل (أ) لم يمسك الحلوى جيدا بعد أن أخذها من البائع ولذلك سقط منه ولم يحافظ عليها ولذا حرم منها ، في حين علق على عدم إسقاط البطل للحلوى من يده بأنه كان ينظر جيدا عند مروره بين الأطفال الموجودين حول البائع .

الجلسة الخامسة والأربعون : خفض حدة النشاط الزائد

أهداف الجلسة : أن يتعرف أفراد العينة علي المواقف التي يظهر فيها:النشاط الحركي الزائد والنشاط الحركي المتزن من خلال لعب دور التلميذ ذي النشاط الحركي الزائد وقلب الدور ، ومن أمثلة تلك المواقف:-

أ-يتلوي بيديه ورجليه ورأسه في مقعدة في الفصل الدراسي

- يجلس بهدوء في مقعده .

ب-لا يثبت علي طريقة معينة في الجلوس في مقعدة الدراسي ويغير جلسته سريعا .

- لا يتحرك من مقعده أثناء شرح المعلم للدرس .

مكان الجلسة: الفصل الدراسي

زمن الجلسة: استغرقت الجلسة حوالي ٦٠ دقيقة .

الفنيات المستخدمة : ١- لعب الدور   ٢- عكس الدور

الدور التمثيلي: دور التلميذ ذي النشاط الحركي الزائد ودور التلميذ ذي النشاط الحركي المتزن

المنظر التمثيلي :

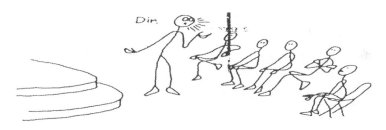

محتوي الجلسة: أشار الباحث على أفراد المجموعة بان حضروا معهم كراساتهم وأقلامهم، ثم قام بإحضار عصا معه وطباشير ، واخبرهم بان الموقف التمثيلي لهذه الجلسة يدور حول التلميذ ذي النشاط الحركي الزائد والتلميذ ذي النشاط الحركي المتزن أثناء جلوسه في الفصل المدرسي، وقد تم اختيار الأدوار من خلال توزيعها كالتالي :

الطفل (ج) سألعب دور البطل(التلميذ ذي النشاط الحركي الزائد) أثناء جلوسه في الفصل المدرسي

الطفل (د) : سألعب دور المعلم

الطفل (أ) سألعب دور تلميذ أخر أثناء جلوسه في الفصل المدرسي

الطفل (ب) سألعب دور تلميذ أخر أثناء جلوسه في الفصل المدرسي

وقد تم تجسيد الموقف التمثيلي كالتالي :

قام الأطفال (د) و(ب) و(أ) بوضع الكراسات والكتب أمامهم ، واخذ الطفل(ج) العصا والطباشير

المعلم : يقوم بشرح الدرس على السبورة

الطفل (ج) : يجلس في مقعده بدون حركة

الطفل (أ) : يكتب شرح المعلم .

الطفل (ج) : يتلوي بيديه ورجليه ورأسه في مقعدة في الفصل الدراسي أثناء شرح المعلم للدرس

الطفل (ب) : يلاحظ الحركة الكثيرة للطفل (ج) .

المعلم : ينظر إلى الطفل (أ) أثناء حركته الكثيرة في مقعده .

وهنا طلب الباحث من الأطفال قلب الدور، وقد تم توزيع الأدوار كالتالي :

الطفل (ج) : سألعب دور التلميذ(ذي النشاط الحركي المتزن) أثناء جلوسه في الفصل المدرسي

الطفل (د) : سألعب دور المعلم

الطفل (أ) : سألعب دور تلميذ أخر أثناء جلوسه في الفصل المدرسي

الطفل (ب) : سألعب دور تلميذ أخر أثناء جلوسه في الفصل المدرسي

وقد تم تجسيد الموقف التمثيلي كالتالي :

المعلم : يقوم بشرح الدرس على السبورة

الطفل (ج) : يجلس بهدوء في مقعده .

الطفل (أ) : يكتب شرح المعلم .

الطفل (د) : يلاحظ أن الطفل (ج) لا يتحرك من مقعده أثناء شرح المعلم للدرس .

ثم قام الباحث بشرح الموقف التمثيلي مع أفراد المجموعة والذي دار حول النشاط الحركي الزائد والمتزن لدى الطفل (ج) وقيامه بالتحرك كثيرا أثناء جلوسه في مقعده ثم قيامه بالجلوس في مقعده باتزان وبدون حركة عند قلب الدور ، وعقب الطفل (أ) بان الطفل (ج) قام بتحريك أجزاء جسمه (رأسه ورجليه ويديه) كثيرا أثناء وجوده في مقعده في الفصل الدراسي بعكس حركته المتزنة في الجزء التمثيلي الثاني الذي يجلس في مكنه بهدوء وبدون حركة ، وأضاف الطفل (ب) بان الطفل (أ) يغير من جلوسه في مقعده كثيرا، في حين أشار الطفل (د) بينما نجد العكس لدى الطفل(ج) الذي يتحرك في مقعده بدون ضرورة ، في حين تغيرت طريقته من خلال حرصه على أن يجلس في مقعده " تختته " بدون حركة وانه ينظر إلى شرح المعلم .

الجلسة السادسة والأربعون : خفض حدة النشاط الزائد

أهداف الجلسة :

أن يتعرف أفراد العينة علي المواقف التي يظهر فيها:النشاط الحركي الزائد من خلال لعب دور التلميـذ ذي النشاط الحركي الزائد والمعلم والزملاء ومن أمثلة تلك المواقف:-

أ-يغير مقعدة في الفصل الدراسي باستمرار

-يجلس في مقعده بثبات في الفصل .

ب-يخرج من الفصل بدون أذن

-يستأذن عندما يريد الخروج من الفصل .

مكان الجلسة: الفصل الدراسي

زمن الجلسة: استغرقت الجلسة حوالي ٦٠ دقيقة .

الفنيات المستخدمة :١- لعب الدور ٢- عكس الدور

الدور التمثيلي: ١- دور التلميذ ذي النشاط الحركي الزائد

٢- دور التلميذ ذي النشاط الحركي المتزن

المنظر التمثيلي :

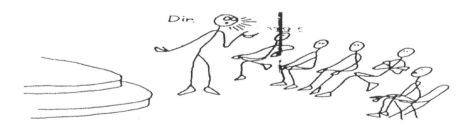

محتوي الجلسة : قام الباحث بجعل أفراد المجموعة يحضرون نفس أدوات الجلسة السابقة، ثم قام بإحضار عصا وطباشير ، واخبرهم بان الموقف التمثيلي لهذه الجلسة يدور حول التلميذ ذي النشاط الحركي الزائد والنشاط الحركي المتزن أثناء جلوسه في الفصل المدرسي، وقد تم اختيار الأدوار كالتالي :

الطفل (أ) : سألعب دور البطل (التلميذ ذي النشاط الحركي الزائد) أثناء جلوسه في الفصل المدرسي

الطفل (ب) : سألعب دور المعلم

الطفل (ج) : سألعب دور تلميذ أخر أثناء جلوسه في الفصل المدرسي

الطفل (د) : سألعب دور تلميذ أخر أثناء جلوسه في الفصل المدرسي

ثم قام الباحث بتوزيع العصا والطباشير على الطفل (أ) والكراسات والأقلام على باقي الأطفال ، قد دار تجسيد الموقف التمثيلي كالتالي :

المعلم : يقوم بشرح الدرس على السبورة

الطفل (أ) : ينتقل من المقعدة الذي يجلس عليه إلى مقعد أخر

الطفل (ب) : يكتب شرح المعلم .

الطفل (أ) : يخرج من الفصل بدون اذن .

الطفل (ج) : يلاحظ أن الطفل (أ) يغير من مقعده باستمرار أثناء شرح المعلم للدرس، وانه يخرج من الفصل بدون أذن .

وهنا قام الباحث بجعل أفراد المجموعة يقومون بقلب الدور، وقد تم توزيع الأدوار كالتالي :

الطفل (أ) : سألعب دور البطل (التلميذ ذي النشاط الحركي المتزن) أثناء جلوسه في الفصل المدرسي

الطفل (ب) : سألعب دور المعلم

الطفل (ج) : سألعب دور تلميذ أخر أثناء جلوسه في الفصل المدرسي

الطفل (د) : سألعب دور تلميذ أخر أثناء جلوسه في الفصل المدرسي

ثم دار تجسيد الموقف التمثيلي كالتالي :

المعلم : يقوم بشرح الدرس على السبورة

الطفل (أ) : يجلس في مقعده بثبات

الطفل (د): يكتب شرح الدرس على السبورة

الطفل (ج) : يكتب شرح المعلم .

الطفل (أ) : يستأذن من المعلم للذهاب إلى دورة المياه (الحمام) .

المعلم : يأذن للطفل (أ) بالخروج من الفصل .

ثم قام الباحث في شرح الموقف التمثيلي مع أفراد المجموعة والذي دار حول النشاط الحركي الزائد والمتزن لدى الطفل (أ) فعقب الطفل (ج) بان الطفل (أ) قد قام بالانتقال من مقعده كثيرا أثناء شرح المعلم للدرس بعكس ما قام به عندما عكس الأداء من خلال جلوسه في هدوء وبدون حركة في مقعده، وأضاف الطفل (ج) بان الطفل (ا) قد تحرك كثيرا من مقعده أثناء شرح المعلم للدرس بانتقاله إلى مقعد أخر،وعلى العكس في المشهد الثاني عندما قام بقلب الأداء نجد انه عندما أراد الخروج من الفصل للذهاب لدورة المياه " الحمام " قام بالاستئذان من المعلم .

الجلسة السابعة والأربعون : خفض حدة النشاط الزائد

أهداف الجلسة :

١-أن يتعرف أفراد العينة علي المواقف التي يظهر فيها:النشاط الحركي الزائد من خلال لعب دور التلميذ ذي النشاط الحركي الزائد والمعلم والزملاء ومن أمثلة تلك المواقف:

- يقفز من على سور سلم المدرسة عندما يريد النزول لفناء المدرسة

- يقوم بالنزول على سلم المدرسة عندما يريد الذهاب لفناء المدرسة

مكان الجلسة: سلم المدرسة

زمن الجلسة: استغرقت الجلسة حوالي ٦٠ دقيقة .

الفنيات المستخدمة : ١- لعب الدور ٢- عكس الدور

الدور التمثيلي: ١- دور التلميذ ذي النشاط الحركي الزائد

٢- دور التلميذ ذي النشاط الحركي الزائد

المنظر التمثيلي :

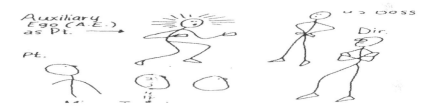

محتوي الجلسة: قام الباحث بتجميع أفراد المجموعة ثم اخبرهم بان الموقف التمثيلي لهذه الجلسة يدور حول التلميذ ذي النشاط الحركي الزائد والمتزن أثناء قيامه بالنزول من على

سلم المدرسة للذهاب إلى فناء المدرسة أثناء الفسحة المدرسية ، وقد تم توزيع الأدوار كالتالي:

الطفل (ب) سألعب دور البطل (التلميذ ذي النشاط الحركي الزائد) أثناء قيامه بالقفز مـن على سـلم المدرسة.

الطفل (د) سألعب دور ناظرة المدرسة .

الطفل (أ) سألعب دور تلميذ أخر أثناء نزوله من على سلم المدرسة.

الطفل (ج) سألعب دور تلميذ أخر أثناء نزوله من على سلم المدرسة.

ثم دار تجسيد الموقف التمثيلي كالتالي :

الطفل (أ) : يقوم بانتظار زميله الطفل (د) لنزول السلم للعب في فناء المدرسة .

الطفل (ب) : يقوم بالنزول من على ترابزين سلم المدرسة .

الطفل (د) ناظرة المدرسة : تشاهد الموقف وتلاحظ أن الطفل (ج) قد وقع من على ترابزين السلم .

الطفل (د) ناظرة المدرسة : تقوم بمعاقبة الطفل (ج) بالضرب أمام زملائه.

وهنا قام الباحث بالإشارة إلى أفراد المجموعة بقلب الدور، وقد تم توزيع الأدوار كالتالي:

الطفل (ب) : سألعب دور التلميذ(ذي النشاط الحركي المتزن) أثناء نزوله من على سلم المدرسة.

الطفل (د) سألعب دور ناظرة المدرسة .

الطفل (أ) : سألعب دور تلميذ أخر أثناء نزوله من على سلم المدرسة.

الطفل (ج) : سألعب دور تلميذ أخر أثناء نزوله من على سلم المدرسة.

ثم دار تجسيد الموقف التمثيلي كالتالي :

الطفل (ج) : يخبر الطفل (أ) بأن يذهب معه إلى فناء المدرسة لشراء الحلوى من البائع .

الطفل (ب) : يقوم بالنزول من على سلم المدرسة وهو ينظر إلى خطواته على السلم حتى لا يقع " يتلعبك " .

ناظرة المدرسة : تشاهد الموقف فتقوم بإعطاء الطفل (ب) حلوى مكافأة له لأنه قام بالنزل من على سلم المدرسة بصورة صحيحة.

وهنا قام الباحث بمناقشة الموقف التمثيلي مع أفراد المجموعة والذي دار حول النشاط الحركي الزائد والمتزن لدى الطفل (ب) ، فعلق الطفل (أ) بان الطفل (ب) قد قام بالقفز من على ترابزين السلم فوقع مما أدى إلى جرح يده ورجله ، وعلى العكس نجده في قلبه للدور قد نزل من على سلم المدرسة بانتظام وبدون استعجال ولذلك لم تعاقبه ناظرة المدرسة بالضرب كما فعلت مع الطفل (ج) ، بينما أشار الطفل (د) بان الطفل (أ) قد قام بعمل حاجة صحيحة وهى : انه نزل من على سلالم المدرسة وهو ينظر إلى درجات السلم التي أمامه ولذلك لم يجرح قدمه ، في حين أن الطفل (ج) قام بالإشارة إلى قيام ناظرة المدرسة بإعطاء الطفل (ب) الحلوى .

الجلسة الثامنة والأربعون: خفض حدة النشاط الزائد

أهداف الجلسة :

أن يتعرف أفراد العينة علي المواقف التي يظهر فيها:النشاط الحركي الزائد من خلال لعب دور التلميذ ذي النشاط الحركي الزائد في الملاهي ومن أمثلة تلك المواقف:-

يحرك يديه ورجليه في الهواء أثناء ركوبه للمرجيحة .

يقوم بالإمساك جيدا أثناء ركوبه للمرجيحة.

مكان الجلسة: الملاهي

زمن الجلسة: استغرقت الجلسة حوالي ٦٠ دقيقة .

الفنيات المستخدمة : ١- لعب الدور ٢- عكس الدور

الدور التمثيلي : دور التلميذ ذي النشاط الحركي الزائد والمتزن في الملاهي عند قيامه برحلة مدرسية مع زملائه.

المنظر التمثيلي :

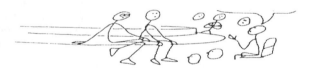

محتوي الجلسة: قام أفراد المجموعة بالالتفاف حول الباحث والذين اخبروه بان الموقف التمثيلي لهذه الجلسة يدور حول دور التلميذ ذي النشاط الحركي الزائد والمتزن في الملاهي وذلك عند قيامه برحلة مدرسية مع زملائه، وقد قام الباحث بإحضار معه تذاكر ورقية وطاقية "برنيطة " وعصا وقلم ، وقد تم توزيع الأدوار كالتالي :

الطفل (د) سألعب دور البطل(التلميذ ذي النشاط الحركي الزائد) أثناء ركوبه في المرجيحة.

الطفل (ج) سألعب دور مشرف المدرسة .

الطفل (ب) سألعب دور عامل الملاهي .

الطفل (أ) سألعب دور تلميذ أخر أثناء ركوبه في المرجيحة.

ثم تم تجسيد الموقف التمثيلي كالتالي :

قام الباحث بإعطاء الطفل (ج) العصا ، والطفل (ب) التذاكر الورقية والطاقية " البرنيطة " .

الطفل (د) : يقوم بدخول الملاهي مع زميله الطفل (أ) ومشرف المدرسة .

مشرف المدرسة الطفل (ج) : يقوم بقطع تذاكر للمجموعة من عامل الملاهي بعد إعطائه النقود اللازمة لذلك .

الطفل (ب) عامل الملاهي : يقوم بجعل الطفل (أ) يركب المرجيحة .

الطفل (ب) : يقوم أثناء ركوبه للمرجيحة بتحريك يديه ورجليه في الهواء مما أدي إلى وقوعه من المرجيحة وأصابته في رأسه .

وقد قام الباحث بجعل أفراد المجموعة يقومون بقلب الدور والذي تم توزيع الأدوار كالتالي :

الطفل (د) سألعب دور البطل(التلميذ ذي النشاط الحركي المتزن) أثناء ركوبه في المرجيحة.

الطفل (ج) سألعب دور مشرف المدرسة .

الطفل (ب) سألعب دور عامل الملاهي .

الطفل (أ) سألعب دور تلميذ أخر أثناء ركوبه في المرجيحة.

ثم دار أداء الموقف التمثيلي كالتالي :

الطفل (د) : ينتظر حتى ينتهي مشرف المدرسة من قطع التذاكر ثم يقوم بدخول الملاهي مع زملائه .

مشرف المدرسة الطفل (ج) : يقوم بالتنبيه على أفراد المجموعة بان يكونوا حريصين أثناء قيامهم بركوب المرجيحة ، يقوم بقطع تذاكر للمجموعة من عامل الملاهي بعد إعطائه النقود اللازمة لذلك .

الطفل (ب) عامل الملاهي : يقوم بجعل الطفل (أ) يركب المرجيحة .

الطفل (د) : يقوم بركوب المرجيحة بهدوء وذلك بوضع رجله الأولى داخل المرجيحة بعد أن يكون قد امسك جيدا بكلتا يديه .

الطفل (ج) المشرف : قام بإعطاء الطفل (د) الحلوى لأنه راعى سلامته عند ركوبه للمرجيحة وامسك بحرص المرجيحة ولذلك لم يصب بأذى .

وعندئذ قام الباحث بمناقشة الموقف التمثيلي مع أفراد المجموعة والذي دار حول النشاط الحركي الزائد والمتزن لدى الطفل (د) ، فأشار الطفل (أ) بان الطفل (ب) قد قام بالجري نحو المراجيح عندما رؤيته لها ، ولم يهتم بسلامته عندما اخذ يحرك يديه ورجليه في الهواء أثناء وجوده في المرجيحة وذلك على العكس مما قام به في الأداء التمثيلي الثاني ، إلا أن الطفل (ج) ذكر أن الطفل (د) قد انتظر لحين انتهاء المشرف من قطع التذاكر لدخولهم الملاهي، وأيضا قام بركوب المرجيحة مع حرصه على الإمساك جيدا بالمرجيحة حتى لا يصاب، ولهذا قام المشرف بإعطائه حلوى .

الجلسة التاسعة والأربعون : الاندفاعية :

أهداف الجلسة : أن يتعرف أفراد العينة علي المواقف التي تظهر خلالها : الاندفاعية والتروي وذلك مـن خلال تمثيل دور التلميذ المندفع وعكس الدور أي أداء دور التلميذ المتروي.

مكان الجلسة : الفصل الدراسي .

زمن الجلسة : استغرقت الجلسة حوالي ٦٠ دقيقة .

الفنيات المستخدمة: ١- لعب الدور   ٢- عكس الدور

الدور التمثيلي: ١-التلميذ المندفع   ٢- التلميذ المتروي .

المنظر التمثيلي :

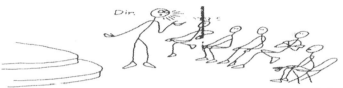

محتوي الجلسة :

قام أفراد المجموعة بالتجمع حول الباحث والذي اخبرهم بأن الموقف التمثيلي لهـذه الجلسـة يـدور حـول دور التلميذ المندفع والمتروي والمعلم في الفصل الدراسي ، والتلميذ المتروي، وقد قام الباحث بإحضار عصـا ونظارة وطباشير وأقلام كتب وكراسات ، وقد تم توزيع الأدوار كالتالي :

الطفل (ب) سألعب دور البطل(التلميذ ذي المندفع) .

الطفل (د) سألعب دور المعلم .

الطفل (أ) سألعب دور تلميذ أخر أثناء ركوبه في الفصل .

الطفل (ج) سألعب دور تلميذ أخر أثناء ركوبه في الفصل .

وقد تم أداء الموقف التمثيلي كالتالي :

اخذ الطفل (د) العصا والنظارة والطباشير ثم أعطى باقي الأطفال الأقلام والكتب والكراسات، ثم تم تجسيد الموقف التمثيلي كالتالي :

الطفل (د) " المعلم" : يقوم بشرح درس اللغة العربية على السبورة إشاريا .

الطفل (أ) والطفل (ج) والطفل (ب) : يقومون بالاستماع لشرح الدرس إشاريا .

المعلم : يوجه للطفل (ب) سؤال حول الدرس - يدور حول كيفية أن " حاسة السمع نعمة من عند الله "- الذي شرحه المعلم .

الطفل (ب) : يتسرع في الإجابة علي سؤال المعلم دون انتظار إنهائه للسؤال أو استكماله ثم قام بالإجابة علي الأسئلة بأول خاطر أو أول إجابة تخطر علي بالة دون تفكير .

المعلم : يخبر الطفل (ب) بان الإجابة خاطئة .

المعلم : يقوم بتوجيه سؤال للطفل (د) .

الطفل (ب): لا ينتظر دورة للإجابة ويقوم بالإجابة عن سؤال المعلم والذي وجهه لزميله الطفل (د) ثم قام بالرد بإجابة أشارية خاطئة .

وهنا قام طلب الباحث من أفراد المجموعة قلب الدور، والذي تم توزيع الأدوار على النحو التالي :

الطفل (ب) سألعب دور البطل (التلميذ المتروي) .

الطفل (د) سألعب دور المعلم .

الطفل (أ) سألعب دور تلميذ أخر أثناء ركوبه في الفصل .

الطفل (ج) سألعب دور تلميذ أخر أثناء ركوبه في الفصل .

المعلم الطفل (د): يقوم بشرح درس اللغة العربية على السبورة أشاريا .

باقي الأطفال : يقومون بالاستماع لشرح الدرس أشاريا .

المعلم : يقوم بتوجيه سؤال للطفل (ب) .

الطفل (ب): ينتظر حتى ينتهي المعلم من السؤال ثم يبدأ في الإجابة .

المعلم : يخبر الطفل (ب) بان إجابته صحيحة .

المعلم : يسأل الطفل (ج) سؤال .

الطفل (ب): لا يقوم بالإجابة عن سؤال المعلم والذي وجهه للطفل(ج) وينتظر دورة للإجابة.

وهنا قام الباحث بمناقشة الموقف التمثيلي مع أفراد المجموعة والذي دار حول تصرفات التلميذ المندفع والتلميذ المتروي ، فبين الطفل (أ) بان للطفل (ب) قد تسرع في الإجابة علي السؤال دون انتظار لإنهاء المعلم لسؤاله أو استكماله وذلك في الموقف التمثيلي الأول وتم العكس في المشهد الثاني حيث لوحظ الانتظار حتى انتهاء المعلم من سؤاله ، في حين أشار الطفل (ج) إلى أن الطفل (ب) قد قام بالإجابة علي سؤال المعلم بأول خاطر علي بالة دون تفكير ولذلك كانت إجابته خاطئة ، وعلى العكس نجده في المشهد الثاني والذي اخذ وقه في التفكير في الإجابة ولذلك كانت إجابته صحيحة، وقد ذكر الطفل (د) إلى أن الطفل (ب) قد قام بمقاطعة زميله ولم ينتظر دورة للإجابة عن السؤال الذي وجهه المعلم لزميله في المشهد الثاني فحدث العكس .

الجلسة الخمسون : الاندفاعية :

أهداف الجلسة : أن يتعرف أفراد العينة علي المواقف التي تظهر خلالها : الاندفاعية والتروي وذلك من خلال تمثيل دور التلميذ غير المنتبه وسائق السيارة وعكس الدور أي أداء دور التلميذ المنتبه .

مكان الجلسة : الشارع أمام باب المدرسة

زمن الجلسة : استغرقت الجلسة حوالي ٦٠ دقيقة .

الفنيات المستخدمة: ١- لعب الدور   ٢- عكس الدور

الدور التمثيلي: ١- التلميذ المندفع   ٢- التلميذ المتروي .

المنظر التمثيلي :

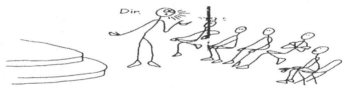

محتوي الجلسة :

تجمع أفراد المجموعة من فصولهم ، ثم اخبرهم الباحث بأن الموقف التمثيلي لهذه الجلسة يدور حول دور التلميذ المندفع الشارع أثناء خروجه من باب المدرسة وسائق السيارة ، وقد قام الباحث بجعل أفراد المجموعة يحملون معهم حقائبهم ، وقد تم توزيع الأدوار كالتالي:

الطفل (ج): سألعب دور البطل (التلميذ المندفع).

الطفل (أ): سألعب دور سائق السيارة .

الطفل (ب) : سألعب دور تلميذ أخر يخرج من باب المدرسة .

الطفل (د): سألعب دور تلميذ أخر يخرج من باب المدرسة .

وقد دار تجسيد الموقف التمثيلي كالتالي :

الطفل (ج) : يحمل حقيبته ويتجه نحو باب المدرسة للخروج .

الطفل (د): يتجه للخروج من باب المدرسة بصحبة الطفل (ب) .

الطفل (أ): يقوم بتحريك يديه ويمشي ببطيء في الشارع الموجود أمام المدرسة كأنه سائق التاكسي .

الطفل (ب): لا ينظر إلى السيارة القادمة في الشارع ويسرع لعبور الشارع وهنا يصدمه سائق التاكسي .

الطفل (د): يقف أمام باب المدرسة وينظر إلى الشارع والسيارات القادمة في اتجاهه .

وهنا طلب الباحث من أفراد المجموعة قلب الدور ، وقد تم توزيع الأدوار كالتالي:

الطفل (ج): سألعب دور البطل(التلميذ المتروي)

الطفل (أ): سألعب دور سائق السيارة .

الطفل (ب) : سألعب دور تلميذ أخر يخرج من باب المدرسة .

الطفل (د): سألعب دور تلميذ أخر يخرج من باب المدرسة .

وقد تم تجسيد الموقف التمثيلي كالتالي :

الطفل (ج) : يحمل حقيبته ويتجه نحو باب المدرسة للخروج .

الطفل (د): يتجه للخروج من باب المدرسة بصحبة الطفل (ب) .

الطفل (أ): يقوم بتحريك يديه ويمشى ببطيء في الشارع الموجود أمام المدرسة كأنه سائق التاكسي .

الطفل (ب): يقف أمام باب المدرسة وينظر إلى الشارع والسيارات القادمة ، ويتمهل لحين عبور السيارات للشارع ثم يقوم بعبور الشارع بأمان .

وعند انتهاء هذه الجلسة قام الباحث بمناقشة الموقف التمثيلي مع أفراد المجموعة والذي دار حول تصرفات التلميذ المندفع والمتروي، فأشار الطفل (أ) بان الطفل (ب) قد قام بالخروج من باب المدرسة دون النظر للسيارات القادمة في الشارع وقام بالتسرع وعدم انتظار دوره في الخروج من باب المدرسة وذلك بان سبق زملائه الذين كانوا في طريقهم للخروج من الباب ، ولم ينظر بحرص للسيارات القادمة أثناء عبوره للشارع أمام باب المدرسة ، ولهذا صدمته السيارة القادمة وقد جرحت يديه وقدماه وتبعثرت كتبه الموجودة في الحقيبة التي يحملها على الأرض بينما نجد العكس عند قلب الدور ؛ إذ انه قد تمهل لحين خلو الشارع من السيارات ثم عبر الشارع .

الجلسة الحادية والخمسون: خفض حدة الاندفاعية

أهداف الجلسة :

أن يتعرف أفراد العينة علي المواقف التي تظهر خلالها: الاندفاعية والتروي من خلال لعب الـدور المشـتري "الزبون" المندفع والمتروي والبائع ومشاركة باقي أفراد العينة ، ومن أمثلة تلك المواقف:-

- يتسرع بالانصراف عند قيامه بحساب البائع على السـلع التي قام بشرائها ويقـوم بإعطائـه النقـود دون الانتظار لحين اخذ الباقي منه .

- يتمهل عند قيامه بحساب البائع على السلع التي قام بشرائها ويقوم بالانتظار لحين اخذ باقي النقود منه

مكان الجلسة: السوبر ماركت "محل البقالة "

زمن الجلسة :استغرقت الجلسة حوالي ٦٠ دقيقة .

الفنيات المستخدمة: ١-لعب الدور   ٢- عكس الدور

الدور التمثيلي: ١-المشتري "الزبون" المندفع   ٢-المشتري "الزبون" المتروي

المنظر التمثيلي :

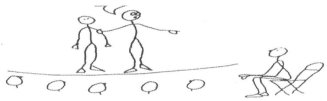

محتوي الجلسة:

التف أفراد المجموعة ثم اخبرهم الباحث بأن الموقف التمثيلي لهذه الجلسة يـدور حـول دور المشتري " الزبون " المتروي ، وقد قام الباحث بإحضار حقيبة قماش كبيرة و أربعة بيضات وكيس به كيلو لبن مغلـق ، وقد تم توزيع الأدوار كالتالي :

الطفل (ج): سألعب دور البطل(المشتري" الزبون" المندفع) .

الطفل (ب): سألعب دور البائع.

الطفل (د) : سألعب دور مشتري" زبون" أخر .

الطفل (أ): سألعب دور الأم .

وقد تم تجسيد الموقف التمثيلي كالتالي :

الطفل (أ) " الأم " : تطلب من الطفل (ج) الخروج لشراء البيض واللبن وشراء حلوى "عسلية " له من محل البقالة " السوبر ماركت " ، وقامت بإعطائه عشرة جنيهات .

الطفل (ج): يقوم بالذهاب إلى محل البقالة .

الطفل (ب): يقوم بإعطاء الطفل (ج) البيض واللبن والحلوى "العسلية " التي طلبها .

الطفل (ج) : يعطي البائع عشرة جنيهات .

الطفل (ج) : يأخذ البيض واللبن ويرجع المنزل ويقوم بإعطائهما للأم.

الطفل (أ) " الأم " : تطلب من الطفل (ج) باقي النقود التي أعطته إياها " باقي العشرة   جنيهات " .

الطفل (ج) : يخبر أمه بأنه نسى إحضار الباقي من البائع فقامت الأم بإرساله مرة أخرى إلى محل البقالـة لإحضار باقي النقود .

وهنا طلب الباحث من أفراد المجموعة القيام بقلب الـدور ، وقـد تـم اخـذ الـدور مـن خـلال التوزيع التالي :

الطفل (ج): سألعب دور البطل(المشتري" الزبون" المتروي) .

الطفل (ب): سألعب دور البائع.

الطفل (د) : سألعب دور مشتري" زبون" أخر .

الطفل (أ): سألعب دور الأم .

وتم تجسيد هذا الموقف كالتالي :

الطفل (أ) " الأم " : تطلب من الطفل (ج) الخروج لشراء البيض واللبن وشراء حلوى "عسلية" له من محل البقالة " السوبر ماركت " ، وقامت بإعطائه النقود لذلك .

الطفل (ج): يطلب من البائع البيض واللبن والحلوى "العسلية " .

الطفل (ب)" البائع ": يقوم بإعطاء الطفل (ج) طلبه وهو أربعة بيضات وكيلو لبن والحلوى "العسلية " .

الطفل (ج) : يتمهل بعد أخذه للسلع التي طلبها ، ويطلب من البائع باقي النقود .

الطفل (ج) : يرجع للمنزل ويقوم بإعطاء أمه البن والبيض والحلوى التي اشتراها له وباقي النقود التي أعطتها له ليشترى منها تلك الأشياء.

وهنا قام الباحث بمناقشة الموقف التمثيلي مع أفراد المجموعة والذي دار حول تصرفات المشترى "الزبون " المندفع والمتروي ، فبين الطفل (د) أن الطفل (ج) قد تسرع بالانصراف عند قيامه بحساب البائع على الأشياء التي قام بشرائها ولم ينتظر لحين إعطائه البائع لباقي النقود بعكس تمهله في قلب الأداء التمثيلي بحرصه على اخذ باقي النقود ،وقد أشار الطفل (أ): بان الطفل (ج) تسرع في الحصول على الحلوى "العسلية " ولم يطلب من البائع باقي النقود بل اخذ الأشياء التي اشتراها وخرج من محل البقالة سريعا. بينما عند عكس الدور نجده لم يتسرع بالانصراف ويترك باقي نقوده لدى البائع .

الجلسة الثانية والخمسون : خفض حدة الاندفاعية

أهداف الجلسة :

أن يتعرف أفراد العينة علي المواقف التي تظهر خلالها: الاندفاعية و التروي من خلال لعب الدور التلميذ " المار " المندفع والمتروي ومشاركة باقي أفراد العينة ، ومن أمثلة تلك المواقف:-

- يتسرع عند عبوره لمزلقان السكة الحديد ويترك العبور من على سلم المشاة .

- يتمهل عند عبوره لمزلقان السكة الحديد ويعبر من على سلم المشاة .

مكان الجلسة: مزلقان السكة الحديد

زمن الجلسة :استغرقت الجلسة حوالي ٦٠ دقيقة .

الفنيات المستخدمة: ١- لعب الدور   ٢- عكس الدور

الدور التمثيلي : التلميذ " المار " المندفع التلميذ " المار " المتروي

المنظر التمثيلي :

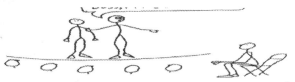

محتوي الجلسة:

تجمع أفراد المجموعة حول الباحث من فصولهم ، ثم اخبرهم الباحث بأن الموقف التمثيلي لهذه الجلسة يدور حول دور التلميذ " المار " المندفع والمتروي وسائق القطار ، وقد قام الباحث بجعل أفراد المجموعة يحملون معهم حقائبهم ، وقد تم توزيع الأدوار كالتالي :

الطفل (د): سألعب دور البطل(التلميذ المندفع) .

الطفل (أ): سألعب دور سائق القطار.

الطفل (ج) : سألعب دور تلميذ يعبر المزلقان .

الطفل (ب): سألعب دور تلميذ أخر يعبر مزلقان السكة الحديد .

وقد تم تجسيد الموقف التمثيلي كالتالي :

الطفل (د) : يحمل حقيبته بعد انتهاء اليوم الدراسي وخروجه من المدرسة في طريقه للمنزل ، ويتجه إلى عبور مزلقان السكة الحديد وذلك بصحبة الطفل (ب) .

الطفل (أ): يقوم بتحرك يديه والنظر من نافذة القطار وذلك خلال سير القطار في منطقة المزلقان والمزدحمة بالمارة .

الطفل (ب) : يتكلم مع الطفل (د) أشاريا حول مباراة كرة القدم التي أجريت في المدرسة اليوم .

الطفل (د) يترك الطفل (ب) ويقوم بعبور مزلقان السكة الحديد دون التمهل لحين سير القطار القادم أو عبور المزلقان من على السلالم المخصصة لذلك ، ولذلك جرحت قدماه وتبعثرت كراساته وكتبه .

وهنا طلب الباحث من أفراد العينة قلب الدور ، والذي جرى تبادل الأدوار كالتالي :

الطفل (د): سألعب دور البطل(التلميذ المتروي) .

الطفل (أ): سألعب دور سائق القطار.

الطفل (ج) : سألعب دور تلميذ يعبر المزلقان .

الطفل (د) : يحمل حقيبته بعد انتهاء اليوم الدراسي وخروجه من المدرسة في طريقه للمنزل ، ويتجه إلى عبور مزلقان السكة الحديد وذلك بصحبة الطفل (ب) .

الطفل (أ): يقوم بتحرك يديه والنظر من نافذة القطار وذلك خلال سير القطار في منطقة المزلقان والمزدحمة بالمارة .

الطفل (ب) : يتكلم مع الطفل (د) أشاريا حول مباراة كرة القدم التي أجريت في المدرسة اليوم .

الطفل (د) : يطلب من الطفل (ب) عبور مزلقان السكة الحديد معه من على سلم المشاة وذلك لأنه يوجد قطار قادم .

وقد قام الطفل (د) بعبور المزلقان بسلام .

وعند انتهاء هذه الجلسة قام الباحث بمناقشة الموقف التمثيلي مع أفراد المجموعة والذي دار حول تصرفات التلميذ المندفع والمتروي، فأوضح الطفل (ج) بان الطفل (د) قد قام بالتسرع وعبور المزلقان من على قضبان السكة الحديد ولذلك تعرض للإصابة بينما نجد العكس عندما قام بقلب الدور ؛ إذ انه قد نظر جيدا إلى المزلقان السكة الحديد وشاهد قطارا قادما ، ولذلك قام بعبور المزلقان من طريق آمن حتى لا يصاب من القطار ،وقد ذكر الطفل (أ): بان الطفل (د) تسرع ولم ينظر إلى القطار القادم على الرغم من تلويح سائق القطار بيديه له، وقد أشار الطفل (د) بان الباحث قد لقي جزاء تسرعه لعبور المزلقان ولذلك تعرض للإصابة ، أما عند قلب الدور فانه لم يتسرع وكان حريصا عندما شاهد سائق القطار يلوح بيديه حتى لا يعبر أحد المارة القضبان فيصاب وللدلالة على تحرك القطار وسيره نحو منطقة المزلقان ، واقترح على زميله أن يعبر معه المزلقان من على سلم المشاة "الكوبري " .

جدول (١)

محتوى جلسات البرنامج العلاجي السيكودرامى

الفنيات المستخدمة	زمن الجلسة الواحدة	عدد الجلسات	الموضوعات التي تتناولها الوحدة	أهداف الوحدات الفرعية
	٢٠ دقيقة	جلسة	التعارف	الوحدة الأولى التمهيد
اللعب	٣٠ دقيقة	جلسة	إقامة علاقة علاجية إيجابية ودافئة بين الباحث (المعالج) وأفراد عينة البرنامج	اللعب
لعب الدور	٣٥ دقيقة	جلسة	ممارسة أفراد عينة البرنامج السيكودرامي : من خلال أداء أدوار بعض الممثلين أو لعب أدوار أصحاب المهن	التعرف على التمثيل النفسي (أداء أدوار أصحاب المهن)
لعب الدور	٤٠ دقيقة	جلسة	أن يتعرف أفراد العينة علي طبيعة اضطراب الانتباه المصحوب بالنشاط الحركي الزائد وأعراضه الثلاثة (نقص الانتباه –النشاط الحركي الزائد والاندفاعية).	التعريف باضطراب الانتباه المصحوب بالنشاط الحركي الزائد
لعب الدور عكس	٤٥ دقيقة	١٢جلسة	أن يتعرف أفراد العينة علي المواقف التي يظهر خلالها : نقص الانتباه من خلال تمثيل دور التلميذ غير المنتبه والمعلم ، وكذلك تمثيل عكس الدور من خلال تنمية الانتباه وتركيزه بأداء دور التلميذ المنتبه والمعلم	علاجية

				الدور
علاجية	أن يتعرف أفراد العينة علي المواقف التي يظهر فيها:النشاط الحركي الزائد من خلال لعب دور التلميذ ذي النشاط الحركي الزائد والمعلم والزملاء. أن يتم عكس الدور وذلك لأحداث اتزان في النشاط الحركي الزائد لديهم .	١٢ جلسة	٥٠ دقيقة	لعب الدور المرآة
علاجية	يتم علاج أفراد العينة علي المواقف التي يظهر من خلالها : الاندفاعية وكيفية تنمية التروي لديهم	١٢ جلسة	٥٥ دقيقة	لعب الدور وعكس الدور
إعادة علاج	أن يتم إعادة علاج أفراد العينة علي المواقف التي تم التعرض لها في الجلسات الانتباهية السابقة والتي يظهر من خلالها : نقص وتنمية وزيادة تركيز الانتباه من خلال تمثيل دور التلميذ المنتبه وغير المنتبه	٤ جلسات	٤٥ دقيقة	لعب الدور عكس الدور والمرآة
إعادة علاج	أن يتم إعادة علاج أفراد العينة علي المواقف التي تم التعرض لها في الجلسات السابقة والتي يظهر من خلالها : النشاط الحركي المتزن	٤ جلسات	٥٠ دقيقة	لعب الدور عكس الدور والمرآة
إعادة علاج	يتم إعادة علاج أفراد العينة علي المواقف التي تم التعرض لها في الجلسات السابقة وكذلك مواقف جديدة يقترحها أفراد العينة والتي يظهر من خلالها: الاندفاعية /التروي	٤ جلسات	٥٥ دقيقة	لعب الدور عكس الدور والمرآة

الفصل السادس

مناقشة البرنامج العلاجي

مقدمـــة :

تعد حاسة السمع النافذة الأساسية التي تنتقل من خلالها اللغة المسموعة كما أنها بمثابة الحاسة الرئيسية التي يعتمد عليها الفرد في تفاعلاته مع الآخرين في مختلف مناحي الحياة اليومية المختلفة ؛ والحرمان من حاسة السمع من شأنه أن يحرم ذلك الفرد من الاستجابة للمثيرات الكلامية للآخرين نظرا لكونها بمثابة الاستقبال المفتوح لكل المثيرات والخبرات الخارجية، ومن خلالها قد يستطيع الفرد التعايش مع الآخرين .. كما أورد تقرير المعهد القومي للصحة بالولايات المتحدة الأمريكية (١٩٩٨)أن اضطراب الانتباه المصحوب بالنشاط الحركي الزائد A. D. H. D. ، ويمثل في جوهره مشكلة نمائية عامة تؤثر بالسلب على الطفل والأسرة والمدرسة والمجتمع ككل ، وتحدد الطبعة الرابعة من دليل التصنيف التشخيصي- والإحصائي للأمراض والاضطرابات النفسية والعقلية DSM Iv الصادر عن الجمعية الأمريكية للطب النفسي (١٩٩٤) ثلاثة أنماط لاضطراب الانتباه : النمط الأول: نقص الانتباه ، والنمط الثاني : النشاط الحركي الزائد / الاندفاعية ، والنمط الثالث : نقص الانتباه و النشاط الحركي الزائد / الاندفاعية ، ويطلق على النمط الثالث " النمط المختلط " وهو النمط الذي سوف يتناوله الباحث في الدراسة الحالية ، وقد يكون منشأ ذلك الاضطراب نفسي أو قد يرجع إلى أسباب كيميائية ، وتصل نسبة انتشار هذا الاضطراب من(٣-٥%) من الأطفال عامة ... وقد يتقبل أفراد الأسرة هذه الأعراض إلى أن يصل الطفل إلى سن المدرسة وحينئذ تصبح ظاهرة مرضية تستحق العلاج ، فالطفل لا يستطيع الاستقرار في مكان محدد ولا يستطيع التركيز في دروسه مما يؤدى إلى صعوبة التذكر والميل إلى الإشباع الفوري مع عدم التحكم أو الصبر لتحقيق رغباته ، وثم فان هناك قصورا في التوافق النفسي لدي ذوي الإعاقة السمعية نتيجة لعجزهم عن إقامة علاقات تفاعلية مع ذواتهم ومع الآخرين في محيط تفاعلاتهم الحياتية اليومية وكمرجع للعجز السمعي لديهم هذا إلى جانب ضعف القدرة علي الانتباه وتشتته و إهدار طاقاتهم الذهنية والجسمية في النشاط الحركي الزائد والاندفاعية .

وقد ابتكر"مورينو" السيكودراما بهدف إثراء مجال العلاقات الإنسانية بتجسيد مشكلات الحياة الواقعية وذلك من خلال التعبير الحر ، كما أنها كأسلوب علاجي يعد نوعا من أنواع تعديل السلوك بصفة عامة وشكل من أشكال العلاج النفسي ، وأيضا يحظي بجانبية خاصة لدي الأطفال إذ تلتقي في كثير من الأوجه مع اللعب ذلك النشاط الفطري التلقائي ، ولقد أشار " مورينو" إلى انه عند السماح للأطفال بالتعبير التلقائي عن مشكلاتهم يحدث نوعا من الاستبصار بالسلوكيات الخاطئة ، وكذلك تعتمد السيكودراما على نظرية التعلم الاجتماعي من حيث ملاحظة الطفل للسلوكيات المرغوبة.

فعالية البرنامج العلاجي :

إن التمثيل النفسي قد يحدث نوعا من التنفيس الانفعالي والاستبصار الذاتي لدى أفراد المجموعة التجريبية بالإضافة إلى أن إعادة تمثيل الأحداث والخبرات المؤلمة والتي تعرض لها هؤلاء الأفراد في فترات سابقة من حياتهم تجعلهم يعيدون التعامل مع تلك المواقف من جديد وباستجابات جديدة انطلاقا من مبدأ هنا و الآن .

كما أن التمثيل يجعل الطفل عنصرا مشاركا حقيقيا في العمل الدرامي وذلك من خلال تعبيره عن نفسه الأمر الذي قد يحدث لديه استبصارا ووعيا بسلوكياته الخاطئة " التعزيز الذاتي " ، وكذا من خلال تلقيه التدعيم في صورة تشجيع معنوي بإشارات الاستحسان أو مادي من خلال إمداده بالمأكولات أو المشروبات أو الهدايا التي يفضلها " التعزيز الخارجي".

في حين أن لعب الأدوار وتبادلها يساعد المعالج والعميل على استحضار الموقف قبل حدوثه ، ومن ثم تصحيح مسار سلوكيات الطفل (عبد الستار إبراهيم : ١٩٩٣) . ونجد أن عملية التكرار التمثيلي للسلوكيات الخاطئة من خلال لعب ذلك الدور أو قلب الدور بإتيان السلوكيات المرغوبة والتي تنطوي على زيادة مساحة الانتباه لديهم في محيط حياتهم وتفاعلاتهم : المدرسية (في الفصل - في الفناء - في المسرح - في الكانتين -على السلم)،

والمنزلية (على السفرة- في حجرة المذاكرة) ، والمجتمعية (في السوبر ماركت - في الحديقة - في الشارع " إشارة المرور") .

ويشير " والن " Whalen إلى أن جزءا كبيرا من مشكلات الطفل ذي النشاط الحركي الزائد لدى الطفل تلبك التي تتعلق بالانتباه الأمر الذي لا يساعده على إنهاء الأعمال التي توكل إليه وتجعله لا ينتبه لما نصدره إليه من تعليمات ، كما انه يكون اندفاعيا فلا ينتظر دوره في الألعاب أو المواقف الجماعية ويتسرع في الإجابة قبل سماع الأسئلة ويقاطع الآخرين (عادل عبد الله : ٢٠٠٢) .

ومن ثم يرى " مورينو " أن السمة الأساسية لهذا العلاج هي حرية الفعل للممثلين، والتدريب على التلقائية ، وهذا يقابل التداعي الحر الطليق في التحليل النفسي ، كما يهدف التمثيل إلى إتاحة الفرصة للتنفيس الانفعالي ، والى تحقيق التلقائية ، وإدراك نمط الاستجابات الشاذة لدى المريض ، وإدراك الواقع وتحقيق التوافق والتفاعل الاجتماعي السليم ، والتعلم من الخبرة (حامد زهران : ١٩٩٧).

كما يؤكد عادل عبد الله (٢٠٠٠) على تركيز انتباه الطفل وعدم تشتته أو المساعدة في تشتيته وذلك بعد التدخل بالبرنامج العلاجي ، كما أن المواقف التمثيلية المعاشة من قبل البيئة الطبيعية مما يقلل من انتباهه ونشاطه الحركي الزائد والاندفاعية .

ولاستخدام التعزيز في تعديل السلوك أهمية فعالة من حيث تقوية ذلك السلوك وتكراره ، وكذا تحديد السلوك المرغوب والمطلوب تعديله وتغييره أو التخلص منه ، كما أن الأمر يحتاج إلى معرفة العوامل المساعدة على استمرار السلوك غير المرغوب والتي يمكن أبعادها إلى انطفاء هذا السلوك (علا عبد الباقي : ٢٠٠١) . كما يتشابه الموقف التمثيل المتمثل في عكس الدور -الذي يقوم الطفل بأدائه وكذلك على مستوى التعزيز الذي يتلقاه -مع ما يشير إليه شاكر قنديل (٢٠٠٠) من أن إعادة تشكيل الاستجابات بصورة موجبة ترتكز على جوانب القوة لدى الطفل ، والتعبير الإيجابي غير المحدود في قدرات الطفل والمؤسس

على قاعدة " انك فعلا تستطيع أن تفعل ، وأنا أثق في قدرتك " ، بالإضافة إلى كون أن ذلك الاتجاه الإيجابي من شأنه أن يشعل حماس الطفل .

ويرجع أسلوب " التعلم بالنموذج " إلى نظرية التعلم الاجتماعي " لباندورا " Bandwra - والتي تعتمد في تعديل السلوك على التقليد والمحاكاة تبعا لملاحظة السلوك في إطار الانتباه للنموذج أي البطل الذي يقوم بأداء الدور سواء عن طريق لعب الدور أو قلب الدور أو أداء الدور من قبل شخص آخر من خلال فنية المرأة مع القدرة على : حفظ واسترجاع تلك السلوكيات -إذ تقرر تلك النظرية أن عملية تعلم السلوك تحدث للفرد عن طريق الملاحظة والتقليد للنماذج السلوكية التي ينتبه لها ، ومن ثم يمكن من خلال ذلك ضبط السلوك لدى الأفراد . كما أن عملية الاندماج في الجلسات السيكودرامية بين أفراد العينة والباحث أحدثت نوعا من التفاعل الإيجابي بين أفراد العينة بعضهم بعضا وأتاحت الفرصة للتعبير عن أنفسهم بتلقائية الأمر الذي يشبهه الباحث بالخروج عن النص - كما يحدث لدى بعض الممثلين - مما يتيح الفرصة للتحرر من الاضطرابات أو الخبرات السيئة السابق التعرض لها والتي تعتري الفرد ؛ إذ أن المساحات الانتباهية لدى أفراد العينة تتسع مع زيادة الجرعات التمثيلية الناتجة عن التعرض للمواقف الحياتية المعاشة والتي يتعرض لها هؤلاء الأفراد في شتى مناحي حياتهم .

وقد أتاحت تلك المواقف التمثيلية - بتعددها وكثره تعرضها لنفس العرض بطرق ومواقف مختلفة - الفرصة لإكساب أفراد العينة القدرة على استدعاء المواقف والخبرات السيئة في المكان الذى يقومون عليه بإبداء الموقف وفى نفس الزمان الحدث التمثيلي والتحكم فيه والسيطرة على السلوك الموجه نحوه والصادر منهم تجاه ذلك الموقف . كما يتضح من خلال المواقف التمثيلية المؤداة أهمية القدوة أو النموذج أو البطل والذي يقوم بأخذ الدور والتلقائية في أدائه والتعمق في مواجهته بالاستبصار بتلك اللزمات أو الحركات أو النقص الانتباهى الحادث لديه إزاء مواجهته مواقف بيئية من الواقع المعاش .

ويظهر الدور الفعال للتواصل التمثيلي بين أفراد العينة من خلال الأداء الدرامي بلغة تواصلية تحمل أبعادا متعددة كلغة الإشارة وحركات اليدين وقراء الشفاه وتعبيرات الوجه وتناغم ذلك كله مع الأداء الجسمي في منظومة من الممكن أن نطلق عليها تفاعل بانتوميمى مرتفع الأداء الأمر الذي أتاح الفرصة لإظهار السلوك غير السوي وتعلم تعديله مع الإجادة للسلوك المرغوب .

بالإضافة إلى كون أن عدم التدخل بالبرنامج السيكودرامى مع المجموعة الضابطة أدى إلى عدم حدوث تغير أو تقدم في مستوى اضطراب الانتباه المصحوب بالنشاط الحركي الزائد لديه هؤلاء الأفراد وذلك عند مقارنتها بالمجموعة التجريبية التي تلقت برنامجا علاجيا باستخدام السيكودراما في الدراسة الحالية.

وقد بينت بعض الدراسات فعالية العلاج باستخدام السيكودراما القائمة على التلقائية والاستبصار بالسلوكيات الخاطئة من خلال التعرض للمواقف الفعلية المعاشة - والتي يتعرض لها أفراد المجموعة التجريبية- والمشاهدة عبر التمثيل الأدائى لهذه الأدوار من خلال محاكاة الواقع تمثيليا عبر التعرض لمواقف يظهر في طياتها نقص الانتباه والنشاط الحركي الزائد بالإضافة للاندفاعية .

فضلا عن إشراك الباحث لأفراد المجموعة التجريبية في الأداء التمثيلي لتلك المواقف جعل قدرتهم على تعلم السلوكيات الإيجابية تصبح أكثر فعالية ، وذلك تبعا لنظرية التعلم الاجتماعي " لباندورا " Bandura ؛ إذ أدي ذلك التدخل بالبرنامج السيكودرامى لحدوث تغيير للسلوكيات غير المرغوبة بطريقة تعتمد على الاستبصار والتلقائية واللذان يمثلان جناحا السيكودراما .

وأشار " باندورا " Bandura إلى كون أن السلوك والمعتقدات والأفكار الذاتية للفرد والمؤثرات البيئية تتفاعل معا بشكل متداخل ، إذ يؤثر كلا منها على الأخر ، الأمر الذي يشكل الأنماط السلوكية المرغوبة أو غير المرغوبة ، وارجع الفشل في تعلم السلوك الاجتماعي إلى : عمليات الانتباه للنموذج المشاهد (عبر الأداء التمثيلي كما في

السيكودراما)، وعمليات الحفظ والتي تتم من خلال ملاحظة السلوك المؤدى، وتحفظ وتخزن، وعمليات الاسترجاع الحركي والتي تشير إلى تحويل ما تم حفظة داخل الذاكرة لسلوك ، وعمليات الدافعية وذلك عند وجود تعزيز إيجابي (التدعيم) ؛ إذ تـزداد القابليـة في تلك الحالة للإتيـان بسلوك النموذج (محمد عبد الرحمن : ١٩٩٨).

كما أتاح الباحث لأفراد المجموعة التجريبية فرصة التطبيق المباشر لمبادئ التعلم عبر التدعيمات سواء كانــت ماديــة في صـورة نقـود أو مـــأكولات كالحلويـــات أو الشـــراب، أو كانــت اجتماعية كإشارة ممتاز لمديح الطفل(الشاطر)، وذلك بهدف إثابتهم عند إجادتهم لأداء أدوارهم التمثيلية وإتيانهم للسلوك المرغوب فيه ، ويجب الانتباه إلى عـدم إعطاء المكافئة قبـل أن ينجز أو يـتم الطفل المطلوب منه وان اشترط الطفل تقديم المكافئة قبل إنجازه للمطلوب منه حتى لا يعتبر الأمر رشوه أو قد يستغل الطفل الأمر وتصبح سلوك عنده ويجب في مراحل لاحقه أن لا يتوقع الطفل مكافئة عـن كل الأعمال التي ينجزها حتى أيضا لا تتحول إلى عاده يجب تخفيف عدد أو قيمة المكافئات مع زيادة طلب المهمات من الطفل والتباعد في الفترة الزمنية التي يتم خلالها إعطائه إياها .

وقد ظهر الاعتماد على الأداء التمثيلي التلقائي في البرنامج السيكودرامى العلاجي من خلال فكرة القيام بأدوار أشخاص واقعين ويعايشون هؤلاء الأطفال سواء في المنزل أو المدرسة أو الشارع بواسطة لعب دور شخص لديه القدرة على التأثير على الطفل والمجموعة كالأب أو المعلم.....

ويتميّز أفراد المجموعة التجريبية قبل البرنامج بكونهم يعانون من صعوبات مركبة مـن نقـص الانتباه المتمثل في ضعف التركيز... وزيادة النشاط الحركي كالقفز من على الأماكن المرتفعة أو النـزول إلى الحفر ...،والاندفاعية كالتسرع في الإجابات، وردود الفعل، وممارسة السلوكيات غير المرغوبة كعبور الشارع دون الانتظار لخلوه من السيارات مع عدم التفكير في العواقب المترتبة على ذلك .

أما بعد التعرض للبرنامج العلاجي باستخدام السيكودراما فنجد أن هناك سمات قد اكتسبها أفراد العينة كاتساع مساحة انتباههم والتفكير في الحدث قبل آتياته أو القيام به سواء في المنزل أو في المدرسة أو في الشارع أو في السوق " في محل البقالة " أو في أي مكان يتفاعلون فيه مع غيرهم .

وظهرت التغيرات السلوكيات أثناء أدائهم لبعض الأعمال سواء في المحيط الأسرى أو الدراسي من خلال زيادة قدرتهم على الاستمرار في أدائهم لأعمالهم سواء المنزلية أو الواجبات المدرسية وذلك لمدة طويلة عن المعتاد منهم فضلا عن قلة أخطائهم التي يرتكبونها مع زيادة الأشياء الصحيحة التي يقومون بها وقلة الزمن اللازم لأدائهم لتلك الأعمال .

كما ظهرت فعالية البرنامج السيكودراما للمجموعة التجريبية بعد تطبيق البرنامج من خلال طريقة تمثيل الأدوار والتي تعد من الطرائق الجيدة لتعليم الأفراد المناشط السلوكية الاجتماعية كما إنها أداة فاعلة في تكوين وتشكيل النظام التنفسي لدى الأفراد، وأيضا زيادة تركيز الانتباه والعمل على الحد من الإفراط في النشاط والاندفاعية لديهم .

وعدم التدخل ببرامج علاجية أو إرشادية في تلك بعض الدراسات للمجموعة الضابطة أدى إلى عدم أحداث تغيير في خفض حدة اضطراب الانتباه المصحوب بالنشاط الحركي الزائد لدى أفراد العينة من المجموعة الضابطة من ذوى الإعاقة السمعية . كما تدعم نتائج هذا الفرض بصورة غير مباشر فعالية البرنامج العلاجي باستخدام السيكودراما حيث أن عدم وجود فروق دالة للمجموعة الضابطة في القياسين القبلي والبعدي لان هذه المجموعة - كما يشير عادل عبد الله (٢٠٠٠-أ)- لم تتعرض بطبيعة الحال لأي إجراء تجريبي في حين كان هناك انخفاض دال في المجموعة التي تعرضت للبرنامج .

ويشير الباحث إلى كون أن عدم خضوع أفراد المجموعة الضابطة للتدخل باستخدام البرنامج العلاجي السيكودرامى لم يغير سلوكيات أفراد تلك المجموعة، ولذلك لم يحدث لديهم أي تغيير في القياسين القبلي والبعدي للمجموعة الضابطة من حيث آتياتهم للأنماط السلوكية غير المرغوبة والتي تدل على نقص الانتباه كالسرحان وعدم التركيز

الانتباهى في الأعمال التي يقومون بها ؛إذ تنخفض المساحة الانتباهية لديهم ويزداد النشاط الحركي وتظهر الاندفاعية كمرجع لعدم التعرض للتنفيس الانفعالي والاستبصار الذاتي للمواقف الانتباهية والنشاط الحركي المتزن والتروي إزاء أية أعمال يريدون القيام بها ، وتلك التي تنمى التروي على مستوى التفاعل الحياتي اليومي بأداء الدور المشاهد وقلبه للإتيان بالنموذج الإيجابي للسلوك ومن ثم الإقتداء به .

ويعزى الباحث ثبات فعالية البرنامج في خفض حدة اضطراب الانتباه المصحوب بالنشاط الحركي الزائد لدى أطفال المجموعة التجريبية في القياس التتبعى إلى أن التدخل العلاجي باستخدام السيكودراما امتد آثره مع أفراد المجموعة التجريبية إذ انه أحدث لدى هؤلاء الأطفال استبصارا بسلوكياتهم ومشكلاتهم وصراعاتهم مما أدى إلى آتياتهم للتنفيس الانفعالي والتخلص من تلك المشكلات انطلاقا من مبدأ " هنا والآن " .

ولذا فان هناك إقتداء لديهم بالشخصيات والأدوار التي قاموا بأداء أدوارها من خلال التمثيل النفسي ، كما ساهم البرنامج السيكودرامى في جذب انتباه الأطفال في المجموعة التجريبية واستثارتهم إلى للقيام بأداء الأدوار وحرصهم على تبادلها من خلال تمثيلها إذ اظهروا تشوقا لذلك النشاط التمثيلي والذي يتشابه لديهم مع اللعب إذ يمثل نشاطا فطرى محبب ومرغوب لديهم إذ تكالب أفراد المجموعة التجريبية على لأداء شخصية البطل أو الانوات المساعدة مما يشير إلى اندماجهم في القالب الدرامي غير المكتوب وكذلك رغبتهم في إخراج ما يعتريهم من مشكلات إلى خارج اناهم " السطح الخارجي " وفى إطار حرصهم على أداء الأدوار وتبادلها يتلقون تعزيزا ماديا أو معنويا من الباحث عند الإجادة في أدائهم . ويرجع ثبات فعالية البرنامج في خفض حدة اضطراب الانتباه المصحوب بالنشاط الحركي الزائد لدى أطفال المجموعة التجريبية في القياس التتبعى إلى تركيز الباحث على لعب الأدوار وقلبها من قبل أفراد المجموعة التجريبية وممارسة وإظهار السلوكيات المرغوبة وغير المرغوبة.

ذلك الأمر الذي أدى لإحداث تركيز وتنمية للانتباه من خلال قلة حدة نقص الانتباه: فالانتباه ازداد في البيئة الأسرية على مائدة الطعام وفى حجرة المذاكرة وفى محور تفاعلاته مع والديه وأخوته ..... وفى البيئة المدرسية في الفصل الدراسي مع المعلم ومع زملائه في الفصل وفى فناء المدرسة وفى كانتين المدرسة و أثناء نزوله من على سلم المدرسة ......وفى بيئة المجتمع في الشارع عند عبور الريق أمام إشارة المرور وفى السوبر ماركت عند محل البقالة .

ويمثل التمثيل الارتجالي التلقائي للمواقف الحياتية المعاشة في محور تفاعلات الطفل ذي الإعاقة السمعية أرضا خصبة وبيئة صالحة لتحقيق تنفيس انفعالي واستبصار ذاتي له إذ يتيح ذلك لهم القدرة على التعبير عما يعترهم من اضطرابات ومشكلات تفاعلية مع الآخرين كالأب أو الأم أو الأخوة أو الجيران أو الأصدقاء أو المعلم أو زملاء المدرسة أو ذلك يجعله أكثر قدر على مواجهة مشكلته باستبصار اكبر ووعيا وتفهما لها.

ويعزى الباحث استمرار انخفاض مستوى اضطراب الانتباه المصحوب بالنشاط الحركي الزائد لدى أطفال المجموعة التجريبية نظرا إلى معايشة هؤلاء الأطفال لمواقف درامية تمثيلية تتشابه مع الطبيعة التواصلية للطفل ذي الإعاقة السمعية من خلال التواصل الكلى "البانتوميم " والذي يتم استخدام تعبيرات الوجه واليدين وأجزاء الجسم كله في الأداء التمثيلي المسرحي الأمر الذي يمكنه من التعبير عما تعتريه من مشكلات واضطرابات وسوء انتباه للمواقف التفاعلية التي يتعرض لها وكذا فان استبصاره ذلك يؤدى به إلى قلة نشاطه الحركي كمرجع لزيادة تركيزه وأيضا نجد أن المواقف الاندفاعية لديه تقل ويزداد التروي لديه .كما حرص الباحث على تقديم التعزيز الإيجابي " مادي أو معنوي أو إعطاء واجبات منزلية كنوع من التشجيع والتدريب ، ويشير " عبد الستار إبراهيم (١٩٩٣) إلى أهمية الواجبات المنزلية إلى تنقل التغيرات الجديدة التي انتابت هؤلاء الأطفال إلى البيئة الحية المعاشة من خلاله تشجيعه على تنفيذ بعضها في مجال المنزل .

ويؤكد حامد زهران (١٩٩٧) على امتداد فعالية العلاج بالسيكودراما من خلال صياغة بعضا من فوائدها العلاجية والمتمثلة في أنها تكشف عن بعض النواحي الهامة لمشكلات المرضى والتي تكون لازمة لحل مشكلاته أو اضطراباته كما أنها تكشف عن جوانب من شخصيته ودوافعه وحاجاته وصراعاته ؛ إذ أن تجسيد المريض لتلك الأدوار يؤدى لحدوث عملية التنفيس الانفعالي ويعينه على تحديد مشكلته بالاستبصار بها مع ارتباطه بمواجهة مواقف واقعية قد يخشى المريض مواجهتها . وكذلك يكمن الهدف من إعادة تدريب الأطفال على ذلك خلال هذه المرحلة من البرنامج كما يرى عادل عبد الله (٢٠٠٠-أ) في أن ذلك شأنه أن يسهم في منع حدوث انتكاسة بعد انتهاء البرنامج، كما يعمل أيضاً على استمرار أثر البرنامج وفعاليته خلال فترة المتابعة، وقد يستمر إلى ما بعد تلك الفترة.

ويجمل الباحث فعالية البرنامج السيكودرامي في التالي :

السيكودراما كعلاج نفسي جماعي :

تعتبر السيكودراما Psychodrama إحدى فنيات العلاج النفسيـ للذين يعانون من اضطرابات نفسية ، وهى كلمة مركبة من Psycho واصلها Psyche أي تساوى الروح وDrama وتساوى الفعل ، وهى تشير حرفيا إلى الدراما النفسية .

واختلاف مورينو مع فرويد تتضح معالمه في كون أن الأخير يعتمد في المعالجة النفسية على الكلام فقط في حين يعزى مورينو ذلك للفعل ولذلك اعتمد على المسرح كأسلوب للعلاج ، وقد استخدم الباحث في دراسته الحالية السيكودراما ثلاثية الأبعاد وهى مزيج بين السيكودراما لمورينو والعلاج النفسيـ وديناميكية المجموعة واتضح ذلك من خلال رفض بعض أفراد المجموعة اخذ أدوار معينة تم توزيعها عليهم من قبل الباحث كأدوار : المعلم ، الأب ... أما السيكودراما التحليلية فهي تجمع بين أسلوب مورينو ونظرية فرويد في التحليل النفسي وتلك لم يستخدمها الباحث في برنامجه السيكودرامى.

وقد اعتمد الباحث في برنامجه السيكودرامى على ما يسمى : لعبة الأدوار " ؛ إذ تم ذلك من خلال قيام بعض المرضى بارتجال مشاهد معينة من بنان أفكاره ، وأثناء خلق الدور ومن خلال العلاقة مع الآخرين تتم حالة التحويل والتحويل العكسي ومن ثم يحدث التطهير وتلك التقنية وظيفتها الأساسية هي إزالة طابع الأزمة عن المشكلة التي تعتري المريض، كذلك استند البرنامج السيكودرامى إلى مفاهيم مسرحية أخرى كالمحاكاة والتمثل والدور والتكرار والذي يقصد به إعادة الفرد لتمثيل الواقعة والذي من خلاله يتمكن من التغلب على الأزمة التي تنتابه ومن ثم يصبح سيد الموقف.

بالإضافة لذلك فهناك العمود الفقري للسيكودراما وأساسها وهى التلقائية Spontaneity ويشار لها بإعادة مواجهة المواقف القديمة وفهمها فهما جيدا واكثر مواءمة وذلك في مواجهة المواقف الجديدة التي تنشا من إعادة تمثيل المواقف الدرامية بمساعدة الانوات المساعدة انطلاقا من مبدأ :"هنا والآن " .

ومن ثم ظهرت تلك الفاعلية من خلال رؤية أفراد العينة للأدوار التي تنتابهم ماثله أمام أعينهم من سلوكيات (لزمات) ترتبط بنقص الانتباه والنشاط الحركي الزائد والاندفاعية وذلك في المحيط الأسرى والمدرسي والمجتمعي الشارع والسوبر ماركت (محل البقالة) والحدائق ......

كذلك وجد ارتفاع في مستوى التوافق النفسي- (الشخصي- والدراسي والاجتماعي) لدى أفراد المجموعة التجريبية . و يتفق مع ذلك حامد زهران (١٩٩٧) من خلال وصفه للسيكودراما بأنها تعد من أهم وأشهر أساليب العلاج النفسي الجماعي القائمة على نشاط المرضى ، إذ تعد بمثابة تصوير مسرحي وتعبير لفظي حر ، وتنفيس انفعالي تلقائي، واستبصار ذاتي في موقف جماعي بالإضافة لتحقيق التلقائية ، وإدراك كل من نمط الاستجابات الشاذة والواقع لدى المريض .

التعزيز :

وقد عمد الباحث لاستخدام التعزيز عند إجادة الطفل في قلب دوره أي عكسه وذلك من خلال الآتيان بالدور المرغوب فيه وأدائه بصوره جيدة وذلك من خلال صورة الغذائية كالحلوى...، والاجتماعية كإشارات الاستحسان ...، وقد اعتمد الباحث على أن يتوافر في التعزيز عدة شروط لكي يكون فعالا ومؤثرا وتتمثل في التالي :

- أن يكون التعزيز من الأشياء المحببة والمرغوبة لدى الطفل .
- أن يكون التعزيز شاملا بحيث يحتوى على المادي والمعنوي .
- أن يكون التعزيز متدرجا في قيمته من الأقل إلى الأكثر أهمية للطفل .
- أن يشتمل التعزيز على الإيجابي وعلى السلبي من خلال الاقتصاد الرمزي .
- أن يكون التعزيز فوريا أي بعد انتهاء آتيان الطفل للسلوك المرغوب فيه وتارة أخرى مؤجلا ثم بعد ذلك مع تثبيت الآتيان المتكرر للسلوك .

وقد استخدم الباحث مبدأ التدرجية في إطار تصاعدي لزمن الجلسات السيكودرامية بمعنى أن تكون الجلسة الأولى اقل في عدد الدقائق التي تستغرقها ثم يزيد هذا الزمن مع تتابع الجلسات التالية مع الأخذ في الاعتبار ضرورة تثبيت الزمن لمدة معينة في بعض الجلسات وذلك في محاولة لتنمية وتركيز الانتباه لفترات زمنية طويلة .

إعادة تركيز الانتباه عند حدوث تشتت له في أثناء الجلسات السيكودرامية :

ويشير الباحث إلى حدوث تشتت للانتباه من قبل أحد أفراد المجموعة التجريبية وهنا يتدخل الباحث في محاولة لحصر هذا التشتت كمرجع لوجود مثير أو مثيرات خارجية أحدثت ذلك التشتت ومن ثم إعادة تركيز الانتباه مرة أخرى على الموقف التمثيلي مرة أخرى بان يوقف المنظر التمثيلي ويطلب ممن حدث لديه ذلك التشتت بان ينتبه للأداء السيكودرامى.

وضع ضوابط للبرنامج السيكودرامى :

وتم ذلك بتحديد أهمية التـزام أفراد المجموعـة التجريبيـة بمواعيـد وأمـاكن جلسـات البرنامج السيكودرامى والتنبيه على أهمية الأداء الجاد لجلسات البرنامج حتى يتحقق المردود منه .

استخدام النتائج الطبيعية للسلوك :

وهو أسلوب عقلاني ، له حساسية خاصة ، يشير إليه شاكر قنديل (٢٠٠٠) من خلال النقاط التالية :

١- أن يفهم الطفل نوع السلوك الذي نتوقعه منه ، ومتى وبأي صوره نتوقعه منه .

٢- عند حدوث السلوك غير المرغوب فيه يتم تطبيق النتائج الطبيعية المناسبة لذلك .

٣- محاولة تعريف الطفل نتائج سلوكه .

ويظهر الأمر الأول بعد مشاركة الطفل ذي الإعاقة السمعية شفى لعبة تبـادل الأدوار، ويتجلى الأمر الثاني من خلال مشاهدة الطفل للسلوكيات التي يسلكها بحيث تصبح تصرفاته ماثلة أمامـه ، والأمـر الثالث يتضح جليا في التغذية الراجعة التي يقوم بها الباحث مع أفراد العينة.

مردود البرنامج السيكودرامى :

وقد ظهر ذلك جليا من خلال إحداث تركيـز وتنميـة للانتبـاه ووجـود اتـزان في النشاط الحركي وظهور التروي كبديل للاندفاعية ، وأيضا لوحظ ارتفاع في مستوى التوافق النفسي ـ (الشخصي ـ مـن خـلال رضاءه عن نفسه والدراسي من خلال تفاعله الإيجابي مع عناصر البيئة المدرسية والاجتماعي وذلك بواسطة الانفتاح والتفاعل الإيجابي مع الآخرين) وذلك في البيئة التفاعلية للطفل ذي الإعاقـة السـمعية (الأسرية ـ المدرسية – المجتمعية).

الفصل السابع

توصيات برنامج إرشادي مقترح لعلاج اضطراب الانتباه المصحوب بالنشاط الزائد لدى الأطفال ذوى الإعاقة السمعية

البرنامـج المقترح

يلقى الباحث الضوء إلى أهداف البرنامج والأسس النفسية والتربويـة التـي يقـوم عليهـا والإطـار المرجعي للبرنامج وخطوات بنائه وتقويمه ويتضح ذلك فيما يلي :

مقدمة البرنامج:

يعد استخدام الإرشاد الأسرى نوعا من أنواع تعديل السلوك المضطرب وقد يتفهم المفحوص مـن خلال ذلك التعديل سلوكياته الخاطئة ومن ثم يعمل على تعديلها.

أهمية البرنامج:

يعاني بعض الأطفال ذوي الإعاقة السمعية من اضطراب الانتباه المصحوب بالنشاط الحركي الزائد ويظهر ذلك من خلال أدائهم لسلوكيات غير مقبولة في البيئة المدرسية والأسرية ولـذا تـبرز أهميـة تعـديل وتنمية تلك السلوكيات من خلال الاستبصار بالسلوكيات الخاطئة التي يمارسونها ، ولذا قد يحدث التالي :

قد يساعد الإرشاد الأسرى في خفض حدة اضطراب الانتباه المصحوب بالنشاط الحركي الزائد لدي ذوى الإعاقة السمعية.

قد تساعد السيكودراما (الجلسات السيكودرامية) في تنمية التوافق النفسي "الشخصي والـدراسي والاجتماعي " لدي الأطفال ذوى الإعاقة السمعية.

أهداف البرنامج :

تتحدد أهداف البرنامج في هدف عام وينبثق منه عدة أهداف خاصة وبيان ذلك فيما يلي:

الهدف الإرشادي التنموي :

١- خفض حدة اضطراب الانتباه المصحوب بالنشاط الحركي الزائد لدي الأطفال ذوى الإعاقة السمعية.

٢- تنمية التوافق النفسي " الشخصي والدراسي والاجتماعي " لدي الأطفال ذوى الإعاقة السمعية.

الهدف الخاص: ويتضمن التالي :

١- تنمية السلوكيات المقبولة لدي الأطفال ذوي الإعاقة السمعية .

٢- تنمية مفاهيم الصواب والخطأ لدي الأطفال ذوي الإعاقة السمعية .

عينة البرنامج:

يشتمل عينة الدراسة علي عدد من تلاميذ وتلميذات مدارس الأمل للصم وضعاف السمع ، ويتم تقسيمهم إلى مجموعتين الأولى تجريبية والثانية ضابطة ممن تتراوح أعمار عينة الدراسة ما بين (٦- ٩) أعوام .

مدة البرنامج:

تصل مدة البرنامج إلى شهر ونصف بواقع (١٨)جلسة ثلاث مرات في الأسبوع.

مكان البرنامج :

تتم الجلسات الإرشادية في الأماكن التالية :

في المدرسة (الفصل الدراسي) .

في المنزل (حجرات المنزل) .

الأسس النفسية والتربوية للبرنامج :

يرتكز البرنامج الإرشاد الأسرى على التعرف على خصائص الأطفال ذوى السمعية حيث يقوم على أساس مشاركة التلاميذ ذوى الإعاقة السمعية في الأداء الارتجالي لبعض الأدوار بهدف خفض حدة اضطراب الانتباه المصحوب بالنشاط الحركي الزائد ، وذلك من خلال التمثيل الصامت .

ويستخدم البرنامج مبدأ التعزيز والتشجيع للتلاميذ ذوى الإعاقة السمعية عندما يؤدون أدوارهم كما يجب .

فنيات البرنامج :

يستخدم الباحث فنيات الإرشاد السلوكي والمعرفي التي تتضح من خلال عدد من الفنيات السلوكية والمعرفية .

أولا : توصيات برنامج إرشادي مقترح لتنمية الانتباه لدى الأطفال ذوى الإعاقة السمعية

أولا : في المجال الأسرى :

م	انتبه	لا تنتبه
	صح (√)	خطأ (×)
١	تمهل أثناء إحضارك للأكواب أو الأطباق التي يكلفك الوالدين بإحضارها	تكسر الأكواب أو الأطباق التي يكلفك أحد الوالدين بإحضارها
٢	انظر إلى أحد الوالدين عندما يخاطبك أشاريا	تنظر إلى الباب أو إلى الكراسي أو إلى الباب عندما يخاطبك أحد الوالدين
٣	احرص على مراجعة وجود أدواتك المدرسية كالأقلام أو الكراسات أو الكتب في حقيبتك عند انتهاء اليوم الدراسي	تفقد أدواتك المدرسية كالأقلام أو الكراسات أو الكتب في المدرسة
٤	احرص على التركيز في اللعبة التي تلعبها مع أخوتك أو جيرانك	تنتقل من لعبة إلى أخرى دون أن تنهى أيا منها مع أخوتك أو جيرانك
٥	ركز في الموضوع الذي تتحدث فيه مع أحد الوالدين أشاريا	لا تركز في كلامك مع أحد الوالدين أشاريا بسبب انتقالك لموضوعات غير مترابطة
٦	احرص على إحضار ما يطلبه منك أحد الوالدين كشراء شئ من البائع أو السوق	تأخذ وقتا طويلا عندما يطلب منك أحد الوالدين إحضار شئ من البائع أو السوق
٧	احرص على فهم ما يقوله لك أحد الوالدين من تعليمات	لا تفهم ما يقوله لك أحد الوالدين من تعليمات
٨	احرص على أن تركز في موضوع واحد أثناء كلامك مع أحد الوالدين	تنتقل أثناء كلامك مع أحد الوالدين من موضوع لآخر سريعا
٩	احرص على أتباع تعليمات الوالدين في التركيز فيما يشرحه	لا تتبع تعليمات المعلم في التركيز أثناء شرحه للدرس

١٠	احرص على إحضار ما يطلبه منك أحد الوالدين كالأطباق أو الأكواب من المطبخ دون الانشغال بأي شئ آخر	تنشغل عن إحضار ما يطلبه منك أحد الوالدين كالأطباق أو الأكواب من المطبخ وتدخل أحد حجرات المنزل لعمل شئ آخر كالبحث عن قلم و كراسة
١١	احرص على أن تتمم على أدواتك المدرسية كالأقلام أو الكتب أو الكراسات التي يجب أن تأخذها معك للمدرسة	لا تتمم على أدواتك المدرسية كالأقلام أو الكتب أو الكراسات التي يجب أن تأخذها معك للمدرسة

ثانيا : توصيات برنامج إرشادي مقترح لخفض حده النشاط الزائد لدى الأطفال ذوى الإعاقة السمعية

لا تنتبه	انتبه	م
خطأ (×)	صح (√)	
تتلفت يمينا ويسارا بدون سبب أثناء كلام أحد الوالدين معك أشاريا	انظر إلى أحد والديك أثناء كلامه معك أشاريا	١
تقفز عند انتقالك بين حجرات المنزل	انتقل بهدوء بين حجرات المنزل	٢
تجلس فوق ترابيزة الطعام وتحرك رجليك في الهواء	اجلس باعتدال أثناء تناولك للطعام في المنزل ولا تحرك رجليك أو يديك بدون داع	٣
تخاطب أخوتك أشاريا في وقت واحد	احرص على أن تخاطب واحد فقط من أخوتك عند التحدث أشاريا	٤
لا تستقر في مكان بالمنزل	احرص على البقاء على مكتب المذاكرة حتى تنهى واجباتك المدرسية	٥
تتحرك داخل أو خارج المنزل بدون سبب	احرص على عدم الانتقال داخل أو خارج المنزل بدون سبب	٦
تحرك كراسي المنزل عن أماكنها	لا تحرك كراسي المنزل عن أماكنها	٧

ثالثا : توصيات برنامج إرشادي مقترح لتنمية التروي لدى الأطفال ذوى الإعاقة السمعية

م	انتبه	لا تنتبه
	صح (√)	خطأ (×)
١	تمهل عند الإجابة على استفسارات الوالدين	تجيب على استفسارات الوالدين بإجابات خاطئة قبل استكمالها
٢	انتظر دورك عند اللعب مع أخوتك أو جيرانك	تتعجل ولا تنتظر دورك عند اللعب مع أخوتك أو جيرانك
٣	لا تتسرع في الدفاع عن أحد أخوتك أمام أحد والديك	تتسرع في الدفاع عن أحد أخوتك أمام أحد والديك حتى وان كان أخوك هذا مخطأ
٤	لا تقاطع أخوتك أثناء حديثهم مع والديك	تقاطع أخوتك أثناء حديثهم مع أخوك
٥	احرص على عدم التدخل في العاب أخوتك دون رغبتهم	تتدخل في العاب أخوتك دون رغبة منهم
٦	احرص على البحث بعناية في حجرتك وتمهل عندما تضيع منك أحد أدواتك كالأقلام أو الكراسات أو الكتب	تتهم أخوتك بأخذ أدواتك كالأقلام أو الكراسات أو الكتب

رابعا : توصيات برنامج إرشادي مقترح لتنمية الانتباه لدى الأطفال ذوى الإعاقة السمعية

ثانيا : في المجال المدرسي :

م	انتبه	لا تنتبه
	صح (√)	خطأ (×)
١	تمهل أثناء عملك للواجبات المدرسية	تخطئ في الواجبات المدرسية التي يكلفك بها المعلم
٢	انظر للمعلم أثناء شرحه للدرس	تسرح أثناء شرح المعلم للدرس
٣	ضع أدواتك المدرسية كالأقلام أو الكراسات أو الكتب بترتيب على تختتك	تفقد أدواتك كالأقلام أو الكراسات أو الكتب
٤	احرص على التركيز في اللعبة التي تلعبها مع زملائك	تنتقل من لعبة إلى أخرى دون أن تنهى أيا منها
٥	افتح فقط صفحة الكتاب التي يشرحها المعلم	تقلب صفحات الكتاب الذي يشرح فيه المعلم دون التركيز فيما يشرحه
٦	ركز على كتابة شرح المعلم من على السبورة	تأخذ وقتا طويلا عندما يطلب منك المعلم كتابة الشرح من على السبورة
٦	احرص على فهم ما يقوله المعلم من تعليمات	تحملق في المعلم دون التركيز فيما يقوله من تعليمات
٧	احرص على أن تركز في موضوع واحد أثناء كلامك مع المعلم	تنتقل أثناء كلامك مع المعلم من موضوع لآخر سريعا
٨	احرص على أتباع تعليمات المعلم في التركيز فيما يشرحه	لا يتبع تعليمات المعلم في التركيز أثناء شرحه للدرس
٩	احرص على إحضار ما يطلبه منك المعلم كالطباشير دون الوقوف في أي مكان آخر بالمدرسة	يظل فترة طويلة عندما يطلب منه المعلم إحضار الطباشير من خارج الفصل
١٠	احرص على أن تتمم على أدواتك المدرسية كالأقلام أو الكتب أو الكراسات	تنسى إحضار أدواته المدرسية كالكتب أو الكراسات

خامسا : توصيات برنامج إرشادي لخفض حده النشاط الزائد لدى الأطفال ذوى الإعاقة السمعية

م	انتبه	لا تنتبه
	صح (√)	خطأ (×)
١	احرص على الجلوس بثبات أثناء شرح المعلم للدرس	تتلفت يمينا ويسارا بدون سبب أثناء شرح المعلم للدرس
٢	انتقل بهدوء من تختتك إلى أخرى في الفصل	تقفز عند انتقالك من تختتك إلى تخته أخرى
٣	اجلس باعتدال ولا تحرك رجليك أو يديك بدون داع	تجلس فوق التختة وتحرك رجليك في الهواء
٤	احرص على أن تخاطب زميل واحد فقط عند التحدث أشاريا	تخاطب أكثر من زميل لك أشاريا في وقت واحد
٥	احرص على البقاء في تختتك	لا تستقر في مكان بالمدرسة
٦	لا تنتقل إلى أي مكان داخل أو خارج الفصل بدون سبب	تتحرك داخل الفصل أو خارج بدون سبب
٧	لا تحرك تخت الفصل عن أماكنها	تحرك تخت الفصل عن أماكنها
٨	احرص على ترتيب كتبك وأقلامك وكراساتك في حقيبتك وعلى تختتك في الفصل	تبعثر كتبك وأقلامك وكراساتك من على التختة

سادسا : توصيات برنامج إرشادي مقترح لتنمية التروي لدى الأطفال ذوى الإعاقة السمعية

م	انتبه	لا تنتبه
	صح (√)	خطأ (×)
١	تمهل في الإجابة على أسئلة المعلم	تجيب على أسئلة المعلم بإجابات خاطئة قبل استكمالها
٢	انتظر دورك عند اللعب مع زملائك	تتعجل ولا تنتظر دورك عند اللعب مع زملائك بالمدرسة
٣	لا تتسرع في الدفاع عن أحد زملائك أمام المعلم	تتسرع في الدفاع عن أحد زملائك أمام المعلم حتى وان كان زميله هذا مخطأ
٤	لا تقاطع زملائك أثناء حديثهم مع المعلم	تقاطع زملائك أثناء حديثهم مع المعلم
٥	احرص على عدم التدخل في العاب زملائك دون رغبتهم	تتدخل في العاب زملائك دون رغبة منهم
٦	احرص على البحث بعناية وتمهل عندما تضيع منك أحد أدواتك كالأقلام أو الكراسات أو الكتب	تتهم زملائك بأخذ أدواتك كالأقلام أو الكراسات أو الكتب ثم سرعان ما تجدها في حقيبتك مثلا

" وصف حـالة طفـل من ذوي اضطراب الانتباه المصحوب بالنشاط الزائد "

إليكم حـالي ووصـفيّ الآتي فإضـطراب
إنتباهـي أتعب حياتي

فلا أحـد يقـدر ما بـيّ فـرغماً عنـي
زيـادة حركاتـي

لا أجـلس دقيقة في مـكانـي وأرفـض
تـتبـع التـعليمـات

لا أقـرأ و لا أكـتب درسـاً وأرفض أن
أحـل واجـباتـي

أركـض دومـاً بدون هـدف وأقـفز فـوق
المقاعـد والطـاولات

لا أعرف كيف أعبِّر عن نفسي ولا أحـد
يفـهـم كـلماتـي

لذلـك ضـربتني أمـي ضرباً فـمـا عـاد
وجهي يهتم للصفعـات

وشـتـمتنـي معلمـتي شتماً فازدادت
حـالي سـوءاً بالمسببـاتِ

فـصرت أكره مدرستي وكتبي وقلـمي

ومسـطرتــي و ممحـاتي

وقالوا لأمـي الطبيب يداويني فصنـفني

مـــع ذوي الإعـــــاقاتِ

وأعـطانــي دواءً يناسب وزني فـماتت

شهـيتي وكـرهت الأكلاتِ

كنت كالنحلة لا أثبت في مكانٍ ويلٌ

للريتالين قصقص جناحاتي

كـل ذلك يهون غير أنني مـا عدت أبداً

أُقــــدِّر ذاتـــــي

المراجـــع

- القران الكريم .

- ابتسام حامد سطيحه (١٩٩٧) : استخدام كل من العلاج السلوكي المعرفي والتعلم بالملاحظة " النمذجـة " في تعديل بعض خصائص مضطربي الانتباه ، رسالة دكتوراه ، كلية التربية ، جامعة طنطا .

- إجلال سرى (١٩٩٠) : علم النفس العلاجي ، القاهرة : عالم الكتب.

- أحمد اللقاني ، أمير القرشي (١٩٩٩) : مناهج الصم " التخطيط والبناء " ، القاهرة : عالم الكتب .

- أحمد عبد الرحمن (١٩٨٦) :بعض أساليب المعاملة الـو الدية في التنشئة الاجتماعيـة وعلاقتها بموضـع الضبط لدى الأبناء، رسالة ماجستير ، كلية التربية ، جامعة الزقازيق.

- أحمد عكاشة (١٩٨٠) : الطب النفسي المعاصر ، الطبعة الرابعة، القاهرة : مكتبة الأنجلو المصرية.

- أسماء غريب إبراهيم (١٩٩٤):استخدم السيكودراما لخفض الاضطرابات الانفعالية لدي الأطفال، رسالة دكتوراه ،كلية البنات ،جامعة عين شمس.

- السيد على سيد احمد (١٩٩٩) : مقياس اضطراب ضعف الانتباه المصحوب بزيادة النشاط الحركي لـدى الأطفال ،القاهرة : مكتبة النهضة المصرية

- السيد على سيد أحمد ، فائقة محمد بدر (١٩٩٩) : اضطراب الانتباه لـدى الأطفـال "أسـبابه وتشخيصـه وعلاجه" ، القاهرة : مكتبة النهضة المصرية .

- السيد على سيد أحمد ، فائقة محمد بدر (٢٠٠١): الإدراك الحسي البصري والسمعي، القاهرة ، مكتبة النهضة المصرية.

- اللائحة التنفيذية لقانون الطفل (١٩٩٨) : والخاصة برعاية الطفل المعوق وتأهيله ، "الباب الخامس " ، مادة (١٥٧) .

- اللائحة الأساسية لبرامج تأهيل المعوقين بالسعودية (١٩٩٠): حقوق الطفل الأصم في التربية المبكرة وواقعها في الوطن العربي ، المؤتمر الثامن للاتحاد العربي للهيئات العاملة في رعاية الصم ، الشارقة ، ٢٨-٣٠ نوفمبر، ص.ص.٧٩-١٠٢ .

- أماني السيد إبراهيم حسن زويد (١٩٩٦) : إستراتيجية الانتباه الانتقائي لدى مرتفعي ومنخفضي التحصيل الدراسي، رسالة ماجستير ، كلية التربية ، جامعة الزقازيق.

- أماني السيد إبراهيم حسن زويد (٢٠٠٢) : اثر التعزيز على أداء بعض المهام القرائية والحسابية لذوى اضطرابات الانتباه من تلاميذ المرحلة الابتدائية، رسالة دكتوراه ، كلية التربية ، جامعة الزقازيق .

- أنور محمد الشرقاوى (١٩٨٤) : التعلم وتطبيقاته ، القاهرة : الانجلو المصرية.

- أنور محمد الشرقاوى (١٩٩٨) : التعلم نظرياته وتطبيقاته ، ط٥، القاهرة : الانجلو المصرية .

- أيمن أحمد المحمدي منصور (١٩٩٨) : مدى فاعلية كل من السيكودراما والمسرح المدرسي في تعديل السلوك العدواني لدى الأطفال الصم بمرحلة التعليم الأساسي، رسالة ماجستير، معهد الدراسات والبحوث التربوية ، جامعة القاهرة .

- أيمن أحمد المحمدي منصور (٢٠٠١) : فاعلية الدراما للتدريب علي بعض المهارات الاجتماعية وآثارها في تنمية الثقة بالنفس لدي الأطفال المكفوفين لمرحلة ما قبل الدراسة رسالة دكتوراه ،كلية التربية ، جامعة الزقازيق.

- جابر عبد الحميد ، علاء الدين كفافي (١٩٨٨) : معجم علم النفس والطب النفسي ، القاهرة : دار النهضة العربية .

- جابر عبد الحميد ، علاء الدين كفافي (١٩٨٨) : معجم علم النفس والطب النفسي ، القاهرة : دار النهضة العربية .

- جمال عطيه فايد (٢٠٠١) : فاعلية استخدام رسوم الأطفال في تشخيص المشكلات السلوكية لدى الأطفال الصم ، المؤتمر السنوي الثامن لمركز الإرشاد النفسي ، جامعة عين شمس ، ص.ص. ١٨٧-٢٢٣ .

- جيهان يوسف (١٩٩٩): قالت الصحف ، النشرة الدورية لاتحاد هيئات رعاية الفئات الخاصة والمعوقين بمصر ، العدد (٥٧) ، السنة السادسة عشر ، مارس ، ص. ص. ٧٥-٨٠.

- جيهان يوسف (٢٠٠٢أ) : قالت الصحف ، النشرة الدورية لاتحاد هيئات رعاية الفئات الخاصة والمعوقين بمصر ، العدد (٦٩) ، السنة الرابعة عشر ، مارس ، ص. ص. ٧٦-٨٠.

- جيهان يوسف (٢٠٠٢ب) : قالت الصحف ، النشرة الدورية لاتحاد هيئات رعاية الفئات الخاصة والمعوقين بمصر ، العدد (٧١) ، السنة الرابعة عشر ، سبتمبر ، ص. ص. ٧٧-٧٩ .

- حسن سليمان (١٩٩٨) : الإعاقة السمعية " أسبابها وكيفية الحد منها " , مؤتمر الحد من الإعاقة , القاهرة : اتحاد هيئات رعاية الفئات الخاصة والمعوقين .

- حسن مصطفى عبد المعطي (٢٠٠١) : الاضطرابات النفسية في الطفولة والمراهقة " الأسباب- التشخيص العلاج" ، القاهرة : مكتبة زهراء الشرق .

- **حسين عبد القادر محمد (١٩٧٤) : الفصام : بحث في العلاقة بالموضوع كما تظهر في السيكودراما , رسالة ماجستير, كلية الآداب , جامعة عين شمس .**

- **حسين عبد القادر محمد (١٩٨٦)** : العلاج الجماعي والسيكودراما" دراسة في الجماعات العلاجية لمرضى فصام البارانويا "، رسالة دكتوراه , كلية التربية ، جامعة عين شمس .

- **حسين عبد القادر وآخرون (١٩٩٤)** : انحراف الأحداث والسيكودراما , المنصورة :دار عامر للطباعة والنشر ،.

- **حمدي شاكر (١٩٩١)** : النشاط الحركي الزائد وعلاقته ببعض متغيرات توافق الشخصية لدى بعض تلاميذ الصفين الثاني والثالث من التعليم الأساسي : مجلة كلية التربية بأسيوط ، العدد السابع ، ص.ص.٢٣٦-٢٥٦ .

- **دعاء قنديل صادق (١٩٩٩)** :اثر ممارسة النشاط الدرامي على تنمية التفكير الابتكارى لدى الأطفال ضعاف السمع ، رسالة ماجستير ، معهد الدراسات العليا والطفولة، جامعة عين شمس .

- **زكريا الشربينى (١٩٩٤)** : المشكلات النفسية عند الأطفال ، القاهرة : دار الفكر العربي

- **زينب محمود شقير (١٩٩٩)** : فاعلية برنامج علاج معرفي سلوكي متعدد المحاور (مقترح) في تعديل بعض خصائص الأطفال مفرطى النشاط ، مجلة الآداب والعلوم الإنسانية " المجلة العلمية" ، كلية الآداب ، جامعة المنيا ، المجلد ٣٤، أكتوبر.

- **سعيد حسيني العزة (٢٠٠١)** :الإعاقة السمعية واضطرابات الكلام والنطق واللغة ، عمان : الدار العلمية الدولية للنشر والتوزيع.

- سعيد عبد الله دبيس ، السيد إبراهيم السمادوني (١٩٩٨): فعالية التدريب على الضبط الذاتي في علاج اضطراب عجز الانتباه المصحوب بفرط النشاط الحركي الزائد لدى الأطفال المتخلفين عقلياً القابلين للتعلم. مجلة علم النفس، العدد ٤٦، ص .ص. ٨٨-١١١.

- **سهير كامل أحمد(٢٠٠١)** : التوجيه والإرشاد النفسي ، الإسكندرية : مركز الإسكندرية للكتاب .

- سيد احمد البهاص (١٩٩٣) :مدى فاعلية كل من السيكودراما والقراءة المتزامنة في علاج التلعثم لدى الأطفال ، رسالة دكتوراه ، كلية التربية ، جامعة طنطا .

- **صفاء غازي احمد حموده (١٩٩٢)** : فاعلية أسلوب العلاج الجماعي " السيكودراما" والممارسة السلبية لعلاج بعض حالات اللجلجة ، رسالة دكتوراه ، كلية التربية، جامعة عين شمس .

- **صموئيل مغاريوس (د. ت)** : مشكلات الصحة النفسية في الدول النامية ، القاهرة : مكتبة النهضة المصرية.

- **عادل صلاح محمد أحمد غنايم (٢٠٠١)** : فاعلية برنامج إرشادي في تعديل بعض الاضطرابات السلوكية لدى التلاميذ ذوى الصعوبات التعلم وغير ذوى صعوبات التعلم، رسالة دكتوراه، كلية التربية ببنها جامعة الزقازيق .

- **عادل عبد الله محمد (٢٠٠٢أ)** :إرشاد الأمهات لمتابعة أطفالهن المتخلفين عقليا على استخدام جداول النشاط المصورة وفعاليته في الحد من نشاطهم الحركي المفرط ، بحث منشور بالمؤتمر القومي الثامن لاتحاد رعاية الفئات الخاصة والمعوقين بمصر " معا على طريق المج الشامل لذوى الاحتياجات الخاصة في الوطن العربي " ، القاهرة من ٢١-٢٤ أكتوبر : ص.ص. ١-٢٩ .

-**عادل عبد الله محمد (٢٠٠٢ب)** :فعالية التدريب على استخدام جداول النشاط المصورة في الحد من أعراض اضطراب الانتباه لدى الأطفال المتخلفين عقليا ، مجلة التربية وعلم النفس بكلية التربية جامعة عين شمس ، العدد السادس والعشرون ، ص.ص. ٣٠٧-٣٣٦ .

- عادل عبد الله محمد ،السيد محمد فرحات (٢٠٠١): إرشاد الوالدين لتدريب أطفالهما المعاقين عقلياً على استخدام جداول النشاط المصورة وفعاليته في تحسين مستوى تفاعلاتهم الاجتماعية، المؤتمر السنوي الثامن لمركز الإرشاد النفسي بجامعة عين شمس ، ص .ص. ٧١-١١٥.

- عبد الباسط متولي خضر (١٩٩٠) : دراسة فعالية أسلوبي اللعب الجماعي الموجه والسيكودراما في علاج مخاوف الأطفال من المدرسة ، مجلة كلية التربية جامعة الزقازيق ، العدد الثاني عشر ، السنة الخامسة ، مايو ، ص .ص. ٢٩١-٣٣٠.

- عبد الحميد يوسف كمال (٢٠٠٢): الأعداد المهني لحالات السمع والتخاطب ،النشرة الدورية لاتحاد هيئات رعاية الفئات الخاصة والمعوقين بمصر ، العدد السبعون ، السنة الثامنة عشر ، يونيه ، ص. ص. ١٣-٢١.

- عبد الرحمن العيسوي (١٩٧٩) : العلاج النفسي ، دار الفكر الجامعي ، الإسكندرية .

- عبد الرحمن سيد سليمان (١٩٩٤): السيكودراما مفهومها -عناصرها استخدامها، مجلة كلية التربية ،جامعة قطر ،العدد ١١ ،ص ٠ص : ٣٩٦-٤٥٣ .

- عبد الرحمن سيد سليمان (١٩٩٩): سيكولوجية ذوى الحاجات الخاصة " المفهوم، الفئات"، القاهرة : مكتبة زهراء الشرق .

- عبد الستار إبراهيم (١٩٩٣) : العلاج السلوكي للطفل " أساليب ونماذج من حالاته"، العدد ١٩٨٠، المجلس الوطني للثقافة والفنون والآداب ، الكويت : مجلة علم المعرفة.

-عبد الستار إبراهيم (١٩٩٤) : العلاج النفسي السلوكي المعرفي الحديث أساليبه وميادين تطبيقه، القاهرة : دار الفجر .

- عبد السلام عبد الغفار ، يوسف الشيخ (١٩٨٥) : سيكولوجية الطفل غير العادي واستراتيجيات التربية الخاصة ، القاهرة : دار النهضة العربية .

- عبد الصبور منصور محمد (٢٠٠٣) : مقدمة في التربية الخاصة " سيكولوجية غير العاديين وتربيتهم " ، القاهرة : مكتبة زهراء الشرق .

- عبد الفتاح رجب علي (٢٠٠٢) : فاعلية السيكودراما في تنمية بعض المهارات الاجتماعية لدى الأطفال الصم ، رسالة دكتوراه ، كلية التربية ببني سويف ، جامعة القاهرة .

- عبد الفتاح صابر عبد المجيد (١٩٩٧) : التربية الخاصة لمن ؟ لماذا ؟ كيف ؟ ، القاهرة : الصفوة للطباعة والتوزيع .

- عبد العزيز الشخص (١٩٨٥) : دراسة لحجم مشكلة النشاط الزائد بين الأطفال الصم وبعض المتغيرات المرتبطة " مجلة كلية التربية ، العدد التاسع ، جامعة عين شمس.

- عبد العزيز الشخص ، عبد الغفار الدماطي (١٩٩٢) : قاموس التربية الخاصة وتأهيل غير العاديين ، القاهرة : الانجلو المصرية .

- عبد المطلب القريطي (١٩٩٦) : سيكولوجية ذوي الاحتياجات الخاصة وتربيتهم , القاهرة : دار الفكر العربي.

- عثمان لبيب فراج (١٩٩٨) : من إعاقات التعلم النشاط الحركي الزائد وقصور القدرة على التركيز والانتباه،النشرة الدورية لاتحاد هيئات رعاية الفئات الخاصة والمعوقين بمصرـ ، العدد (٥٣) ، السنة الثامنة عشر ، مارس، ص. ص. ٢-٢٢.

- عفاف اللبابيدى ، عبد الكريم الخلايلة (١٩٩٣) : سيكولوجية اللعب ، ط٢، عمان ، الأردن : دار الفكر للنشر والتوزيع .

- علا عبد الباقي قشطه (٢٠٠١) : علاج النشاط الزائد لدى الأطفال باستخدام برامج تعديل السلوك " سلسلة التربية والإرشاد في مجالات إعاقات الطفولة " ، القاهرة : دار القاهرة للطباعة والنشر .

- **فاخر عاقل (١٩٧٧)** : معجم علم النفس ، ط٢، بيروت : دار العلم للملايين .
- **فتحي السيد عبد الرحيم (١٩٨٣)** : قضايا ومشكلات في سيكولوجية الإعاقة ورعاية المعوقين " النظرية والتطبيق " ، الكويت : دار القلم .
- **فرج عبد القادر طه وآخرون (١٩٨٨)** : المجمل في علم النفس والشخصية والأمراض النفسية " مجموعة علم النفس الإنساني ، القاهرة : الدار الفنية للنشر والتوزيع .
- **فرج عبد القادر طه وآخرون (١٩٩٣)** : موسوعة علم النفس والتحليل النفسي ،الكويت : دار سعاد الصباح .
- **فؤاد أبو حطب ، أمال صادق (١٩٩٢)** : علم النفس التربوي ، ط ٩ ، القاهرة : مكتبة الانجلو المصرية.
- **فوزية حسن الأخضر (١٩٩٣)** : دمج الطلاب الصم وضعاف السمع في المدارس العادية ، ط٢، الرياض : مكتبة التوبة .
- **كمال دسوقى (١٩٩٠)** : ذخيرة علوم النفس، المجلد الأول والثاني، القاهرة، وكالة الأهرام للتوزيع.
- **لطفي فطيم (١٩٩٣)** : العلاج النفسي الجمعي، القاهرة : مكتبة الأنجلو المصرية.
- **لطفي محمد فطيم، أبو العزايم عبد المنعم الجمال (١٩٩٨)** : نظريات التعلم المعاصرة وتطبيقاتها التربوية، ط٣، القاهرة، مكتبة النهضة المصرية.
- **محمد أبي بكر عبد القادر الرازى (١٩٨٢)** : مختار الصحاح ، القاهرة : دار المعارف .
- **محمد حامد أبو الخير (١٩٨٨)** :مسرح الطفل ، القاهرة : الهيئة المصرية العامة للكتاب.
- **محمود عبد الرحمن حموده (١٩٩٨)**: الطب النفسي : الطفولة والمراهقة " المشكلات النفسية والعلاج ، القاهرة : مكتبة الانجلو.

- **محمود محي الدين العشري** (١٩٩٩) : مـدى فاعليـة اسـتخدام أسـلوب السـيكودراما في تعـديل بعـض الاضطرابات السلوكية الصحية للأطفال المعاقين سمعيا بولايـة عـبري في سـلطنة عـمان، العـدد(٧٨) ، مجلة كلية التربية ، جامعة الأزهر .

- **مصطفى نورى القمش** (٢٠٠٠) : الإعاقة السمعية واضطرابات النطق واللغة ، عمان : دار الفكر.

- **منال منصور بوحميد** (١٩٨٣) :المعوقين ، الكويت : مؤسسة الكويت للتقدم العلمي .

- **نبيل حافظ** (١٩٩٨): صعوبات التعلم والتعليم العلاجي، القاهرة : مكتبة زهراء الشرق.

- *Accordo, Pasquale* (١٩٩٢): My child Has an Attention Deficit Disorder, Now what? P.T.A ., Today, V. (١٧), N. (٣), P.P. ١٧ – ١٩ Dec – Jan.

- *American Psychiatric Association A.P.A* (١٩٩٤): Diagnostic and statistical manual of mental disorders. ٤th ed., DSM-IV, Washington, DC, American Psychiatric Press, author.

- *Barclay, R.A.* (١٩٩٠): Attention deficit hyperactivity disorder: A handbook for diagnosis and treatment, New York, *Guilford Press.*

- *Blatner, Adam* (١٩٩٦): "Acting –in : practical applications of psychodramatic methods , ٣rd ed. ,New York, Springer.

- *Benton , W. & Benton, H.* (١٩٨٤): The New Encyclopedia Britannica, In Encyclopedia Britannica, , London , V. (٣٠) , N. (٥), P.٤٥٧٤.

- *Biederman , Joseph* (١٩٩١): Attention deficit hyperactivity disorder (ADHD) , Annals of clinical psychiatry, V.(٣) N.(١) , p.p. ١٨٨-١٦٥.

- *Bohline , D.S.*(١٩٨٥) : Intellectual and Affective character of attention disordered children , in learning disabilities , V.(١٨), N . (١٠) , P.P. ٦٠٨-٦٠٤ Dec

- *Burcham, Barbara G. Demers , Stephen*(١٩٩٥) : Comprehensive Assessment of children and youth with ADHD: Intervention in school and clinic; V. ٣٠, N. ٤, P.p.٢١١-٢٠Mar..

- *Buchino, Mary, Ann* (١٩٩٠): Hearing children of Deaf parents: Counseling challenge, Elementary school Guidance and counseling,; V. (٢٤), N. (٣), P.P. ٢٠٧ – ١٢ Feb.

- *Buchino, Mary, Ann* (١٩٩٣): Perceptions of the oldest hearing child of deaf Annals of the Deaf, V.(١٣٨) , N.(١) , P.P. ٤٠-٤٥ Mar.

- *Burgstahler, Shery I.* (١٩٩٧): Tips for science Teachers Having students with Disabilities, Dis., Abs., Int.,V.(١٣٨), N.(٤),P.P.٥٧ – ٤٩ Oct.

- *Clayton, Lynette Robinson; Robinson, Luther D.* (١٩٧١): Psychodrama with Deaf people, American Annals of the Deaf, V. (١١٦), N. (٤), P.P. ٤١٤ – ٩, Aug.

- *Campbell, Donald S. et. al.* (١٩٨٩) : Computer – Aided self – Instruction Training with Hearing – Impaired Impulsive students, P.P. ١٨٤ -١٠٥ , ٣١, Jul.

- *Carlson, E.A., Jacobvitz., S. & Sroufe, L.A.* (١٩٩٥) : Developmental investigation of Inattentiveness and hyperactivity, Child development, V. (٦٦), P.P.٥٤ -٣٧.

- *Carver, C. S.* (١٩٨٨): Social Factors in the Development of the Deaf Child Journal Citation, American Annals of Deaf, V. (١٤), N. (٢), P.P. ٨٠-٧٠.

- *Carroll, Christopher B. & Ponterotta, Joseph G.* (١٩٩٨): Employment Counseling for Adults with Attention Deficit Hyperactivity Disorder, Issues with out Answers, Journal of Employment counseling, V. (٣٥), N. (٢), P.P. ٩٥ – ٧٩ Jun.

- *Corey, G.* (١٩٨٣) :Theory and practice of group counseling , Broksel Cole, publishing Company Monterey, Calif.

- *Corey, G.* (٢٠٠٠): Theory and Practice of group counseling,(Othe edition) , Books/ Cole , Thomson learning., Connecticut, ٢١٣١ Hillside Rd., U-٧, stores, P. ٣٥.

- *Corsini, R.J. & Auerbach* (١٩٩٨): Concise Encyclopedia of psychology , John Wiley & Sons , Inc. ,Chichester., New York

- *Dansinger, Stuart* (٢٠٠٠) :Academic coaching for the gifted learner, Dis, Abs., Int., V. (٥٥),N. (٣), P. V.

- *Davison, G. & Neale, J.* (١٩٩٠): Abnormal psychology. 5th ed. , New York: John Wiley & sons.

- *Dunning, Carole, Sue* (١٩٩٨) : The Impact of Attention Disorders during Adulthood: A Review of the Current Literature, paper reviews the literature on the ongoing effects of attention deficit disorder (ADD) and attention deficit hyperactivity disorder (ADHD) in Adult, American with disabilities Act , P.P..٦٠-١.

- *Ecoff, Elise R.* (١٩٩٢): Attention Deficit Disorders: Meeting Individual Needs: A Program Designed In Grease Teacher Effectiveness and Promote student learning, U.S.; Florida, Master of Science Practicum Report, Nova university, P. ٨٩.

- *Eldik T.V.* (١٩٩٤) : Behavior problem with Deaf Dutch Boys, American Annals of the deaf , N.(١٣٦), V.(٤), P.P. ٣٩٨ -٣٩٤.

- *English, H.& English, A.* (١٩٥٨): A Comprehensive Dictionary of Psychological and Psychoanalytical Terms, Longman, New York .

- *Eysenck, H. J.* (١٩٧٧): Handbook of Abnormal psychology, pitmedical press, 5th ed.

- *Fenigstein, A. P. & Carver, C. S.* (١٩٧٨): Early Adolescent deaf boys, A bio psychosocial approach, Adolescent psychiatry , V.(١١), P.P. ١٦٢ -١٤٧ .

- *Fowler, M.* (١٩٩١): Attention Deficit Disorder, Mental Information center for children and youth with Disabilities, V.(٤), P.P. ٢٦ - ١٥.

- *Frick, Paul J. & Lahey, Benjamin B.* (١٩٩١): The Nature and characteristics of Attention. Deficit Hyperactivity Disorder, School Psychology Review, V. (٢٠), N. (٢), P.P. ١٦٣ – ٧٣.

- *Goldenson , R.M.* (١٩٨٤): Longman Dictionary of psychology and psychiatry ,New York

- *Goldstein, S. & Goldstein, M.* (١٩٩٥): Managing attention deficit hyperactivity disorder in children: A guide for practitioners, New York: John Wiley & Sons.

- *Gollwitzer, Peter, M. et al.* (١٩٨٢) : Self Symbolizing and Self Reflection, Paper Presented at the Annual Convention of the American Psychological Association , ٩٠th , Washington, D C, August ٢٣-٢٧, P. ١٦ .

- *Greenberg, I. A.* (١٩٨٣) : Psychodrama theory and therapy, Los Angeles: Souvenir press, Educational and Academic, LTD.

- *Greenspan, Stephen et al.* (١٩٩١): Social competence and work success of college students with learning disabilities, Journal of Deaf Studies and Deaf Education, P.P.٢٢٧-٣٤.

- *Gregg , soleil* (١٩٩٥) : Understanding and Identifying children with ADHD: First steps to Effective Intervention, Policy Briefs, Dis., Abs., Int., N. (٩١), V. (٤), P.P. ٧٧-٥١ sp.

- *Gubbins, E. Jean & Siegle, Del.* (٢٠٠٠): The National Research center on the Gifted and talented News letter « Examines the etiology of attention deficit hyperactivity disorder (ADHD) assessment and diagnosis of AD HD, and the coexistence of ADHD and giftedness, P. ٣٠٥٤

- *Hagedoren , Victoria , S.* (١٩٩٢) : Attention deficit hyperactivity disorder, streamlined seminar, V(١١), N.(٤), Feb. P.P.١٥٣-١٢٦.

- *Harriman,P.L.*(١٩٦٨):Dictionary of psychology and psychiatry ,Longmont, London.

- *Hartman ,Thom, S.* (٢٠٠٣): ADHD Boys in Young adulthood: Psychological Adjustment , Seattle, WA, April, P.P١٤-١٠.

- *Herder & Herder* (١٩٧٢): problems of deaf children : New York, Toronto London .

- *Heilveil, Ira & Clark, Dora* (١٩٩٠) : Personality Correlates of Attention Deficit Hyperactivity Disorder, paper presented at the annual convention of the American Psychological Association (٩٨th, Boston, MA, August) , P. P. ١٤- ١٠.

- *Hinsi e& Campbell* (١٩٧٧) : Psychiatric dictionary , oxford university, press, New York.

- *Hodge, Bonnie M. & Preston-sabis, Jennie* (١٩٩٧): Accommodations. Or just Good teaching? Strategies for Teaching college students with Disabilities, Dis, Abs., Int., V. (٣), N.(١٨), P.P. ١١٤-٨٤

- *Horovitz, Ellen* (١٩٩٢): Reflections: Countertrend Reference: Implications in treatment and post treatment, Art in Psychotherapy, V. (١٩), N. (٥), P.P. ٣٨٩ –٣٧٩.

- *Jennings, J., Van der Molen, M., Pelham, W., Brock, K., & Hoza, B.* (١٩٩٧): Psychophysiology of inhibition in boys with attention deficit disorder, Developmental psychology, V.(٣٣), P. P. ٣١٨-٣٠٨.

- *Jensen, Peter S.; Jensen P.S.; Hinshaw S.P.; Swanson ,J.M.; Greenhill L.L.; Conners C.K.* (٢٠٠١) : Findings from the NIM H Multimodal Treatment Study of ADHD (MTA): implications and applications for primary care providers. J Dev Behav Pediatric. Feb; V.(٢٢), N.((١), P. P. ٦٠-٧٣. Feb.

- *Karp, M et al.* (١٩٩٨) : The Hand book of Psychodrama, Rutledge, London.

- *Kelly, Desmond et al.* (١٩٩٣) : Evaluating and managing Attention Deficit Disorder in children who are Deaf or hard of hearing, American Annals of the deaf, V. (١٣٨), N. (٤), P.P. ٣٤٩ – ٥٧. Oct.

- *Kupper, Lisa* (١٩٩٤):A guide children's literature and Disability, Dis, Abs, Int . , V. (١٧), N. (٢), P. P. ١٩٥-١٧٣.

- *Langberg, Joshua M.; Epstein, Jeffery N.; Altaye, Mekibib; Molina, Brooke S. G.; Arnold, L. Eugene; Vitiello, Benedetto* (٢٠٠٨):The Transition to Middle School Is Associated with Changes in the Developmental Trajectory of ADHD Symptomatology in Young Adolescents with ADHD, Journal of Clinical Child and Adolescent Psychology, v٣٧ n٣ p٦٥١-٦٦٣ Jul .

- *Levitt, Harry.* (١٩٨٩): Technology and Speech Training: An Affair Remember, Volta Review; V. (٩١), N. (٥), P.P. ٦- ١, Sep.

- *Liben, L.* (١٩٧٨):Deaf children : Academic press, New York, Sanfrensisco , London.

- *Marjorie, L.T.* (۱۹۸٦) : Role playing and creative Drama: A Language Arts curriculum for deaf student, Dis. Abs., Int., V. (٤٧),N. (٩) , P. ۳۳۹۸ (A).

- *Miller, Christy L.* (۱۹۸٥): Perceived value of Academic and physical Tasks,Dis., Abs.,Int.,V.(۳),N.(۲), P. P.۳٥-۲٤.

- *Moreno ,J., L.* (۱۹۷٥): "The creativity Theory of personality, creativity and Human potentialities" in : Greenberg , I.,A., Angeles: Souvenir Bress, Educational and Academic ,L T D, P. P. ۷٤-۸٤.

- *Ney, James W.* (۱۹۸۰): Cognitive Styles and Miscue Analysis of Reading and Writing, Conference on the Annual International, U.S.; Arizona, ۳rd, Sydney, Australia, Paper presented at the annual international conference on the teaching of English, August, ۱۷-۲۲, P.٥۳.

- *O'Brien, Deborah Harris* (۱۹۸۷): Reflection impulsively in total communication and oral Deafened Hearing children: A Developmental study, American Annals of the Deaf, V. (۱۳۲), N. (۳), P.P. ۲۱۳ – ۱۷ Jul.

- *Patricia, Komar, P.* (۱۹۹۲): Drama therapy and students with learning Disabilities, Dis., Abs., int., V. (۳۲), N. (۳), P. ۷۸۷.

- *Pfeiffer, Linda Jo.* (۱۹۹٤) : Promoting social Competency in Attention Deficit Hyperactivity Disordered Elementary – Aged children, U.S.; Florida, Ed. D. Practicum Report, Nova University, P. ۹۲.

- *Pollack, B.J.* (۱۹۹۷): Educating children who are Deaf or Hard of Hearing: Additional Learning Problems, Dis., Abs. Int., V. (۱۳) , N. (۸), P. P. ۷٥ – ٥۸.

- *Prater, Greg et al.* (۱۹۹۷) : The challenges of diversity in education, proceedings of the Biennial international conference of the international Association of special education ٥th, Cape town, south Africa, August , English journal , V. (۷٥)

- *Ramirez – smith, Christina* (١٩٩٧): Hyperactivity and normal children and the error, latency, and double Median Split Scoring Procedure of the Matching familiar figures test, Journal of school psychology, V.(١٨), N.(١) , P. P. ١٢-٢٦ Sp..

- *Rosenbloom, Betty* (١٩٨١): Attention deficit hyperactivity disorder: Effective Methods for the classroom, Focus on Exceptional children, V.(٣٢), N. (٤) , p. p. ٢٠-١٠.

- *Semrud - clikeman, Margaret; Nielson , Kathleen H. ; Clinton , Amanda ;Sylvester, Leithua ; parle , Nancy ; Connor , Robert , T.* (١٩٩٩) : An Intervention Approach for children with teacher- and parent – Identified Attentions Difficulties, Journal of learning Disabilities ; V.(٣٢), N.(٦), P.P. ٥٨١-٩٠ Dec.

- *Schimsky, Marc* (١٩٨٢): An Experience in visual communication, school, Arts V. (٨١), N. (٧), P.P ٧ – ١٩, Mar.

- *Spinelli, Cathleen, G.* (١٩٩٨): Teacher Education Reform: Promoting Interactive Teaching strategies and Authentic Assessment for instruction an increasing Diverse population of students, U.S., New jersey, Dis.,Abs.,int.,V.(٥٣),N.(٩), P.٢٥.

- *Stefanich, Greg P.*(١٩٩٨): Curriculum Development in Teaching science to student with Disabilities, Dis.,Ab.,Int.,V. (٦),N. (٦٨), P. ٥.

- *Starr, A.*(١٩٧٧) : Psychodrama , reversal for living: Illustrated therapeutic techniques, Chicago, Nilson Hall.

- *Swink, D.F.* (١٩٨٥): Psychodramatic treatment for deaf people, American Annals of the deaf, V. (١٣٠), N. (٤), p.p.٢٧٢ – ٧٧ ,Oct.

- *Tasker, Susan L;-Schmidt, Louis A.*(٢٠٠٨): The "Dual Usage Problem" in the Explanations of "Joint Attention" and Children's Socioemotional Development: A Reconceptualization, Developmental Review, v٢٨ n٣ p٢٦٣-٢٨٨ Sep .

- *Thompson, Anne R. ; Bethea, Leslie, L.; Rizer, Harry , I. ; Hutta, Melanie D.* (١٩٩٦) : Students with Disabilities and assertive Technology :A Desk Reference Guide, Dis., Abs., Int., V. (١٣٤), N. (٣), P.P.٢٤٦-٩٥.

- *Thompson, Anne R. ; Bethea, Leslie, L.; Rizer, Harry , I. ; Hutta, Melanie D.* (١٩٩٧) : College students with Disabilities and assistive Technology, A Desk Reference Guide, Dis., Abs., Int., V. (١٣٨), N. (٤), P.P. ٣٤٣ – ٤٨ Oct.

- *Vialle , Wilma & Paterson, John*(١٩٩٨) : Deafening Silence : The Educational Experiences of gifted Deaf people, Gifted Education International ,V.(١٣), N. (١) , P. P.٢٢ - ١٣.

- *Wack, Julie , M. & Gilman, David , Allan* (١٩٩٦) : Follow-up study on the Adjustment of ADHD Adolescence, Dis., Abs., Int.,V.(٥),N.(٣), P. P.٢٢-٣٧.

- *Willard -Holt, Colleen.* (١٩٩٩): Dual Exceptionalities, Eric Clearing house on Disabilities and Gifted Education, Council for Exceptional Children, Dis, Abs., Int., N. (٢), N. (٣), P.٤.

- *Willard -Holt, Colleen:* (٢٠٠٢): Hunting Buried Treasure: The Twice Exceptional Student, Understanding Our Gifted; V.(١٤) , N.(٢) , P. P. (٢٠-٢٣) .

- *Woeppel, Patrice* (١٩٩٠) : Facilitating social Skills Development in hearing Disabled and for Attention Deficit Disordered second to Fifth Grade children and Parents, U.S., Florida, Ed. D., Practicum, Nova University, p. ٧٠.

- *Wolman ,B.B.* (١٩٧٣): Dictionary of Behavioral science , Mac Millan, press . LTD , New York

- *Wolman ,B.B.* (١٩٨٩): Dictionary of Behavioral science , Mac Millan , ٣rd ed., press ,LTD, New York.

- *Zentall, S.S. et al.* (١٩٩٧): self – control under self – focus conditions for students with Ad/HD, U.S. Indians Paper Presented at the Annul Meeting of the American Educational Research Association, Chicago, IL, March, P. ١٩.

اضطراب الانتباه المصحوب بالنشاط الزائد لدى ذوى الاحتياجات الخاصة

(نقص الانتباه – النشاط الزائد – الاندفاعية)

(المفهوم والعلاج)

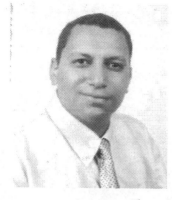

دكتور

محمد النوبي محمد علي

كلية التربية جامعة الأزهر _ مصر

أستاذ التربية الخاصة المساعد

جامعة الشرق الأوسط للدراسات العليا _ الأردن

حاصل على وسام الامتياز ٢٠٠٥

يعد هذا الكتاب أسهاما إضافيا للمكتبة العربية في مجال التربية الخاصة نظرا لأنه متخصص في تقديم وعرض موضوع يتناول احد أهم الاضطرابات انتشارا لدى الأطفال العاديين وذوى الاحتياجات الخاصة في الحقبة الزمنية الراهنة ألا وهو اضطراب الانتباه المصحوب بالنشاط الزائد والذي يتضح من خلاله محاور هامة تؤثر بشدة على البيئة التعليمية والأسرية لذوى الاحتياجات الخاصة.

ويستعرض الكتاب مفاهيم وسمات ذوى اضطراب الانتباه المصحوب بالنشاط

الزائد ، ويتناول التفاعل ما بين ذوى الإعاقة السمعية واضطراب الانتباه المصحوب بالنشاط الزائد من ناحية المفهوم والسمات والبرامج من خلال تقديم بعض الدراسات المرتبطة بهما، ويلقى الظلال حول الدمج الأسرى للأطفال ذوى الإعاقة السمعية من ذوى اضطراب الانتباه المصحوب بالنشاط الزائد ،ويكشف النقاب حول العلاقة بين السيكودراما واضطراب الانتباه المصحوب بالنشاط الزائد لدى الأطفال بأبعاده نقص الانتباه والنشاط الزائد والاندفاعية ثم يقدم الكتاب البرنامج العلاجي باستخدام السيكودراما في علاج اضطراب الانتباه المصحوب بالنشاط الزائد ، ويناقش الفصل السادس مناقشة فعالية البرنامج العلاجي، ويختتم بتقديم توصيات برنامج إرشادي مقترح لعلاج اضطراب الانتباه المصحوب بالنشاط الزائد لدى الأطفال .

المؤلف

T0157209

Printed in the United States
By Bookmasters